HEALING THERAPY

경혈 힐링요법 관리학

이승미 · 박민하 저

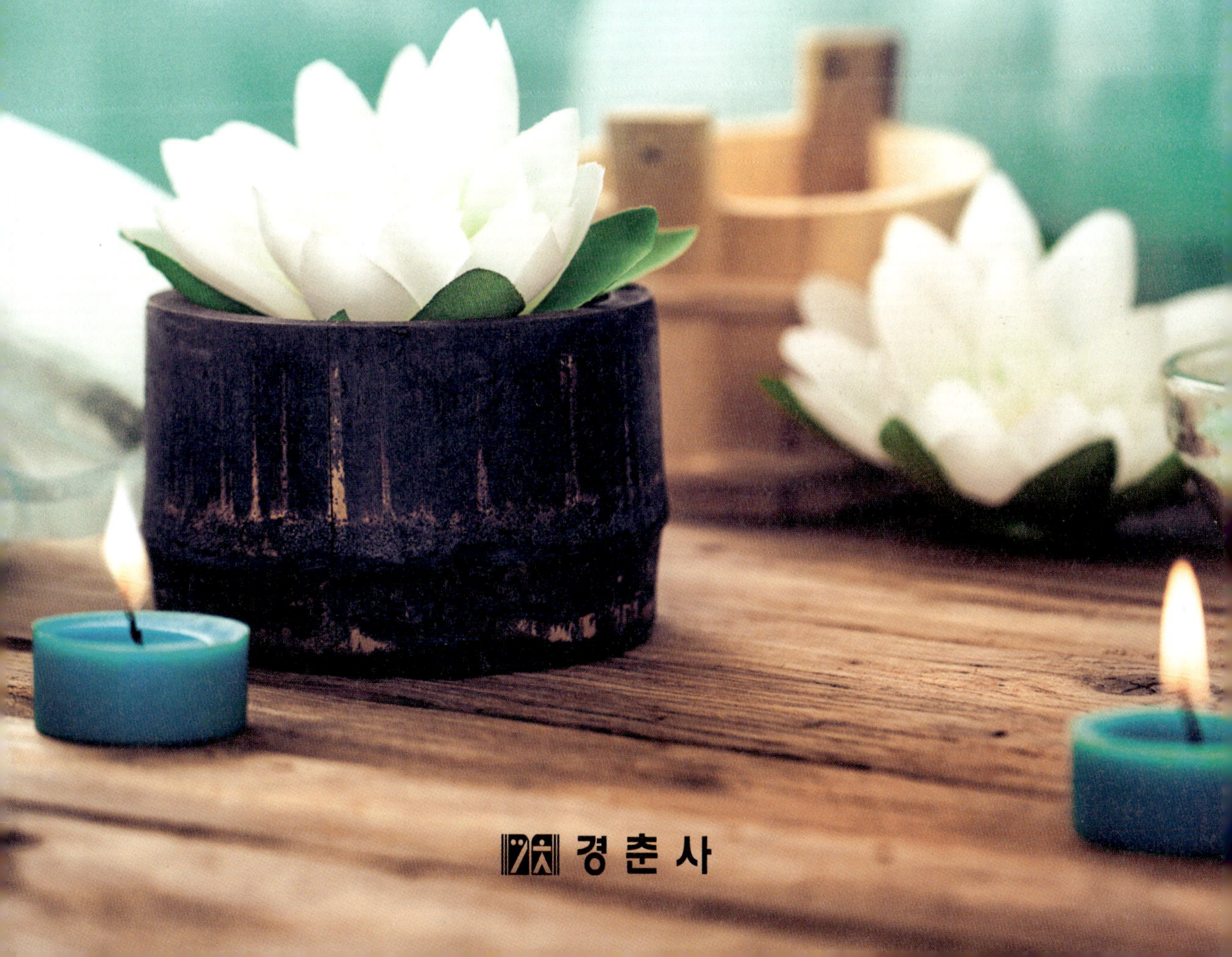

경 춘 사

국립중앙도서관 출판예정도서목록(CIP)

경혈 힐링요법 관리학 = Healing therapy / 지은이: 이승미, 박민하. — 서울 : 경춘사, 2017
p. 208; 188×257cm
참고문헌 수록
ISBN 978-89-5895-161-2 93510 : ₩20000
경혈 지압[經穴指壓]
건강 요법[健康療法]
512.57-KDC6
615.822-DDC23 CIP2017007636

경혈 힐링요법 관리학

지은이 이승미 · 박민하
(사) 한국전통문화연구진흥원
발행인 안중기
발행처 도서출판 경춘사
등록번호 제10-153(1987. 11. 28)

인쇄 2017년 4월 1일
발행 2017년 4월 10일

서울시 마포구 마포대로 14길 31-9
경춘빌딩 101호

전화 (02)716-2502, 714-5246
팩스 (02)704-0688
www.kcpub.co.kr

값 **20,000**원

ISBN 978-89-5895-161-2 93510

책을 펴내면서

PREFACE

미용인생 30여년의 긴 여정동안 건국대학교 뷰티디자인 박사, 미용기능장, 이용기능장, 한국뷰티병인 등의 적지 않은 이력을 남기면서 봉사라는 이름으로 나눔과 더불어 오로지 한 길을 걸어 왔다.

2014년이 되던 어느날 인천 경상향우회 회장님의 권유로 스포츠 단체에 입문을 하면서 훗날 자신에 대한 아름다운 미래를 설계해 보았다. 그리고 우리의 참 깨달음은 무엇인가에 대한 설계를 하지 않을 수 없었다.

2000년대 이후 산업경제 성장과 더불어 문화 환경의 변화로 美에 대한 욕구가 다양해짐에 따라 나이는 숫자에 불구하다는 자신만의 삶에 대한 철학이 절실한 요즈음, 현장 봉사와 어르신들의 지친 삶이 그대로 녹아져 있는 근육을 터치해 보면서 생에 훈장인 근육 고질병과 관절염 후유증 등을 호소하시는 것을 보면서 가슴이 아팠다.

그동안 뷰티산업현장에서 쌓아온 실무 테크닉과 이론적 배경을 바탕으로 120세 건강 힐링과 라이프 스타일에 따른 삶의 질을 영위함에 있어 비록 짧은 소견이지만 힐링 경혈요법에 관한 주제로 교재를 펴내고자 결심하였다.

현 전문서적이나 교재들을 살펴보면 이론 및 실질적 실기 테크닉교육은 교과과정의 교육차원 목적이거나 영리목적과 관련된 교재들이 출판되어 있다는 점에 비해 120세 힐링 건강 차원에서의 실전 과정은 전무한 상태다. 그래서 그동안의 경험을 토대로 조심스럽게 교재 작업을 시작하게 되었다. 앞으로 이와 상기한 프로그램이 진행될 각 기관에서나 현장 실무에서 활동하실 전문 강사님들 뿐만 아니라 경혈요법을 적용하여 건강증진에 활용할 수 있도록 조금이나마 도움이 되었으면 하는 바램이다.

그동안 65세 이상 남녀 어르신들 건강증진 프로그램을 바탕으로 봉사를 하면서 경험한 내용을 모티브로 강사진들과 어르신들이 함께했던 시간들을 사진 컨셉으로 정리하여 책속에 수록하는 마음은 참으로 설레이고 행복하였다.

그리고 언제나 든든한 울타리가 되어주신 오죽근 회장님을 비롯하여 아낌없는 격려와 지지를 해 주신 은사님들께 감사드리며 사진 촬영에 도움주신 손연희, 정동자 선생님과 류우일, 유성근 선생님께도 진심으로 감사드린다.

CONTENTS

PART 01 경혈요법과 힐링기법

PART 02 경혈 기법 및 목적

PART 03 음양오행과 경혈의 이해

PART 04 테크닉 기법 시행

PART 05 힐링 테크닉 요법의 실제

PART 06 실제 활동 자료

PART 01

경혈요법과 힐링기법

01 14경혈(經穴)요법

경혈 요법은 치유 및 치료 효능과 병리반응이 나타나는 기 흐름을 조절하는 것으로 14경혈의 경로를 통하여 359혈에 나타나는 경혈점을 활용하여 이루어지는 테크닉 과정의 목적으로 신체적 안녕을 위함이다.

1. 경혈요법의 정의 및 개념

경혈에서 자오선이란 천체의 방위각, 시각을 중심으로 12(支)의 자(子), 북(北)과 남(南)을 연결하는 선은 하늘의 질서와 인간의 긴밀한 관계를 반영한 것으로 우리 몸의 기(氣)와 혈(血)을 운행시켜 장부와 사지 · 관절을 연결한다. 경혈은 상 · 하, 내외를 이어주어 피부에 이르기까지 상호 연관된 기능 활동을 조절하는 것을 말한다. 또한 경혈은 경맥(經脈)과 락맥(絡脈)의 결합체로서 경혈의 주된 기둥인 혈의 상 · 하 수로 역할로 큰 줄기라 하며, 심기(深氣)와 같이 인체의 깊은 곳을 유주한다. 락맥은 좌 · 우로 기혈이 운행하며 경맥의 육장육부의 주재에 맞춰 인체 전신의 각 부분과 연관되어 소속 장부를 조절하는 연락망으로 經(경)에서 갈라져 가로로 운행한다. 경혈은 12경맥, 임맥, 독맥, 기경팔맥 등이 있으나 그 중 가장 중요한 12경맥과 임맥, 독맥은 머리에서 발끝까지 분포되어 있으며, 경혈 위에는 수백개의 경혈이 위치하고 있으므로 기혈 순환을 이루는 생체반응(살아있는 세포안에서 일어나는 반응과 죽은 세포안에서는 일어나지 않는 것까지) 계통노선이라고 한다. 경혈요법은 동양의학의 경혈이론을 기초로 경혈학설과 전통의학의 수 기술요법의 개념이 결합된 것으로 서양의학의 단점을 보완하여 경혈자극으로 전신의 기혈 수행을 조절하고 육장육부의 생리적 기능을 조절하며, 자연치유력의 효과와 신체 양측의 좌우대칭으로 분포되어 연결되어 있는 기와 혈의 순환을 위해 뼈,

근육, 힘줄, 피부를 포함한 그 외 장기, 팔다리 및 신체의 모든 부분을 사람의 손에 의해 직접적인 접촉으로 인체의 표면에 흐르는 氣의 흐름을 소통시켜줌으로써 질병예방과 건강을 회복, 유지시키므로 피부미용뿐만 아니라 정신적 측면에서 심신안정, 우울증, 자아불안증, 환경요인에 의한 스트레스 등의 치유 효과를 볼 수 있다.

2. 경혈요법의 역사 및 기원

인간은 지구상에 출현하면서부터 질병을 극복해야 했으며, 그들 나름대로의 주술적, 무의식적, 의식적 사고를 기초로 한 의학적 활동을 시작하였다. 약 2천년전 중국 최고의 역서『황제내경』에 살펴보면 한국, 중국, 인도 등 동양권에서는 수 천년 동안 의학이나 양생술의 토대로 여러 차례 폄과 구침을 언급하고 있어서 당시 폄과 구침이 병행되었음을 알 수 있다. 현대에 이르러 대량으로 출토된 고대문물 중 1963년 중국의 내몽고 지치구 다륜기두도와 신석기 시대로 추정되는 유적지에서 출토된 석침(침구장비), 1968년 중국의 하북성 만성이라는 유적지에서 출토된 서한제국 류성이라는 사람의 묘

〈그림 1-1〉 석침

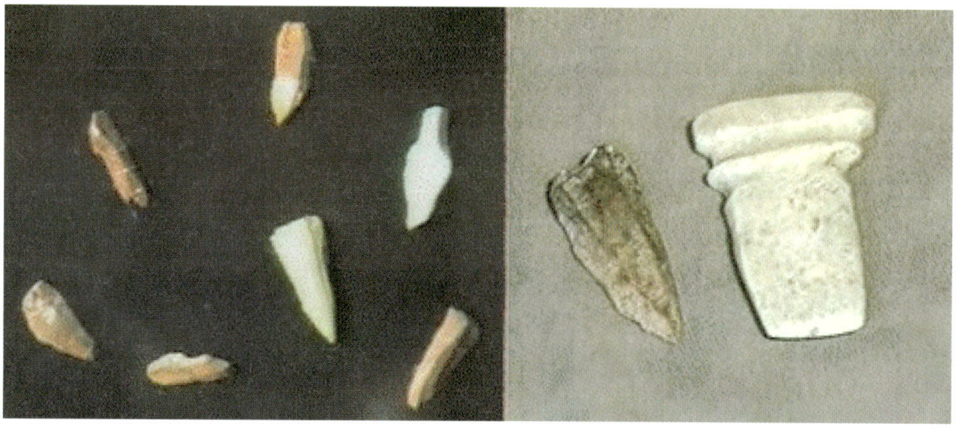

신석기시대에 돌로 만든 기구 석침(石鍼)이라하며, 태고에 인류가 질병의 고통을 제거하기 위하여 석괴(石塊)를 써서 안마를 하듯이 환부를 두들겨 통증을 덜었다 치료기구는 그 후 금속제의 의료용 침과 수술도가 출현할 때까지 매우 오랜 기간에 걸쳐 사용되었으며, 민간요법에서 오늘날에 말하는 이른바 외과적 처치(옛날에는 간단한 외과술)에 이용되었다.

에서 발굴된 금과 은으로 만들어진 침 9개, 고대경맥 문헌인『족비십일맥구경』과『음양십구경』두 권의 의학백서가 1973년 호남성 장사 시 마왕퇴 삼호 한 묘에서 출토 되었다. 경혈은 인체내의 에너지 개념인 氣의 통로이며, 경혈은 경락상의 주요한 지점들로서 기가 스며들고, 운행하고, 출발하는 곳으로서 생리적으로 경맥과 장부, 신체표층 및 관절 상부 5관(눈, 입술, 혀, 귀, 코), 인체의 9구(귀2, 눈2, 입, 전음, 후음)을 연결시켜 장부기능의 활성화 및 사기 침입을 막아 질병예방에 기여한다.

1) 기(氣), 혈(血) 그리고 진액(津液)의 특성

기 흐름의 정상화는 혈액순환 촉진, 전신 생체 조절기능 향상, 급 만성 피로회복과 조직의 이완 및 심리적 안정, 무기력한 내장기능이 회복 촉진되며, 스트레스 예방 및 불면증 완화, 통증 및 내분비계 이상 조절, 목, 어깨, 골반, 척추, 다리교정 효과 등 대체요법에 대한 혈의 역할은 매우 중요하다. 인체에서 생겨나는 진액은 피부미용 효과와 세포기능 활성화로 노화 예방에 관심이 높아짐에 따라 비만 관리에도 효과가 증대되고 있다. 氣, 血, 津液은 인체를 구성하고 있는 장부나 조직기능이 정상적으로 활동할 수 있도록 하는 기초물질로서 장부의 기능에 의해 생산되고 경혈을 통해 전신에 운행된다. 또한 경혈은 일정한 형식에 따라 압력을 가함으로써 기혈 순행을 원활히 할 수 있도록 기와 혈의 관계를 우리 몸 안에서 큰 줄기 역할을 하는 동시에 생명의 근원 활동을 이루는 통로로서 인체의 병변이 나타나는 체내의 변화를 알 수 있게 된다. 또한 이들은 장부와 연관되어 전신에 분포되고 겉과 속, 위와 아래, 좌·우로 서로 연락하며 각각의 소속 계통인 경혈에는 큰 줄기와 작은 가지로 존재하여 안으로는 몸 깊은 장부에 연결되고 외부로는 표피, 털은 물론 인체의 전신에 걸쳐 마치 그물과 같이 연결되어 기·혈을 흐르게 한다. 즉 질병의 반응점이 나타나는 계통이다. 경맥의 구성과 분류를 살펴보면 경혈의 큰 줄기로서 인체의 상·하로 깊숙이 분포되어 흐르고 있으며, 십이경맥은 경맥의 주체가 되어 12경혈에서 십이경별이라는 작은 맥으로 분출되어 기경팔맥의 큰맥으로 분출된다.

〈표 1-1〉 12경맥(硬脈)의 구성 및 분류

<table>
<tr><td rowspan="4">경맥經脈</td><td rowspan="4">12경맥
주체가
되는 맥</td><td rowspan="2">수(手)</td><td>삼음
(三陰)</td><td>수태음 폐경
수소음 신경
수궐음 심포경</td></tr>
<tr><td>삼양
(三陽)</td><td>수태양 소장경
수소양 삼초경
수양명 대장경</td></tr>
<tr><td rowspan="2">족(足)</td><td>삼음
(三陰)</td><td>족태음 비경
속소늠 신경
족궐음 간경</td></tr>
<tr><td>삼양
(三陽)</td><td>족태양 방광경
족소양 담경
족양명 위경</td></tr>
<tr><td>기경 팔맥
奇經八脈
(큰맥)</td><td colspan="4">①독맥(몸의 뒤), ② 임맥(몸의 앞), ③ 충맥(백회에서 회음), ④ 대맥(배꼽 중심), ⑤ 음유맥(발의 안쪽 복사뼈 위에서 시작하여 다리안쪽을 지나 배, 유방, 목구멍, 목덜미, 임맥의 천돌, 염천혈과 만남), ⑥ 양유맥(발의 바깥쪽 복사뼈 아래에서 시작하여 다리 바깥쪽을 지나 어깨의 천료, 견경을 지나 목에 가서 독맥, 아문, 풍부, 풍지를 지나 머리의 뇌공, 승령, 정명, 목창, 눈썹위 양맥에 이른다.), ⑦ 음교맥(안쪽 복사뼈 아래를 지나 조해혈에서 시작하여 인영혈 앞으로 나와 정명혈에서 양교맥과 화합한다), ⑧ 양교맥(발의 바깥쪽에서 시작하여 넓적다리의 외측지를 지나 견우, 거골 혈을 거쳐 지창, 거료, 승읍 혈을 지나 정명혈에서 음교맥과 화합)</td></tr>
<tr><td rowspan="4">낙맥
絡脈</td><td colspan="4">15낙맥 十五絡脈</td></tr>
<tr><td colspan="4">손락 孫絡: 낙맥에서 갈라져 나온 아주 얇은 맥</td></tr>
<tr><td colspan="4">부락浮脈(맥): 체표에 나타나는 가닥 맥</td></tr>
<tr><td colspan="4">혈락血絡 : 피부에 노출된 아주가는 맥</td></tr>
<tr><td rowspan="2">기타</td><td colspan="2">12경별 十二經別</td><td colspan="2">12경맥에서 별도로 나온 정경</td></tr>
<tr><td colspan="2">12경근 十二經筋</td><td colspan="2">백해를 이루는 것</td></tr>
<tr><td colspan="5">12경맥과 임맥 · 독맥의 순행방향</td></tr>
<tr><td colspan="3">태음(太陰)과 양명(陽明)</td><td colspan="2">신체의 전연(前緣)을 순행 한다</td></tr>
<tr><td colspan="3">궐음(厥陰)과 소양(少陽)</td><td colspan="2">신체의 중선(中線)을 순행한다</td></tr>
<tr><td colspan="3">소음(少陰)과 태양(太陽)</td><td colspan="2">신체의 후연(後緣)을 순행한다</td></tr>
</table>

낙맥은 경맥에서 분지된 작은 줄기로서 행사행의 인체 옆으로 표피층에 분포되어 손락, 부락, 혈락의 구성 및 분류는 〈표 1-1〉과 같다. 예를 들면 경맥은 후두 옆에서 뛰는 맥으로 인영맥 부위에 해당된다.

2) 14경혈(經穴)요법의 효과

힐링 테크닉은 고대부터 통증을 완화하고 손상을 치유하기 위해 자연스럽게 사용하기 시작한 치료 방법 중 하나이다. 인체 일부에 염증이나, 근육통, 배가 아플 때, 체기가 있을 때, 다리에 쥐가 내렸을 때 등의 경우에 본능적으로 문지러거나 누르는 방법으로 진행되어 왔다. 손의 테크닉은 통증을 완화하고 신경의 긴장과 피로 회복에 도움을 줌으로써 신진대사 촉진, 심리적, 생리적 치유촉진, 근 이완과 재생, 림프계의 기능 증진 등의 효과로 건강한 인체내부의 기능 순환이 증진되고 영양공급과 대사성 노폐물 제거에 효과가 크게 나타나고 있다.

3) 테크닉의 기능

기능적테크닉은 부교감신경을 자극하고 교감신경계를 진정시켜 근육 및 신체의 긴장을 안정시킬 뿐만 아니라 정확한 방법의 진행에 의해 부교감 신경은 촉진되고, 말초신경은 안정시켜 통증을 감소시키며, 억제세포의 기능을 활성화 시킨다. 피부보호기능, 생리적 작용기능, 병리적 작용기능, 진단 능력기능, 자동대응의 5단계 기능을 살펴보면 다음과 같다.

(1) 피부보호 기능

두 단계로 이루어져 있는 체표와 심부에 깊숙이 순환 유주하는데 신체의 표면에 있는 피부 기능은 경혈의 그물들은 음양의 에너지를 조화롭게 하여 피부의 각질층과 함께 피부 보호기능을 가진다.

(2) **생리적 작용 기능**

인체의 상, 하, 좌·우, 내외로 흐르는 음과 양의 조화를 활성화하여 질병과 노화 뿐만 아니라 내분비 촉진 기능을 유지하도록 한다.

(3) **병리적 작용기능**

경혈의 기능이 쇠퇴하거나 부실하여 음·양의 부조화로 피부의 표면을 통하거나 호흡기를 통하여 외사(外邪)에 대항하는 등의 기능을 적절하게 발휘하지 못하므로 병리현상작용이 발생하게 된다.

(4) **진단 능력 기능**

병명이 발생되면 해당부위의 피부 겉 표면에 이상반응이 나타나거나 관련되어 있는 장부에 질병의 징후가 나타나게 되므로 반응되는 경혈을 짚어 진단 기능을 도모 할 수 있다.

(5) **자동대응 기능**

인체의 어떠한 질병원인으로 오장육부나 사지말단에 기능적 장애가 발생되어 병변이 나타나 체표면의 氣에너지가 서로 상호교류를 통하지 못할때 병변을 치유하거나 정상복귀 하려는 시도가 자동적으로 기의 흐름을 통해 자연 치유능력을 높이는데 그 역할을 다한다.

3. 스포츠 테크닉 정의 및 개념

스포츠 힐링 테크닉은 스포츠맨의 육체적 완성을 촉진하고 피로의 회복 및 스포츠활동의 향상을 도모하는 조치와 술기의 방법으로 리드미컬하게 압력이나 신장의 체중을 실어 적용함으로써 조직의 신경근의 흥분억제, 순환증진, 유연성을 증가시켜 근육으로 이동되는 에너지가 증가 될 수 있도록 도와준다. 기법은 인체의 연부조직을 신체의 각 부위(손, 발, 팔꿈치) 등을 이용하여 본능적으로 아픈 곳을 문지르고, 어루만지고, 쓰다듬는 등 물리적 자극을 줌으로써 혈액 순환 및 신진대사 활성화를 통한 체내 노폐물 제거와 운동기능 향상에 효과를 높여주는 등 피부기능을 증진시켜 상태의 호전반응 또는 치유과정을 통하여 경험하면서 시작된 원시적인 행위이다. 스포츠 테크닉은 경찰법, 유날법, 마찰법 등의 수기요법을 통하여 근육내의 원활한 산소공급과 물질대사에 의해 발생한 불순 물질을 외부로 배출하는 경로를 촉진시키는 동시에 혈액순환과 임파선 순환을 촉진시켜 산화작용과 환원 과정의 개선을 통하여 스포츠 손상 후 근 조직내의 부종과 마비, 일시적 감각이상 증후군과 같은 문제점들을 테크닉 요법을 통하여 효과를 극대화 시킬 수 있다.

1) 스포츠 힐링 테크닉의 의의 및 원리

스포츠 테크닉 기법은 스포츠에 의해 발생하는 근육의 피로예방과 제거 및 경기에 의한 근육과 관절의 경련, 몸의 이상 현상, 통증 등을 고쳐나갈 수 있는 행위로서, 피부와 근육에 손과 여러 가지 필요한 기구를 이용하여 흥분된 근육을 진정시키고 근육 내에 쌓인 피로 물질을 다양한 기술을 통하여 몸 밖으로 배출 시켜 근육의 경, 강직을 완화 시켜 통증을 회복시키는 한편, 근육의 파워를 증가 시켜 스포츠 활동은 물론 일상생활을 원활히 할 수 있도록 하는 수기 요법으로 자극, 긴장, 이완의 3대 원리가 조화를 이루고 있다.

스포츠 테크닉의 개념은 근육의 긴장력을 유지시키거나 통증이 있는 곳을 주무르며, 두드리는 행위에서 점차 치료적이고 예방적인 방법으로 발전하였다고 문헌적인 기록으로 인도, 중국, 그리스 등 각 나라에서 치료본능 행위로 3000년 전 이미 중국에서 시작되어 2세기 전에 중국 수기요법을 불어로 번역하면서 마사지라 부르게 되었다. 테크닉의 기술적 기교는 근육의 강도가 개인마다 차이가 있어서 수동적 기법으로, 능동적 운동의 대용으로 자극의 원리, 긴장의 원리, 이완의 원리 3단계로 나누어 진행되어야 한다.

첫째, 자극의 원리

기기나 제품에 의한 피부접촉을 비롯한 다양한 기술 테크닉에 따라 자극이 말초에서 중추까지의 신경경로를 통하여 근, 골격계의 반응으로 나타난다.

둘째, 긴장의 원리

자극으로 인한 조직의 반응은 피부 표면을 긴장상태로 나타나 순환계, 임파계, 골격계 등에 긍정적인 영향을 미치게 되는데 혈액순환의 촉진 또는 노폐물의 제거 등으로 인해 긴장을 해소 할 수 있다.

셋째, 이완의 원리

초조, 불안, 갱년기 증상 등의 긴장으로 나타난 긍정적인 반응은 급성 또는 만성의 경직된 조직이나 염증 등을 완화시켜 좀 더 부드럽고 유연한 형태를 유지할 수 있다.

복 하 위의 경부, 배부, 요부, 둔부, 하지 순으로 시행하며 앙와위는 복부 고관절, 슬관절, 하지의 순으로 하루 운동이 끝난 직후 인체의 중심이 되는 곳을 처음에 가볍게 시작하여 정신적인 이완을 유도한 후 점차적으로 강하게 진행하여 부드럽게 마무리히는 방법으로 실시한다.

(1) 신체 운동시 위치 및 자세용어

① 인체에서 바라보는 위치

- 내 측 : 인체의 정중선 면 보다 가까운 쪽이다.
- 외 측 : 인체의 정중선 면 보다 멀어져 가는 쪽이다.
- 상·하 : 머리 쪽을 중심으로 상대적으로 높거나 낮은 쪽을 가리킨다.
- 전·후 : 인체의 앞. 후면을 말한다.
- 근 위 : 구간 부에서 보다 가까운 쪽이다.
- 원 위 : 구간 부에서 보다 먼 쪽을 말한다.
- 내 측 : 인체의 모든 부분의 앞쪽 면이다.
- 외 측 : 인체의 모든 부분의 뒤쪽 면이다.

• 장 측 : 손바닥 쪽이다.

• 저 측 : 발바닥 쪽이다.

• 배 측 : 손등 또는 발등 쪽이다.

② 인체에서 바라보는 자세

• 앙와위 : 해부학적으로 누운 자세를 한다.

• 복와위 : 해부학적으로 엎드린 자세를 취한다.

• 측와이 : 해부학적으로 옆으로 누운 자세로 행한다.

• 좌 위 : 해부학적으로 앉은 자세를 한다.

• 입 위 : 해부학적으로 서 있는 자세를 진행한다.

2) 스포츠 테크닉시 나타나는 효능 효과

(1) 혈액순환 촉진 및 호르몬의 작용을 원활하게 도와준다.

(2) 피부 온도를 상승 시키고 신진대사를 원활하게 한다.

(3) 체내의 노폐물을 제거하고, 혈중 젖산농도를 저하 시키는 역할을 한다.

(4) 운동의 반사 신경작용을 상승시키는 효과가 있다.

(5) 근육의 피로를 감소시키며 회복기간을 단축시킨다.

(6) 근육의 경련이나 강한 수축을 감소시키는데 효과가 있다.

(7) 근 지구력을 향상시키고, 근육과 힘줄의 고통을 감소, 저하시킨다.

(8) 근육의 만성적 고질적인 장애를 치료하는데 도움이 된다.

(9) 경기 중 통증과 부상을 예방하고 유연성을 높여준다.

(10) 관절의 가동범위를 넓혀주며, 운동직전 선수들에게 긴장감을 감소시킨다.

(11) 운동 슬럼프에서 빨리 벗어날 수 있도록 운동 연습량과 트레이닝 양을 늘릴 수 있는 장점이 있다.

(12) 선수의 생명과 전성기 활동 과정을 연장시킬 수 있으며, 용기와 자신감을 고조시킬 수 있다.

(13) 경기 중 자신의 컨디션을 최상으로 유지시켜 기록 도전의 가능성을 부여 할 수 있다.

(14) 신경의 흥분도를 높여 신경기능을 증진시키는 역할과 진정시키는 역할을 하여 비정상적인 신체기능을 제거하는 효과가 있다.

3) 힐링 테크닉시 효능 효과

(1) 혈액순환과 림프선을 촉진시키녀 노폐물 배설에 도움이 된다.

(2) 산소와 영양분의 신진대사를 활성화 시켜 근육의 운동효과를 촉진시킨다.

(3) 근육수축과 지속력에 영양을 미치고 세포기능을 활성화시켜 인체의 자가 면력을 높일 뿐만 아니라 노화예방을 억제시킨다.

(4) 내장기능 활력과 근막을 이완시켜줌으로써 통증을 완화 시켜준다.

(5) 질병예방과 건강회복유지 뿐만 아니라 정신적 측면에도 도움을 준다.

(6) 우울증, 자아불안정, 스트레스예방 등 심리적 안정에도 기여한다.

(7) 만성 피로 완화시켜주므로써 질병 치유에 도움을 준다.

(8) 회복능력을 향상시켜 일상생활에 행복안녕에 이바지한다.

(9) 오장(경맥과 락맥, 양기, 음혈, 진액)을 자양하고 기혈을 보(補) 한다.

(10) 풍(風)을 몰아내고 열(熱)을 제거하며 가려움증을 없앤다.

(11) 어혈을 몰아내고 습(濕)을 제거하여 혈액 순환을 촉진시킨다.

(12) 피부결을 윤택하게 하고 혈색을 좋게 하여 주름예방에 도움이 된다.

02 힐링 테크닉의 의의 및 목적

1. 힐링 테크닉의 개념

동양의학의 핵심인 경혈의 원리는 육장육부 치유법인 장부기능조절 법, 등을 종합하여 발전시킨 것으로 자연치유 대체요법을 경락 요법이라 일컬어 왔으나 본지에서는 힐링 경혈 테크닉 요법이라 칭한다. 오랜 직업병에 시달리는 현대인들은 만성피로에 젖어 있거나 과다한 스트레스에 노출되어 인체에 이상 증후 현상이 생기는 사람들이 대부분이다. 또한 환경오염, 서구식 식습관 등으로 생활 식습관 병은 물론 아토피, 두드러기 등의 자가 면역성 질환, 치매, 정신분열증과 같은 난치성질환이 늘고 있는 질병의 근본적인 원인을 현대의학에 전적으로 의존하는 것보다 스스로 면역력과 자연치유력을 높여 자신의 생명은 자신이 지킨다는 신념이 확산되고 있는 요즈음 사람들은 새로운 대체의학에 관한 관심이 늘고 있다.

피부와 근육 위주로만 풀어주던 기존 손 테크닉은 강·약 압박의 힘을 결합하여 인체의 깊은 곳까지 전달시키는 힐링 기법을 활용하여 두피, 어깨, 얼굴, 목, 허리, 팔, 다리에서 발끝까지 온 몸의 핵심 혈을 시원하게 뚫어 질병을 예방하고 진단하여 치료 또는 치유하는데 탁월한 효과가 있다.

손과 팔, 발을 동시에 사용하여 복부, 척추, 두개골 등을 경혈로 터치하여 체내에 독소를 제거하고 기 소통을 원활히 함으로써 각종 질환을 예방하고 자연 치유되는 힐링 기법으로 체형 교정, 근육이완, 통증 제거뿐만 아니라 몸속에 쌓인 노폐물과 독소 제거를 주기적으로 제거해 줌으로써 다양한 질병을 예방하고 과체중 비만 및 두피 탈모, 피부 노화지연, 주름예방에 이르기까지 탁월한 영향을 미친다.

2. 힐링 테크닉의 정의

힐링 테크닉은 아픈 곳을 쓰다듬고 문지르는 본능적인 행위에서 점차적으로 치료적이며, 예방차원의 치유 행위 또는 심리적인 안정을 찾기 위함이다. 1970년대에 들어오면서 에어로빅 실제와 이론의 발달과 동시에 운동부족으로 인한 체력저하의 예방 및 회복촉진을 위한 스포츠 게임, 걷기, 달리기, 수영, 등산 등과 같은 근육 운동 능력의 확대를 도모하여 왔다. 1980년 초, 노화에 대한 관심이 급속도로 높아지고 라이프스타일에 따라 삶의 질 향상으로 노령화사회에서 초 고령화 시대로 접어들면서 노인 인구가 급속도로 증가하면서 만성질환, 호흡 순환계, 근육계 질환, 관절의 유연성 약화 등으로 신체활동에 제한으로 경제적으로는 의료비 지출이 증가 되고 있다. 20세기 후반부터 삶의 질 향상으로 인간의 평균수명이 늘면서 노인문제가 국제경제를 좌우지 할 만큼 중요한 사회문제로 대두되는 21세기는 첨단과학의 발달과 함께 의학이 발달됨으로써 전 세계가 공통적으로 고령화 시대를 맞이하게 되었다. 나이가 들면서 환경변화에 적응할 수 있는 기능이 감퇴되고 인체의 기관조직이나 기능이 감퇴되면서 반성질환과 긴장된 근육은 신체 변형을 동반한 빠른 노화로 진행되고 있다. 따라서 2014년부터 최근에 이리기까지 한국스포츠 복지 진흥원 경북지부에서 65세 이상 남·여 어르신들을 대상으로 경직된 근육을 완화시키고 혈액순환의 기능을 촉진시키기 위함을 목적으로 부종의 약화와 혈관의 활성화를 증가시켜 각 조직의 발란스 조절을 도모하기 위해 경혈요법을 접목한 힐링테크닉 프로그램을 개발하여 치유 및 건강관리에 힘쓰고 있다.

1) 스포츠기법 측면에서 본 우리 몸

(1) 근육계

근육은 인체의 체중이 약 42%의 해당하며, 운동을 담당하는 기관이다.

① 흥분작용은 신경이나 근육에 테크닉기법을 실시하므로 흥분성을 높여 기능회복을 도모하는 작용을 한다.

② 진정작용은 신경이나 근육의 기능이 비정상적으로 긴장되어 있을 때 조치와 술기로 그 기능을 진정시키는 작용을 한다.

③ 기능학적 작용은 손상이나 피로로 인한 통증부분과 떨어진 곳에 테크닉 경혈요법을 실시하여 기능조절을 회복시키는 작용을 하게한다.

④ 근육의 신전은 기계적 효과 외에 또 다른 측면으로 얕은 조직을 경혈요법 테크닉에 의해 신전시키는 것이다.

(2) 순환계

피부나 근육의 혈액을 좋아지게 하는 것과 동시에 심장에 대한 부담을 가볍게 하고 정신의 혈액순환을 바꾸어 피부나 혈액이 좋아지면 각 조직의 신진 대사가 왕성하게 되고 불필요한 노폐물의 트러블을 제거하는 효과가 있다.

(3) 감각 신경계

압력이 감각신경 말단에 전달되는 것이다. 일반적으로 진정효과를 주기 때문에 유익하다고 할 수 있다. 그러나 만일에 신경의 상해로 인하여 감각신경이 상당히 과민해 진다면 사실상 힐링기법으로 진정효과를 기대할 수 없으며 단지 선수에게 고통만 주게 되므로 테크닉 기법을 사용하지 말아야 한다.

2) 미용 측면에서 본 우리 몸

우리 인체는 몸체를 이루고 있는 뼈를 크게 둘로 나눌수 있으며 몸통의 뼈는 80개(목뼈 7개, 목아래 51개, 머리뼈 22개)이며, 팔다리의 뼈는 126개 중 세부적으로 나누어 보면 척추뼈 26개, 갈비뼈 24개, 양팔뼈 64개, 양다리뼈 62개, 손가락뼈 14개, 손바닥뼈 5개, 손목뼈 8개, 팔꿈치 아래 1개, 팔꿈치 위로 2개로 이루는 뼈의 합은 206개로 구성되어 있다. 따라서 뼈가 모여 골격계를 이루고 있다. 근육은 약 400개 정도가 뼈에 붙어 있으므로 골격근이라 하며, 세포는 조직을, 조직은 기관을, 기관은 기관계를, 기관계는 개체를 이루고 있다. 기관계는 다음과 같다.

골격계, 근육계, 감각계, 신경계, 소화계, 호흡계, 순환계, 배설계, 내분비계, 생식계 등이 모여 우리 인체에서 중요한 일들을 하고 있다.

(1) 감각계와 신경계

우리가 느끼는 신경계에는 다섯 가지의 오감 중에 시각, 청각, 후각, 미각, 피부감각이 있으며, 이중 피부감각을 제외한 모든 감각계는 뇌에 가까운 머리부분에 모여 있는 눈, 귀, 코, 혀가 그것이다. 신경계는 우리몸 구석구석까지 퍼져있어 온 몸에 일어나는 일에 관여하고 있다.

(2) 소화계와 호흡계

소화계는 입에서 식도, 위, 소장, 대장, 항문으로 이어지거나 힘을 주로 쓰이세 하고 영양소를 흡수할 수 있도록 도와준다.

호흡세는 우리몸에 필요로 하는 산소를 받아들이는 동시에 필요없는 이산화탄소를 내보내는 일을 한다. 이것은 영양소에 에너지를 얻기 위함이다.

(3) 소화계와 배설계

순환계를 이루고 있는 것은 심장과 굵기가 가는 혈관과 혈액이 있으며, 이 혈액은 필요한 물질을 가져다주고 불필요한 물질을 받아오는 수송기관의 역할과 동시에 물자를 전달하는 일과 함께 내부의 적으로부터 지켜주는 일을 한다. 순환계의 한 부분을 이루고 있는 림프계는 몸의 병에 맞서 싸우도록 하는 면역작용을 담당한다.

배설계는 혈액속에 들어있는 노폐물을 걸러내는 일과 땀샘에서 만드는 땀을 체온 조절과 함께 노폐물을 배설하는 일을 동시에 한다.

(4) **생식계와 내분비계**

생물이 자신을 닮은 자손을 낳는 일을 가리켜 생식이라 한다. 내분비계는 호르몬이라는 매우 적은 양으로 특정한 부분의 활동과 체내기관의 생리적 기능을 조절하며, 우리몸의 성장을 돕는 성장호르몬이기도 하지만 남녀의 특징을 나타내는 성호르몬이기도 하다.

3. 목적에 따른 테크닉 활용법

인체건강회복을 위한 힐링 테크닉 기법은 진정 테크닉 기법, 강화 테크닉 기법, 의료 테크닉 기법, 위생 테크닉 기법, 미용 테크닉 기법 등으로 나누어지며, 스포츠 테크닉 기법은 준비, 트레이닝을 위한 경기 시작 전에 실시하는 기법으로 신체기능을 활성화하고 촉진 시키는 것을 목적으로 한다.

1) 테크닉 기법

(1) **강화 테크닉**(Reinforcement Technique)

중추신경계가 힘있게 반응하도록 촉진하여 신체조직의 근육이 빠른 시간에 반응하여 힘을 낼 수 있도록 근육의 긴장력을 높이는데 도움을 준다.

(2) **진정 테크닉**(Suppression Technique)

신체의 이상 흥분이 나타나는 경우 중추신경계통의 자극 반응 및 근육의 갑작스런 피로증상, 경련, 억압과정의 정상화, 적절한 컨디션 조절, 시합을 직전에 두었을 때 내부조직을 활성화 시키고 안정화시키기 위해 실시한다.

(3) **온열 테크닉**(Hot Technique)

몸의 근육, 편대, 관절 등 상해를 예방하는 목적으로 몸이 저체온일 때 실시하여 스포츠를 하는데 필요한 운동능력을 빨리 회복시키기 위해 상해 부위를 따뜻하게 해 주는 테크닉이다.

(4) **스포츠 테크닉**(Sports Technique)

트레이닝과 시합 이후에 실시하는 테크닉으로서 신체조직의 활동 및 스포츠에 필요한 운동능력을 최대한으로 빨리 회복시키는 것을 목적으로 한다.

(5) **워밍업 테크닉**(Warming- up Technique)

워밍업과 함께 트레이닝이나 시합을 앞둔 시기에 신체 조직 기능을 활성화 촉진시키는데 목적이 있으며, 신경계통의 활동력과 신경에 따라 행해지는 자극의 전달 속도가 빨라지고 혈액순환과 근육의 수축 속도가 증가시키는데 도움을 준다.

(6) **의료 테크닉**(Medical Technique)

신체조직의 다양한 통증이나 상해를 입었을 때 신체기능 정상화를 목적으로 실시하며, 내부조직과 골격, 피히겉체조직 사이의 침전물의 신진대사를 촉진시키는 것을 목적으로 한다.

(7) **위생 테크닉**(Hygicene Technique)

신체조직의 정상적 유지와 건강증진 및 질환의 예방 수난으로 유아의 성장 발달을 촉진시키고, 노인의 노화방지를 위한 수단으로 사용되고 있다.

(8) **미용 테크닉**(Cosmettic Technique)

두피의 모상근막을 좋게 하여 두발의 탈모예방과 얼굴, 목덜미 등 미용상의 부농, 청자반 등을 없애기 위한 목적이 있다.

2) 기본 동작 기법

(1) 무지추법

무지의 지문부위를 이용하여 밀어주는 방법으로 특정부위를 상·하. 좌·우로 밀어주며, 머리, 이마, 경추 등에 주로 활용하는 기법이다.

(2) **장악추법**

주먹을 쥐고 네 손가락의 마디가 평행이 되도록 하여 밀어 올려주는 방법으로 무릎이 움푹한 부위(위중 혈) 등의 척추부위에 압이 너무 강해지지 않도록 유의한다.

(3) **수장사지 추법**

손바닥의 앞쪽 즉 손가락 네 개를 모두 이용하여 밀어주는 방법으로 피부의 부드러운 부위와 허리, 다리, 복부 등에 이용한다.

(4) **주압법**

팔꿈치를 이용하여 압을 주는 방법으로 척주부위나 환조 부위 등 다소의 압이 필요한 부위에 체중을 실어 지긋이 반복 압을 주는데 사용한다.

(5) **박운법**

팔의 넓은 부위를 이용하여 마찰하는 방법으로 밀착하여 등이나 허벅지, 팔 등에 사용한다.

(6) **포추법**

엄지손을 겹치고 4지를 벌린 상태에서 교차로 밀어주는 방법으로 독맥을 쓸어 내릴 때 사용한다.

(7) **장안법**

손바닥의 소부, 노금을 이용하여 눌러주는 방법으로 등 쪽의 방광선이나 견갑골 부위를 풀어 줄 때 사용된다.

(8) **횡찰법**

손을 옆으로 세워서 소지의 옆을 이용하여 마찰하는 방법으로 허리부위나 늑골 하단 부위에 사용한다.

(9) 명타법

손가락을 편 상태에서 힘을 최대로 빼고 테크닉 기법을 적용하고자 하는 부위의 근육을 빠른 속도로 자극하는 방법으로 안면 테크닉시에 효과적이다.

(10) 이중환상 유념법

시술하고자 하는 부위의 각도를 정상위치보다 높거나 낮게하여 다양한 각도에서 시행하는 방법이다.

(11) 세타법

손가락을 벌리고 힐링 테크닉 기법을 활용하고자 하는 부위를 일정한 간격으로 반복하여 두드리는 방법, 연속적 고타법과 진동을 통해 효과를 얻을 수 있다.

(12) 추감법

대경골견이나 비근부위 등을 4지를 이용하여 일정한 간격과 압력을 주며 올라가는데 한쪽 손은 각도를 자유롭게 조정할 수 있다.

(13) 종횡 유념법

모지를 이용하여 대퇴부나 등, 상완부에 원을 그리듯이 압력의 세기에 따라 다양한 효과가 나타난다.

(14) 즐상 강찰법

손가락, 발가락, 귀 등을 좌우대칭으로 누르며 반복하는 동작이다.

(15) 견인법

근육을 당겨주는 방법으로 심하게 수축된 부위를 이완시켜주는 방법이다.

3) 테크닉시 금기해야 할 질병

(1) 황달(黃疸)

담즙의 색소인 빌리루빈의 양이 정상치보다 많아 피부와 점막에 누른빛을 띠는 상태이며, 간 기능에 장애와 담즙 색소가 배설되지 못할 경우이거나 두통, 치통, 권태감, 피로호소, 맥박저하, 피부가려움증이 발생되면서 눈의 결막에서 가장 빨리 나타나고 얼굴, 손바닥 순으로 나타난다. 이에 혈액순환을 촉진하는 기술적 요법으로 혈관을 타고 더 빨리 확대 될 수 있으므로 힐링 기법은 금지해야 한다.

(2) 정맥염(靜脈炶)

정맥염의 염증으로 혈전을 동반하는 경우가 많으며, 하지나 골반안에서 잘생기며 폐색 혈관의 부위나 크기에 따라 증상도 다양하게 나타난다. 염증으로 인한 질환은 멍이 든 것 같이 검푸른 색으로 변하고 실핏줄의 윤곽이 선명하며 혈관이 터져 보인다. 염증으로 인해 압통이 생겨 하지가 뻣뻣해지고 쥐가 자주 나며, 울혈이 진행되어 부종과 국소적 괴저까지 일으킬 수 있으며, 정맥 벽을 터트려서 염증을 확대 시킬 수 있으므로 절대 금지해야 한다.

(3) 정맥류(靜脈流)

정맥에 대한 압박, 폐쇄 등의 원인으로 혈류가 저해되어 발생되며, 식도 정맥류, 치질 등 다양한 형태로 나타난다. 그 중 하지 정맥류는 다리의 혈관이 부풀어 팽창되고 다리 환부의 통증과 함께 쉽게 피로감을 느끼며, 정맥 혈관은 혈류량에 비해 관이 비교적 약해지므로 심한 압박은 정맥판막이나 혈관을 파열시킬 수 있기 때문에 테크닉 기법은 금지해야 한다.

(4) 임산부(姙産婦)

여성은 복부 비만을 선호하기 때문에 힐링기법을 시작하기 전에 피시술자가 임산부인지 확인 여부가 기본이며, 특히 확인하지 않을 경우 의료사고로 연결될 가능성이 높아지므로 절대 금한다.

(5) 암(癌)환자

세포가 전위되지 않도록 혈관, 림프관, 그리고 근육에 강한자극을 주지 않아야 하므로 금지해야 한다.

(6) 당뇨병(糖尿病)

인슐린 분비량이 부족하여 기능이 충분히 이루어지지 않을 때 나타나는 질병으로 혈관을 압박하는 테크닉 요법은 혈당을 더 빨리 체외로 방출시켜 저 혈당을 초래하기 때문에 테크닉을 적용하였을 때 치유 능력이 약해져서 괴사가 발생할 수 있다.

4) 힐링 테크닉의 주요 기법

(1) 경찰법(警察法) : 쓰다듬는다.

경찰법은 자주 사용하는데 쓰다듬는 방법으로 손가락의 감각으로 경직된 통증부위를 찾는데 유용하며 통증이 심한 경우에 유일하게 사용된다. 경찰법을 시작으로 마무리 또한 경찰법으로 끝을 맺는다는 것이 중요하며, 표면적 경찰법은 진정효과와 초기 손상치료에 효과적이다. 시행 방법은 손바닥을 평평하게 하고 손가락은 약간 구부린 다음 엄지손가락은 편 상태로 예민한 손가락으로 근육의 경축이나 통증의 유무를 찾아 불안하고 흥분 상태일 때 진정 및 안정 효과가 크다.

(2) 유념법(揉捻法) : 짜내듯이 주무른다.

경찰법 보다 좀 더 심부의 깊은 곳까지 치유하는 요법으로써 근육을 손아귀로 붙잡기도 하고 두피를 집어 올리듯이 근육 및 국소를 자극하는 기법과 주무르는 방법으로 피부 부위를 미끄러지듯이 쓰다듬기 방법과 근육을 옮기듯 주무러거나 가볍게 비틀듯이 혈액을 짜내는 듯한 방법으로 승모근, 삼두근, 대뇌사두근 등과 같이 무거운 조직위에 적용시키는 기술로서 유법(揉法)과 날법(捏法)을 합친 수기법이다.

(3) **강찰법(强擦法)** : 강하게 문지른다.

제2의 기술 테크닉으로 강하게 문지르는 기법과 부위에 따라 엄지손가락 끝, 손바닥으로 작은 원을 그리듯이 행하는 방법이다. 이 방법은 주로 국소적이고 깊은 경화(京華) 부위와 근경화증 부분에 사용하면 근육에 강한 충혈 효과를 일으키는데 목적이 있다.

(4) **압박법(壓迫法)** : 누른다.

엄지손가락 부위의 부드러운 앞부분을 이용하여 누르거나, 수장 또는 각각의 손가락을 이용하여 누르는 방법이다.

지속적인 압박은 신경과 힘의 흥분을 누르고 요통이 일어날 때 요추의 양쪽을 압박한다.

(5) **고타법(叩打法)** : 두드린다.

손의 각 오지를 사용하여 경혈 요법을 할 부위를 가볍고 리드미컬하게 두드리는 방법으로 손의 교대 동작을 연속적으로 움직여 단순하고 민첩하게 손을 피부에 접촉하여 적용한다. 손모양의 방법은 컵핑, 해킹, 펀칭, 타봉요법 동작이 있다.

(6) **진동법(振動法)** : 흔든다.

경혈 요법을 할 부분을 흔들어서 근 조직 부위에 적절하게 진동 자극을 가하는 방법으로 근육의 흥분성을 증가시켜 과민해진 신경을 진정시키는데 적용하는 기술이다. 피시술자의 팔이나 다리부위에 양손으로 잡고 당기면서 진동을 줄때는 미세하고 부드럽게 실시한다. 진동법은 스포츠 현장에서 주로 사용되고 근육의 형태에 따라 다르며 리드미컬한 가벼운 진동자극은 말초신경이나 근육의 기능을 높여 운동능력을 증강시키고 신경이 둔하거나 근육이 쇠약하여 저리거나 마비현상에 효과가 있는 수기 방법이다.

(7) **절타법(節他法)** : 두드린다.

근육을 소지와 소지구를 이용하여 두드리는 방법으로 관련 근육부위의 진동효과와 피로를 풀어주는 데 효과가 있다.

03 알아두면 좋은 상식

1) 머리를 맑게 하고 수험생을 위한 집중력을 높이는 경혈요법

(1) 백회

방법 : 정수리의 백회를 엄지손가락 또는 집게손가락으로 시긋이 누른다.

효과 : 우리 몸의 양기를 모으고 정신적인 스태미너를 강화시켜 준다.

(2) 풍지

방법 : 두 손가락으로 3초 간격으로 3회 반복 지긋이 누른다.

효과 : 감기를 예방하고 정신력, 집중력을 키우며, 목의 피로를 풀어준다.

(3) 태양

방법 : 눈 옆의 태양혈을 모지를 이용하여 지긋이 눌러준다.

효과 : 편누통을 해결해주는 중요한 혈이며, 스트레스로 인한 두통과 눈의 피로까지 풀어주는데 특효이다.

2) 화병과 갱년기 장애를 예방하는 경혈요법

(1) 중부

방법 : 가슴 위쪽의 중부를 손가락으로 꾹꾹 눌러주거나 손바닥으로 강하게 문지른다.

효과 : 가슴이 답답하거나 통증이 있을 때 매우 효과적인 경혈점이다.
모지의 강한 압을 이용하여 3회반복으로 누르면 가슴이 답답증이 사라지는 효과가 있다.

(2) 전중

방법 : 가슴 한 가운데 전중을 양손 끝으로 꾹 누르거나 수근을 이용하여 강하게 문지른다.

효과 : 숨이 차며, 협심증이 있거나 가슴이 답답하거나, 초조하고 불안 할 때 손바닥이나 주먹을 가볍게 쥐고 스트레칭을 해준다.

(3) 격수

방법 : 두 손가락 끝 모지로 꾹꾹 눌러주는데 손이 닿지 않을 경우 다른 사람의 도움을 받을 필요가 있다.

효과 : 심장과 위에 영향을 끼치는 혈 자리이며, 수시로 자극하여 피로감을 완화시키고 혈액순환을 좋게 한다.

3) 갱년기 장애를 완화 시키는 경혈요법

(1) 승산혈

방법 : 갑자기 종아리에 경련이 일어날 때 승산, 승근혈을 양손 가운데 손가락을 겹쳐 각 2~3분 문질러 준다.

효과 : 요통이나 허리가 뻣뻣하고 아프거나 좌골신경통, 또는 다리가 무거울 때 종아리에 쥐가 날때, 그 밖의 얼굴 신경통, 입냄새, 치질, 변비 등에 특효가 있다.

(2) 승근혈

방법 : 위중혈에서 5촌 아래 있으며 가운데 손가락으로 지긋이 반복적으로 눌러준다.

효과 : 다리에 갑자기 경련이나 쥐가 났을때, 손과 발에 마비가 났을때 발 뒷꿈치가 아플때 등의 증상에 특효가 있다.

(3) 합양

방법 : 위중혈에서 2촌 아래있는 합양혈을 반복적으로 눌러준다.

효과 : 자궁내막염, 자궁출혈, 부인과 질환에 탁월하다.

(4) 위중

방법 : 무릎 뒷쪽 오금주름 가운데 우묵한 곳에 통증이 있을 때 가운데 손가락을 겹쳐 위중혈을 감싸잡고 무릎을 폈다 구부렸다 반복적으로 동작한다.

효과 : 다리통증, 무릎 관절염, 좌골 신경통, 요통, 종아리 경련, 오금주름의 경련, 류마티스, 요실금 등에 탁월한 효능이 있다.

(5) 승부혈

방법 : 디스크나 허리질환, 좌골신경통에는 승부혈을 감싸잡고 여러번 반복하여 눌러 준다.

효과 : 좌골신경통 및 허리 등의 신경통, 다리에 통증이 있을 때, 월경통에도 효과가 있다.

- 방광경 몸(독맥)의 바깥쪽으로 올라가는 혈 자리를 경혈 요법을 해 준다.
- 발꿈치 아래에서 다리의 후면 승산, 승근, 위중, 함양을 따라 올라가면서 경혈 요법을 한다.
- 승부혈을 지나 허리에 이르러서 척추 양옆에 볼록하게 나와 있는 근육을 따라 손가락으로 지긋이 눌러준다.
- 목 부분에서는 대추, 아문, 풍부 주무르듯이 하여 정중앙에서 손가락 두 마디 정도 측면으로 이마를 따라 내려간다.
- 양 눈썹 찬죽을 시작하여 정명에 이르러서 손끝으로 지긋이 3회 반복 눌러 준다.

4) 피로와 운동부족 해소 경혈요법

(1) 합곡

방법 : 손등의 합곡을 반대편 손의 엄지와 집게 손가락으로 아플 정도로 압을 준다.

효과 : 에너지를 솟아나게 하며, 피로회복, 손과 팔의 피로, 두통과 현기증에 탁월한 효과가 있다.

(2) 중저

방법 : 손등의 중저(새끼손가락 위)를 엄지와 집게손가락으로 누르거나 압봉 등으로

지긋이 반복해서 누른다.

효과 : 권태감, 피로감, 나른함 등에 탁월하며, 나쁜 자세로 인한 어깨나 견갑골의 통증을 해소하는데 도움이 된다.

(3) 두규음

방법 : 좌우의 규음혈을 강하게 반복적으로 누른 후 예풍, 완골혈까지 압의 강·약으로 행한다.

효과 : 피로감으로 인해 두통이나 눈의 피로를 느낄때, 청각장애 현기증, 불면증 등에 효과가 탁월하다.

(4) 풍지

방법 : 엄지손가락으로 풍지혈과 천주혈을 각각 지긋이 누르고 머리를 앞·뒤, 좌·우로 스트레칭을 해준다.

효과 : 만성 피로에 의한 뒷목이 결리고 온몸의 마디마디가 아플 때, 눈의 피로, 시력감퇴, 안면 마비 등에 효과가 있으며 머리가 무거울 때 풍지혈을 눌러준다.

5) 에너지 순환을 위한 경혈요법

(1) 극천혈

방법 : 겨드랑이 아래 두 힘줄 사이에 가슴으로 들어가는 혈, 겨드랑이 중심부위를 누른다.

효과 : 팔과 옆구리 통증 해소에 좋다.

(2) 단전혈

방법 : 손을 겹쳐 30회 정도 천천히 누르면서 주위를 문질러 준다.

효과 : 기의 바다라 할 만큼 분노를 억제하고 기를 모아 정신을 맑게 한다. 비뇨기 생식기 질환, 복통, 설사, 무기력증, 탈모, 신경쇠약 등에 잘 듣는다.

6) 만성질환을 다스리는 경혈요법

(1) 소해혈

방법 : 팔꿈치 오금주름 안쪽 끝 부분을 원을 그리듯이 눌러준다.

효과 : 팔의 신경통, 오십견에 탁월하다. 팔꿈치 안쪽에 걸친 통증이나 겨드랑이 아래쪽 통증, 오십견 등에 도움이 된다.

(2) 통리혈

방법 : 손목 주름 신문혈에서 몸 안쪽으로 1촌, 영도혈에서 손목 안쪽으로 0.5촌에 위치하며 팔이 아플때 손목의 힘을 실어 눌러준다.

효과 : 협십통, 소아경풍, 현기증, 인후병, 기침, 신경쇄약, 요실금 등에 많은 효과가 있다.

7) 심맥의 心氣가 출입하는 경혈요법

(1) 신문혈

방법 : 손목 안쪽의 오목주름이 있는 혈을 지압한다.

효과 : 손이차고 얼굴이 화끈거리는 증상에 효과가 있다.

(2) 영도혈

방법 : 손목 안쪽 신문혈에서 몸쪽으로 1.5촌 위에 있다.

효과 : 손목 관절염, 가슴 통증, 근육 경직, 심장에 갑자기 통증을 호소하는 질환에 탁월하다.

8) 기를 모이게 하는 경혈요법

(1) 태연혈

방법 : 시술자가 엄지손가락 관절을 직각으로 구부려 살짝 누르고 돌리면서 가볍게 스트레칭을 해준다.

효과 : 관절의 통증, 호흡기 계통의 질환에 효과가 있으며 폐의 기능을 도와 소화기 질환에도 도움을 준다.

(2) 명문혈

방법 : 가운데 손가락을 겹쳐 명문혈(배꼽과 맞서있는 허리중심)에 대고 30회 정도 누르고 문지르고 반복한다.

효과 : 생명의 원천인 원기가 명문혈을 통해 건강을 유지하므로 여성의 질환인 생리통, 자궁내막염, 음부의 습진, 장출혈, 코피 등의 출혈을 멈추게 하는데 효과가 있다.

9) 마음을 대행하는 손의 경혈요법

(1) 노궁혈

방법 : 주먹을 쥐었을 때 중지가 닿는 혈을 지압한다.

효과 :심장질환에 탁월하다.

(2) 경거혈

방법 : 손목 안쪽 태연혈에서 1촌 위로 우묵하게 만져지는 곳을 엄지손가락을 포개서 강 · 약으로 지긋이 눌러준다.

효과 : 기가 멈추지 않고 흐르는 곳으로 기침, 천식 폐질환에 의한 발열이나 두통, 기억력 감퇴, 호흡곤란 등의 증상에 잘 듣는다.

10) 나쁜 기운을 죽이는 다리 경혈요법

(1) 은문혈

방법 : 엉덩이 아래쪽 부위를 눌러한다.

효과 : 허리 및 등의 신경통, 대퇴부의 근육 통증, 좌골신경통에 탁월하다.

(2) 승부혈

방법 : 엉덩이가 끝나는 지점에 위치하며 근육 통증이 허벅지 뒤쪽 생겼다면 과로했기 때문에 오지로 잡았다가 놓았다가 반복한다.

효과 : 좌골신경통, 허리, 등, 사지마비, 월경통에 좋다.

11) 음양맥 생식기 길을 지키는 결혈요법

(1) 유도혈

방법 : 아랫배 부위 오추혈에서 안으로 45도 아래로 0.5촌 지점에 오지로 지긋이 압을 반복적으로 행한다.

효과 : 남여의 생식기 질환에 효과있다. 한기가 있어 아랫배가 당길때, 월경불분, 자궁경련, 자궁내막염, 하복통, 입맛이 없을때, 비뇨기질환에 탁월하다.

(2) 오추혈

방법 : 배꼽아래 3촌, 엉덩이뼈 안쪽 우묵한 곳에 피시술자를 눕게하고 손가락으로 좌·우 눌러준다.

효과 : 아랫배가 당길 때, 고환염, 월경불순, 자궁경련 등 남여 생식기에 특히 효과가 있다.

12) 하복부 통증을 없애는 경혈요법

(1) 거료혈

방법 : 엉덩이 부위로 옆으로 누웠을때 앞쪽 엉덩이 뼈 가시와 대퇴골의 꼭대기를 연결하는 중심에 있다.

효과 : 아랫배가 아플때 다리가 힘이 없거나 발에 쥐가날때, 허벅지 신경통에 좋다.

(2) 환도혈

방법 : 엉덩이 부위 대퇴골의 엉치뼈 틈새를 연결하는 선 위로 3분의 1 지점에 살짝

들어간 부분을 꾹꾹 눌러준다.

효과 : 고관절, 류마티스, 요추 관련 질환, 호흡기 질환, 다리, 하지마비 등에 잘 듣는다.

13) 다리병에 잘 듣는 경혈요법

(1) 중독혈

방법 : 넙적다리 바깥쪽으로 다리 오금주름에서 위로 7촌 올라가 우묵한곳 가운데를 경혈 요법을 한다.

효과 : 다리질환에 효과 있다. 신경통, 각기병, 좌골신경통, 대퇴부 근육의 통증, 경련, 마비, 고관절, 슬관절 아플때 특효이다.

(2) 풍시혈

방법 : 중독혈 위, 똑바로 서 있을때 가운데 손가락이 닿는 곳에 위치하며 풍기가 모이는 장소로 풍을 제거하는 치료의 혈을 밀어올렸다 내렸다 경혈 테크닉 요법을 취한다.

효과 : 다리의 통증, 하체의 힘이 없을 때 옆구리 통증, 좌골신경통에 잘 듣는다.

14) 실전에서 유의사항

(1) 등과 하체 부분에 편안하게 쿠션이나 타올을 사용하여 편안하도록 한다.

(2) 가능하면 상항에 따라 어깨 아래 쿠션을 받쳐둔다.

(3) 심신 안정을 위한 힐링 기법 중에 음악을 적용하였을 때 몸 전체 편안한 기를 보낸다.

(4) 테크닉 시 내적문제와 외적 문제점을 파악하여 불편함을 최소화 한다.

15) 테크닉 기법 활용시 금기사항

(1) 만성, 염증성 피부질환이 심한 경우는 하지 않는다.

(2) 전염성, 심한 고혈압, 심한 당뇨질환, 궤양성 질환 있는 경우 피한다.

(3) 수술직 후 환자는 힐링요법을 하지 않는다.

(4) 식후 1시간 이내에는 힐링요법을 피한다.

(5) 생리 기간 중이나 생리 전 2~3일은 생리적 양이 많으므로 하지 않는다.

(6) 임신 중이거나 정맥류가 있는 경우는 피한다.

스포츠 테크닉 상식

※ 스포츠 테크닉 기법의 적용에 있어서 회복, 치료, 재활, 건강 유지, 경기 능력향상에 도움이 된다.

※ 운동능력의 기술적 향상을 위한 주요한 방법으로 운동 수행 능력에 있어 요소의 최소화로 긍정적인 요소의 극대화와 부상의 잠재적 감소화, 연부조직의 치료 목적에 도움이 된다.

※ 스포츠 테크닉 기법 운동수행능력 요소들의 최적화 시킬 수 있는 효과는 건강한 근육과 연결조직에 도움을 주며, 정상적인 관절 가동범위에서 높은 에너지를 발휘 할 수 있도록 도움을 준다.

※ 스포츠 테크닉 기법은 연부조직 치유에 기여하는 순환, 림프배수, 이완 요법이 있다.

※ 감염가능성, 골절의심, 개방성 상처와 화상, 종양부근, 정맥류성의 정맥, 핏덩어리 등 그 외 피부 발진부위, 전염성 질병 예상, 만성, 염증성 피부질환, 심한 고혈압, 심한 당뇨질환, 궤양성 질환, 생리기간 중, 임신한 경우와 정맥이 있는 경우에는 금기하는 것이 좋다.

※ 스포츠 테크닉 기법의 직접적인 효과에 의한 정신적인 변화과정은 일반적인 휴식, 불안완화, 행복한 느낌을 증가시키는 것이다.

※ 스포츠 테크닉 기법의 2차에 나타나는 것은 에너지 증가, 관절 가동범위의 증가, 회복속도의 증가, 통증감소, 감정상태의 적정수준유지, 긍정적인 견지와 동기부여 등의 효과가 있다.

※ 근육과 연결조직의 협착을 분리하기 위한 테크닉은 피부 굴리기, 주무르기, 깊은 가로 마찰과 넓히기 등이 있다.

※ 손가락을 이용한 스포츠 테크닉 요법에는 한 손가락 놓기, 한손가락 겹치기, 여러 손가락 놓기, 여러 손가락 겹치기가 있다.

※ 전체 손바닥 놓기는 테크닉을 시행하는 한 손 위에 다른 손을 겹쳐 힘과 협응력을 증진시키는 방법이다.
이 방법은 크고 발달된 근육군에 강한 압박을 주는 것은 좋지 않다.

※ 스포츠 테크닉 중 피부 들어올리기는 근막조직을 분리시켜 부분 순환을 증진시키는 효과가 있다.

※ 이완의 4단계 테크닉이 있다.
근육의 압통점을 찾고, 관절을 움직여 통증을 감소되는 시간과 자세에 따른 정상적인 휴식을 취하기 위한 기초 소요시간은 90초가 적당하다.

※ 회복 힐링 기법의 효과는 회복의 촉진, 근육이완, 심신의 이완에 도움이 된다.

※ 스포츠 힐링 요법 치료적 적용에 적절한 목적은 통증과 기능장애로 인한 불편함을 제거하기 위함이다.

※ 스포츠 힐링 테크닉에서 가동범위의 제한과 관련된 것은 지나친 활동으로 인한 만성 근육긴장, 근육과 관절의 통증으로 인한 수의적 또는 불수의적 강직, 관절 주변의 부종이나 과도한 체액이 요인이 된다.

※ 근육 경련을 풀기위한 방법으로 직접 압을 누르고, 가벼운 정적 스트레칭과 상호억제법, 접근법, 냉찜질이 좋다.

※ 스포츠 힐링 기법 중 세션의 목표에서 필요로 한 사항은 종목, 나이, 성별, 운동강도, 스트레스 수준, 신체적 문제점 등이다.

※ 스포츠 힐링 테크닉 기법의 마무리 순서에서 오는 테크닉은 길게 문지르기, 두드리기, 수동적 터치 등이 있다.

※ 스포츠 힐링 테크닉 요법의 차례를 계획하는데 사용되는 신체부위의 자세와 순서는 엎드린 자세에서 등, 고관절, 다리 순서로 한다.

※ 스포츠 힐링테크닉기법 중 차례에서 일반적으로 사용되는 순서는 팔 부위는 어깨, 상완, 팔꿈치, 전완, 손목, 손이며 다리 부분에는 고관절, 허벅지, 무릎, 종아리, 발목, 발이며 머리 부분은 얼굴, 두피, 턱, 목이다.

힐링 테크닉 상식

※ 술기방법에 적용되는 것은 흥분억제, 순환증진, 유연성의 에너지가 증가되며, 기와 혈의 순환을 위해 뼈, 근육, 힘줄, 피부를 포함한 그 외 장기, 팔다리 및 신체의 모든 부분을 질병 예방과 건강, 신신 안정을 위한 회복, 유지, 피부미용, 자아불안증, 우울증 해소 등에 치유 효과가 있다.

※ 경혈에 활용되는 4가지 힐링 테크닉 기능은 생리적 작용 기능, 병리적 작용기능, 진단 능력 기능, 자동대응 기능이 있다.

※ 우리의 몸 안에서 기(氣)와 혈(血)이 운행하는 통과 연결하는 길로서 기와 혈은 우리 생명의 근원 활동을 이루는 통로이다.

※ 부종완화와 근육통증 완화, 혈액순환 활성화는 힐링 테크닉은 경혈점을 작용하여 각 조직의 발란스를 위한 것이다.

※ 황달, 정맥염, 정맥류, 임산부, 암환자, 당뇨병 힐링 기법을 금기해야 한다.

※ 갱년기 장애를 환화 시키는 지압 혈은 독맥, 승부, 대추, 아문, 풍부, 찬죽, 정명혈이다.

※ 태양혈은 편두통을 해결해주는 중요한 혈이며, 스트레스로 인한 두통과 눈의 피로까지 풀어주는데 특효인 혈 자리이다.

※ 십사 경맥 중에서 수소양 삼초경은 편두통, 귀, 눈, 인후, 옆기슴 질환에 해당한다.

※ 십사 경맥 중에서 족양명 위경은 머리, 안면, 코, 입, 치아, 인후 등 위장 과열성 질환에 관여한다.

※ 위경을 다스리는 혈은 승읍, 사백, 거료, 지창, 두유이다.

※ 족소양 담경을 다스리는 경혈은 동자료, 항염, 승령, 현로, 곡빈혈이다.

※ 방광경을 다스리는 경혈은 정명, 찬죽, 미충이다.

※ 경혈 테크닉 기법활용시에 나타나는 효능 효과로서 혈액순환 촉진, 호르몬의 작용, 온도를 상승, 집중력 향상 기능, 근육이완 기능, 반사 신경작용, 혈액순환 촉진 및 호르몬의 작용을 한다.

※ 테크닉의 기법 중 힐링요법으로 가장 많이 활용하는 지압법은 압박법이다.

※ 테크닉 기본동작으로 손가락 4개를 모두 사용하여 부드럽게 강 · 약 리드미컬하게 사용되는 지압법은 수장사지 추법이다.

※ 다음 중 근육과 연부조직의 협착을 분리하기 위한 테크닉 경혈 요법은 피부 굴리기, 주무르기, 깊은 가로 마찰과 넓히기이다.

※ 몸의 영양분을 흡수하고 찌꺼기를 대장으로 내보내는 역할을 하는 것은 수태양 소장경이다.

※ 얼굴경혈의 특징과 기능은 머리와 얼굴에서 시작되는 경혈은 방광, 담, 위이며, 머리와 얼굴에서 끝나는 경혈은 독맥, 임맥, 대장, 소장, 삼초경, 얼굴 앞면의 태양혈은 청궁, 거료, 소장경으로 끝난다.

※ 힐링 테크닉시에 나타나는 효능 효과에 나타는 것은 체내의 노폐물을 제거하고 혈중 젖산 농도를 저하시키는 역할, 근육의 경련이나 강한 수축을 감소, 혈액 순환 및 호르몬의 작용을 원활하게 한다.

※ 에너지를 순환시키는 기혈은 극천 혈이다.

※ 위경을 다스리는 혈은 승읍, 사백, 거료, 지창 혈이다.

※ 화병과 갱년기장애를 예방 및 완화 시키는 방광경(독맥)혈과 중부, 전종, 격수, 대추 아문, 풍부혈이다.

※ 힐링 테크닉에서 경혈요법은 자연 치유력을 이용하는 방법으로 심신 안정을 위하여 긴장, 초조, 불안, 우울감 등 스트레스 억제, 감소와 혈자리를 이용하여 신경을 안정시키고 흥분과 억제조절기능을 한다.

※ 힐링 테크닉 기법 중 주요적용은 노화방지, 피부미용, 근육의 긴장, 집중력 향상이다.

※ 기(氣)의 흐름은 진기(眞氣)는 부모로부터 받은 선천적인 원기와 음식물로 얻어진 것이며, 탁기(濁氣)는 테크닉 요법시 나타나며, 몸에서 악취, 얼굴색 검붉고 엉덩이에 종기나 트러블, 근육 경직, 얼굴 열이 많아 모공이 빨리 열여 악취가 심하게 나고, 원기(源氣)는 원음과 원양의 氣를 포괄하는 으뜸으로 신장에서 발생하는 水의 기운으로 선천적인 정기로 회생이지만 후천적으로 섭취된 영양에 의해 자양된다.

※ 수 태양 소장경 (手 太陽 小腸經)의 혈액, 임파액 조절기능은 상지외측하연, 어께, 배, 항, 이, 눈, 안면 등을 유주하여 목내자로 종지부 되며, 소장은 영양분을 흡수하여 온몸에 보내고 찌꺼기는 대장으로 보내는 일과 소장의 체온이 내려가면 설사를 하게 되고 장에서 소리가 나게 되는 현상이 나타난다.

※ 미용 테크닉의 주요 기법은 강찰법, 고타법, 압박 법, 절타법, 경찰법, 유념법, 무지추 법이다.

※ 목의 기능에는 각 기능은 물을 공급하는 기능, 진기의 길목이라 하는 기능은 옆목, 신장과 자궁에 관여하는 앞목이다.

※ 스트레스에 민감하고 뒷목이나 어께통증을 유발하게 되는 혈은 승모근이다.

※ 손 테크닉의 주요 목적으로서 촌수의 설명으로 모지복과 모지구의 역할은 엄지손가락의 지문과 도톰한 부위와 이지두, 삼지두, 사지두는 검지를 제외한 부분, 수장은 손바닥 전체를 말한다.

※ 어깨와 팔의 통증을 다스리는 경혈점인 거골은 어깨결림, 어깨통증, 등과 팔의 통증을 말한다.

※ 테크닉 기법에서 나타나는 효능 효과 체내의 노폐물을 제거하고 혈중 젖산 농도를 저하시키며, 근육의 경련이나 강한 수축을 감소, 혈액 순환 및 호르몬의 작용을 원활하게 한다.

※ 극천혈은 에너지를 순환시키는 기혈이다.

※ 경추 혈위표에서 경추 6번은 두 개의 영역으로 몸통과 척추고리 괴어 있으므로 골성의 파이프로 형성되고 목, 어깨, 편도선, 팔의 영향을 받는다.

※ 머리로 혈액을 공급하는 경추 1번은 신경다발에 위치하며, 두피와 얼굴뼈에 영향을 미치게 된다.

※ 경추 2번은 눈, 시신경, 청신경, 이마에 관여한다.

※ 두통 · 현기증 · 정신병 고혈압에 도움이 되는 혈은 용천이다.

※ 천식, 숨쉬기 곤란할때 늑막염이나 심장질환에 유부혈이 효과가 있다.

※ 음곡혈은 남여의 성기질환, 발기부전, 월경출혈 등에 도움이 된다.

PART

02

경혈 기법 및 목적

01 경혈의 의의 및 목적

힐링 기법은 인류의 탄생과 더불어 가장 오래된 민간요법으로 아픈 곳을 쓰다듬거나, 문지르는 본능적인 행위에서 치료 목적보다 예방차원의 목적으로 발전해 왔다.

히포크라테스는 염좌에서 변비에 이르기까지 다양한 치료를 하는데 효과 효능을 발휘 할 수 있다고 정의를 내렸다. 오늘날 인체에 근육 통증이 유발될 수 있는 여러 가지 측면에서 통증을 완화시키는 방법으로 힐링요법을 적용하여 환자들의 삶의 질을 향상시킬 수 있도록 도와주는데 의의를 가진다.

일상생활에서 바른 자세는 사람에게 미적 아름다움을 제공할 뿐만 아니라 신체 균형을 유지시켜 주며 나쁜 자세는 환경적 요인에 의한 만성피로, 문제성 신발 착용, 의자의 잘못된 습관 자세, 신체적 요인, 부종, 각종 스트레스로 복부가 부어오르게 된다. 초과된 비만체중은 골반의 위쪽을 앞으로 당겨서 건망증과 염좌를 일으킬 수 있으며, 근 피로와 통증, 상해를 촉진 시킬 수 있다. 근육의 피로를 풀기 위하여 휴식과 힐링요법을 병행하고 운동과 테크닉을 교대로 행하므로 혈액순환 촉진과 근육의 물질대사를 왕성하게 하여 부위 중심적 치료기법에서 유연성을 얻고자 한다. 또 장기간의 운동이나 단기간의 갑작스런 반응부분에서 기능 능력이 감소되고, 근육 긴장으로 근 손상 및 대사적 균형에 의한 시상하부와 뇌하수체의 연관성과 더불어 에너지 기질 고갈에 의한 피로를 해소하는 목적을 둔다.

1. 경혈요법의 원리

경혈의 학설 12경맥 중 수(手) 기술의 개념이 결합된 것으로 경맥은 상지를 순행하고 족(足)의 경맥은 하지를 순행하고, 음경(陰莖)은 하지 안쪽을 순행하고 장(臟)은 내장기능에 속한다. 양경(陽經)은 사지의 바깥쪽을 순행하는 부(腑)에 속하는 것으로 12경맥의 명명은 장부, 음양, 수족의 3개 부분을 결합하여 정한 것이며 음은 태음, 소음, 궐음으로 나누고 양은 양명, 태양, 소양으로 구분한다.

12경맥 및 그 갈래는 종행으로 교차하여 안으로 들어간 후 밖으로 빠져나오면서, 위에서 아래로 통하여 방부를 연결시키고, 기경팔맥은 12경맥 사이를 이어주는 12경근과 12피부는 전신피부와 근육을 인체의 각 장부기관에 유기적으로 연결시켜줌으로써 어느 한 조직기관의 기능이 저하되면 높여주고, 항진되면 낮추어서 정상적인 상태로 유지시켜 준다. 또한 전신의 기혈 순행을 조절하여 자연치유력을 촉진시키는 반면에 근육 속에 있는 신경을 자극하여 뇌하수체로부터 엔돌핀을 방출시켜 통증을 완화하고 독소 또는 노폐물을 제거하여 혈액 순환 촉진과 체형 비만관리에도 효과가 있다.

〈표 2-1〉 경맥 흐름도

경맥명	기전	종점	상, 하행	흐름위치
수삼 음경	흉, 복부	손끝	상행	팔 안 쪽
수삼 양경	수, 지 끝	얼굴	하행	팔 겉 쪽
족삼 양경	얼굴	발끝	하행	다리 겉 쪽
족삼 음경	발끝	가슴, 배	상행	다리 안 쪽

2. 경혈요법의 배경

경혈요법은 자연치유력을 위해 경혈요법을 이용한 방법으로 손과 손끝의 지면, 또는 손의 수근부 또는 팔을 이용하여 피부에 닿는 느낌, 반응, 압의 강·약 정도에 따라 효과를 극대화 시킬 수 있으므로 건강테크닉에서 가장 많이 사용된다. 12경맥은 인체의 6장6부(六臟六腑)를 순환하면서 사람의 생명활동에 있어서 에너지를 조절하는 중요한 역할을 한다. 경혈을 활용한 힐링 테크닉 요법은 신체적 접촉을 통하여 근육을 자극하고 이완시켜 혈액 순환이 증가되도록 하여 영양공급을 증진시키고 긴장과 초조, 불안, 우울감, 스트레스 감소, 근육을 이완, 피부 상태와 피부 손상을 예방할 뿐만 아니라 신체를 건강하게 유지시켜 준다. 힐링기법은 안으로 육장육부와 연결되어 기혈의 공급과 氣 순환을 담당함으로써 우리 몸의 각 부분들을 자양하고 보호하는 측면에서 실제 혈자리를 자극하여 신경을 안정시키고 흥분을 억제 조절하는 기능을 한다. 힐링기법에 의해 전신으로 기혈(氣血)을 나르며 장부지절을 연결하고 상하내외를 소통시키는 통로로서 생리현상과 병리현상을 반영하여 근골격 계통의 통증을 해소하고 심신안정과 스트레스에 의한 질병발생을 방지한다. 또 두피에서 요추에 이르기까지 실제테크닉을 통해 들숨과 날숨의 호흡기능 효과에 따라 氣 소통을 극대화 시킬 수 있다. 따라서 경혈의 기능을 상실하면 나쁜사기의 침입을 받아 질병을 발생시킬 수 있으므로 이러한 특성을 이용하여 각종질병의 예방이나 치료를 위한 경혈요법 전달통로를 힐링 테크닉 기법에 활용하고 있다.

인체를 구성하는 6장육부

인체에는 "장"(腸)과 부(府)가 있다. 장은 인체안에서 물질들로 가득차 있는 기관으로 음에 속하고 간장, 심장, 비장, 폐장, 신장, 심포를 말하며, "부"는 소화 흡수의 기능을 담당하고 저장하지 않으므로 양의 성질을 갖고 있어 담, 소장, 위장, 대장, 방광, 삼초를 6부라 한다.

〈표 2-2〉 음양 6장6부 관계

음양 표리의 관계	6장	간장	심장	비장	폐	신장	심포(음의 장기)
		↓	↓	↓	↓	↓	↓
	6부	담	소장	위장	대장	방광	삼초(양의 장기)

1) 경혈요법 원리와 효과

경혈과 경맥을 이용한 테크닉 기법은 고대 중국으로부터 축적되어 체계화된 중국의 기본을 이룬 의술 중 하나로서 반응점인 경혈에 일정한 형식으로 압력을 가하면서 기혈의 순환을 원활하게 하는 방법이다. 또한 인체의 부교감신경을 우위로 하여 인체를 휴식상태로 이끌게 되며, 전신적인 기혈 순행의 조절과 오장육부의 생리적 기능의 조절 및 병리적인 변화에 대하여 자연적인 치료효과를 촉진해주는 방법이다. 경혈요법에 의한 혈액순환 및 부종 그리고 노폐물 제거효과가 매우 뚜렷하여 혈액순환이 활발하게 되고 신진대사가 왕성하게 되어 손상된 조직의 복구를 돕게 된다.

경혈요법의 원리는 손가락으로 사람의 체표에 나타난 오장육부 기능의 조절기 역할을 하는 경혈을 눌러 줌으로써 혈액과 내분비액을 순환시키며, 근육이나 뼈의 신경 등을 왕성하게 한다. 강·약의 압을 적절하게 사용하면 근육을 피로하게 하지 않고도 생체의 자연스러운 치유능력을 촉진시켜 소기의 목적을 달성할 수 있다. 압력은 1회 시술로 10~15분이 적당하며, 지나치게 오랜 시간동안 시행할 경우 피 시술자에게 무리가 가게 되므로 시술이 끝나면 조용한 분위기에서 20여 분간 휴식을 가져야 한다.

(1) 체표반사의 효과

심신의 흥분과 안정을 도우며, 쾌감과 만족을 준다. 자율신경 밸랜스 조절을 하며, 생리기능을 원활하게 하여 여성의 몸매균형에 도움이 될 뿐 아니라 자연치유의 기능을 강화시킨다.

(2) 육체적인 효과

정맥유의 흐름을 원활하게 하며, 헤모글로빈 수치 증가, 림프액 흐름 촉진, 관절의 연결조직신장과 근육의 긴장완화에 도움을 준다.

(3) 정신적인 효과

에너지의 근원인 챠크라에 영향을 준다. 긴장감과 근심, 스트레스 해소 및 생명력의 근원에서 전체적으로 조화를 이룬다.

2) 미용경혈 테크닉

미용경혈 테크닉에서 가장 많이 사용되는 12경맥은 다른 경맥들과 구분하기 위하여 "12정경"(족, 부, 삼, 음, 경)과 인체의 6장6육부(음의장부는 간, 신, 비, 폐, 심, 삼초 양의 장부는 담, 소, 위, 대장, 방광, 삼초로 물질의 평행이 아주 중요)를 순환하면서 에너지를 조절하여 기경8맥 상호간의 밀접한 음양 관계를 가지고 있다. 氣 흐름의 정상화는 혈액, 순환촉진, 인체의 생체리듬 조절기능 향상, 급, 만성 피로회복 촉진과 근육조직의 이완, 내장기능 회복, 피부미용 등의 효과뿐만 아니라 세포기능 활성화, 노화 지연, 스트레스 예방, 두통 완화, 과체중 완화, 관절 통증완화, 호르몬계 이상조절, 목, 어깨, 척추, 골반, 하지 교정 등 대체요법에 관심이 증가함에 따라 수기요법의 힐링기법은 심신안정과 스트레스 증후군, 비만관리에도 효과가 크게 나타나고 있다.

즉 피부의 마찰은 육체적 쾌감뿐만 아니라 정신적 쾌감에도 영향이 미치게 되므로 독맥과 임맥의 기 흐름의 영향을 받게 된다.

〈표 2-3〉 독맥, 임맥 흐름도

독맥	회음부에서 시작하여 등, 목, 머리의 정중앙 선을 따라 올라가다가 다시 코로 내려와 윗입술 내의 잇몸까지 흐른다.
임맥	회음부에서 시작하여 복부 흉부의 정중앙을 따라 올라가다가 입술의 양쪽을 돌아 눈 밑 승읍까지 흐른다.

병적 징후의 대중요법

- 체 했을 때 : 단전을 따뜻하게 문지르면 트림이 나오면서 가라앉는다.
- 기절했을 때 : 손, 발 주무르기를 반복 한 후 깨어나면 긴 호흡을 하게 한다.
- 원만한 성생활 : 육체적 자극과 동시에 내장기능 자극이 될 수 있으므로 내분비 기능 촉진이 원활히 이루어지게 된다.

3) 두피 경혈 테크닉

아라비아어로 압박(Mass), 그리스어로 "주무르다"에서 기원된 것으로 근육 및 피부에 적당한 자극과 주어 치유하는 것으로 아픈곳을 주무르고 두드리는 본능적인 행위에서 점차 체계적인 치료방법으로 발전해 왔다. 두피 테크닉기법은 4천년 역사의 고대의학인 아율베다에서 권장하는 두피 샴푸의 테크닉기법으로 "머리를 문지르다" 챔피드(champied)의 단어에서 유래되어 샴피(champi)라는 두피샴푸로 이어져왔다. 손을 이용한 머리를 감는 방법으로 신체적으로 긴장을 풀어주고 근육을 조여주며, 고통과 통증을 완화하고, 관절에 가동성을 부여해 줌으로써 혈액과 림프순환 조절 등의 정상기능이 회복되고 신체와 정신은 깊은 안정을 찾게 된다. 두피테크닉은 죽은 각질세포의 제거를 돕고 세포분열을 자극하여 세포들이 표면을 향해 원활하게 움직일 수 있도록 도와줌으로써 피부의 외관과 피부결을 개선시키는 역할을 한다. 두개골의 표면은 단단하지만 뼈 속은 물렁체의 외강유로서 두피에 열이 많아지면 머리숱이 감소되고 피부노화를 촉진시키며 신경의 순환장애가 누적 될 수 있다. 또한 두피샴푸를 하는 것은 뇌에 신선한 산소를 공급하여 두피에 모인 열을 발산시켜주면 경혈의 신경순환으로 얼굴피부노화가 지연되는 효과와 얼굴형태의 변화를 가져온다.

후 경부 자극

- 진정, 천주, 풍지, 완골 혈을 자극하면 생리적 요소로서 뇌하수체 기능 활성화
- 전경부, 횡경부(목) 자극 하면 호르몬 샘, 임파선, 뇌를 연결하는 외경동맥, 내경동맥이 흐르는 곳으로 얼굴(동안미인) 노화를 예방한다.

4) 두피 테크닉의 기본 용어와 촌수

(1) 모지복 : 엄지손가락 지문부위를 말하며 1촌이다.

(2) 이지두 : 검지와 중지를 말하며 1.5촌이다.

(3) 삼지두 : 검지, 중지, 약지를 말하며 2촌이다.

(4) 사지두 : 엄지를 제외한 검지, 중지, 약지, 소지를 합한 것으로 3촌이다.

(5) 수근 : 손바닥 아래 도톰한 부위를 말한다.

(6) 수장 : 손바닥 전체를 말한다.

(7) 모지구 : 엄지손가락과 그 밑의 도톰한 부위를 말한다.

(8) 소지구 : 새끼손가락과 그 밑의 도톰한 부위를 말한다.

(9) 수조 : 모지구와 소지구를 합한 것을 말한다.

(10) 너클 : 반 주먹 쥔 상태로 관절을 부드럽게 이용한다.

(11) 전완 : 상완을 제외한 팔꿈치아래부터 손목까지의 부위를 말하며, 넓은 면적 테크닉을 할 때 사용된다.

02 통증을 해소하는 힐링기법

1. 근 · 골격계의 질환 및 증상

근·골격계의 신체부위 특정한 질환 중 어깨, 허리 부위에 반복 작업 과정과 노동의 강도, 과도한 힘 발산, 작업 환경, 불충분한 휴식, 잘못된 자세, 업무상 과도한 스트레스 등이 원인이 되어 목, 어깨, 손목, 손가락, 허리, 다리 등의 관절 부위 중심으로 근육과 혈관, 신경 등에 미세한 손상이 생기고 근육 뭉침의 통증으로 신경근육 및 주변 신체 조직 등에 나타나는 감각 이상을 호소하는 것을 말한다.

근·골격계 질환의 증상은 일상 생활 습관에서 목이나 어깨를 과다하게 사용하거나 엎들인 자세로 인하여 목이나 어깨부위 근육의 통증 및 움직임이 둔화되는 과정에서 어깨 주위의 쑤시는 듯한 느낌의 심부통이 나타나는 것이 특징이다. 신경압박 및 허리 부위에 염좌가 발생되어 감각이 마비되는 요통 증상이 지속적으로 반복되어지고 손목 압박과 손가락의 저림 및 감각이 저하되어 팔꿈치 내, 외측의 통증이 발생하며 손가락 혈관이 수축되고 감각이 마비되는 수완진동 증후군증상이 나타나게 된다. 또한 급, 만성 스트레스로 인한 뭉친근육의 목과 어깨관절의 유동성을 주고, 일상생활을 동해 몸에 축척된 근육의 긴장을 감소시킬 수 있게 해 준다.

거골은 어깨봉이라고도 하며 어깨돌기 끝과 견갑골의 어깨돌기 사이 오목한곳에 자리하는 수양명대장경에 속하며, 근 · 골계의 수축 완화를 위하여 거골, 견우혈을 자극하는 것이 도움이 된다.

1) 어깨와 팔의 통증을 다스리는 경혈

거골이란 거(巨)는 크다는 의미로 어깨끝의 앞쪽에 가로로 뼈가 교차되는 사이에 움푹 들이간 부분에 있어 거골이라 칭한다. 이 경혈점은 어깨결림, 어깨통증, 등과 팔의 통증, 팔을 구부리거나 펴지 못할 때, 갑상선이 커지거나 부었을 때, 목의 임파선염, 간질 등에 효과가 탁월하다. 견우(肩髃)혈은 일명 중견정이라고 한다. 髃는 어깨 앞쪽의 뼈 사이의 들어간 틈을 말하며, 肩은 어깨끝의 양끝사이에 위치하고 있으므로 오십견이나 어깨에서 등까지 결림이나 통증, 신경통, 상지마비, 요통, 만성열병이나 고혈압, 치통, 뇌 혈관장애로 인한 반신불구, 중풍, 두드러기 등에 효과가 있다. 팔 꿈치를 다스리는 경혈점은 척택혈이며, 손의 화끈거림이나 통증, 결림증상, 만성관절 류머티즘, 오십견, 어깨통증, 요통 등에도 효과가 있다.

〈그림 2-1〉 팔의 경혈 흐름도

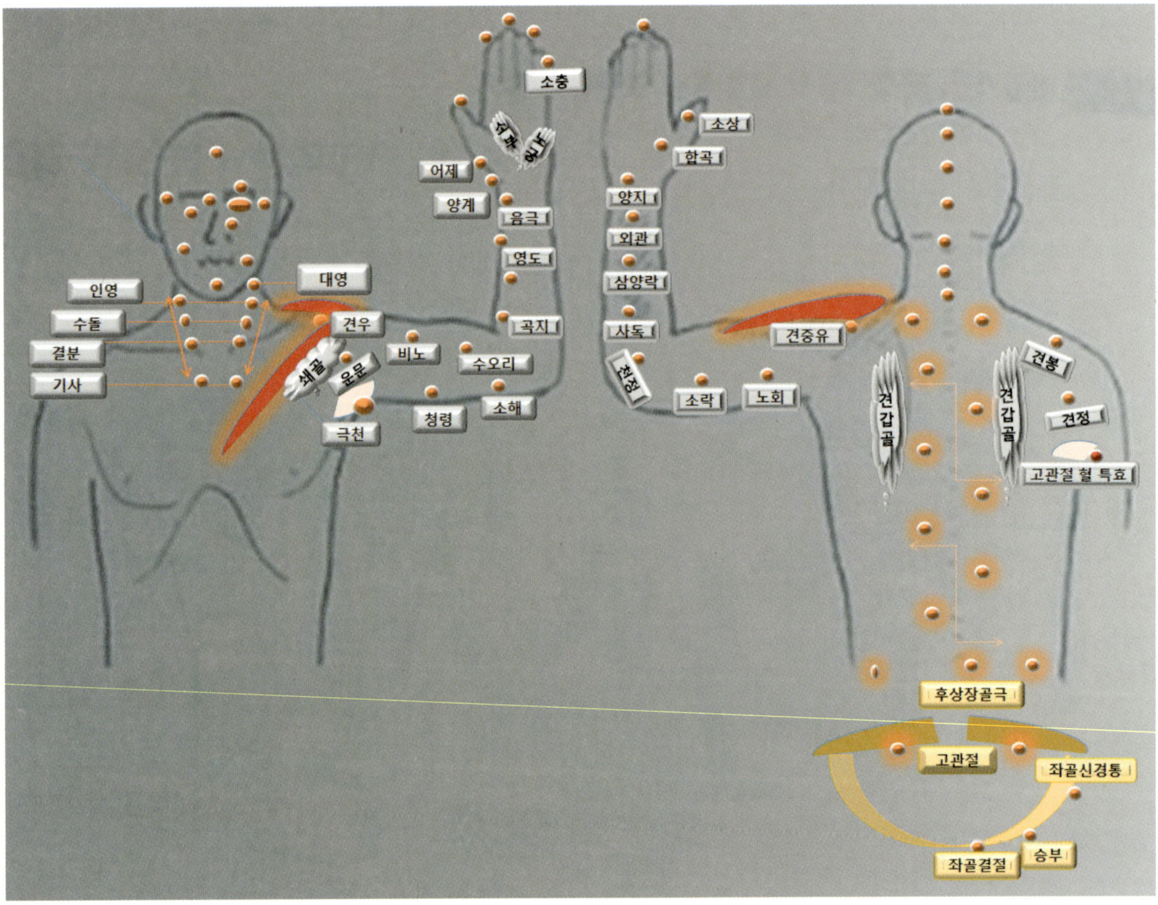

용어해설

- 소충 : 심장병, 심계항진
- 청령 : 두통, 팔의 통증, 황달
- 노회 : 어깨 관절통증
- 천정 : 목의 통증 요통
- 삼양락 : 청각상실, 언어상실, 치통
- 양지 : 팔 통증, 대하, 오십견
- 소상 : 쇼크, 응급처치
- 극천 : 팔과 옆구리 통증
- 소해 : 팔의 신경통, 오십견
- 소락 : 상완 신경통, 두통
- 사독 : 귓병, 인후염, 치아질환
- 외관 : 난청, 손가락, 팔 통증
- 합곡 : 치통, 복통, 두통, 설사

〈그림 2-2〉 팔 · 손의 경혈도

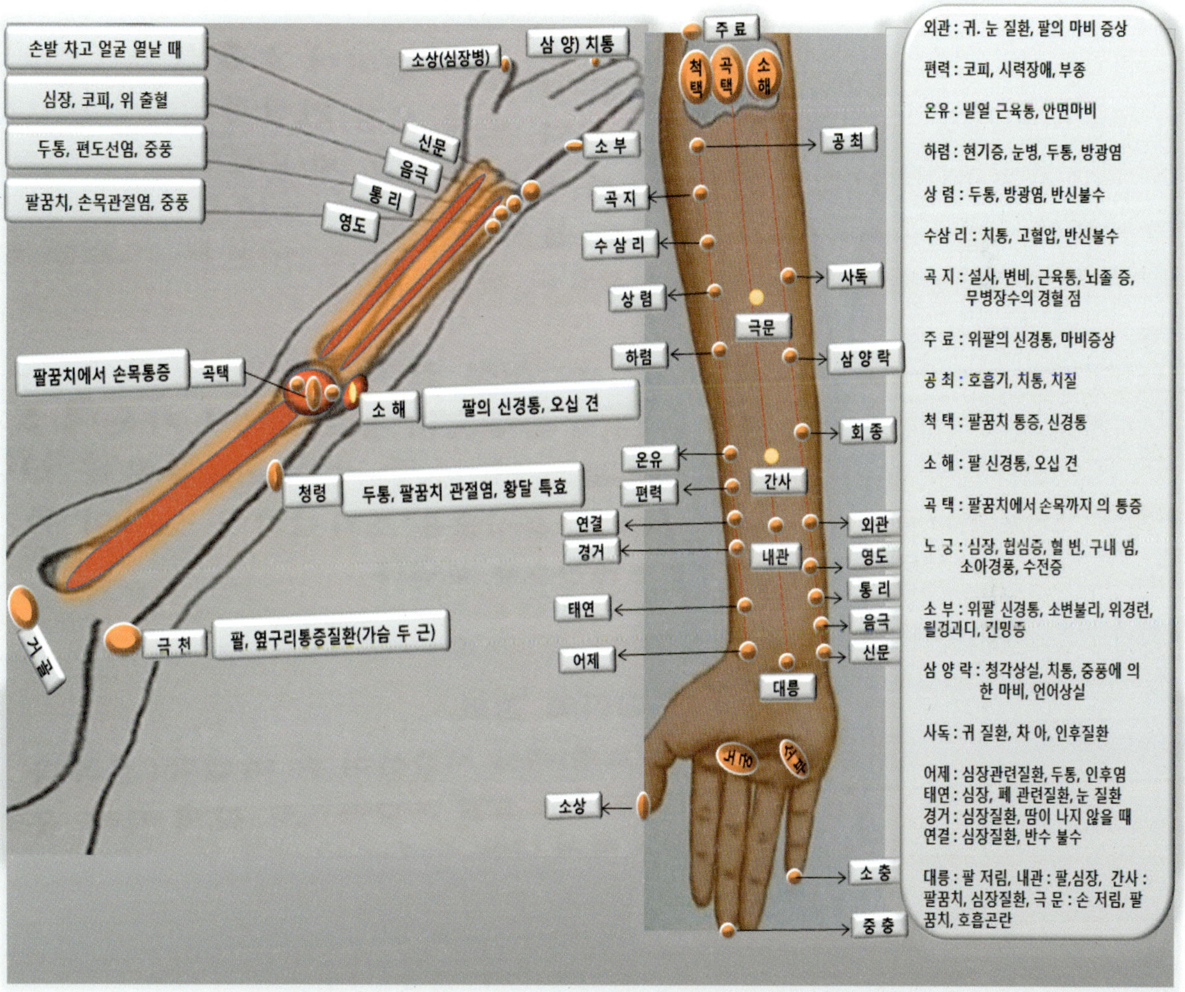
손발 차고 얼굴 열날 때
심장, 코피, 위 출혈
두통, 편도선염, 중풍
팔꿈치, 손목관절염, 중풍
신문
음극
통 리
영도
소상(심장병)
삼 양) 치통
소 부
팔꿈치에서 손목통증
곡택
소 해
팔의 신경통, 오십 견
청령
두통, 팔꿈치 관절염, 황달 특효
극 천
팔, 옆구리통증질환(가슴 두 근)
거 골
주 료
척 택
곡 택
소 해
공 최
곡 지
수 삼 리
사독
상 렴
극문
하렴
삼 양 락
회 종
온유
간사
편력
연결
외관
경거
내관
영도
통 리
태연
음극
신문
어제
대릉
노궁
소상
소 충
중 충
외관 : 귀. 눈 질환, 팔의 마비 증상
편력 : 코피, 시력장애, 부종
온유 : 빌열 근육통, 안면마비
하렴 : 현기증, 눈병, 두통, 방광염
상 렴 : 두통, 방광염, 반신불수
수삼 리 : 치통, 고혈압, 반신불수
곡 지 : 설사, 변비, 근육통, 뇌졸 증, 무병장수의 경혈 점
주 료 : 위팔의 신경통, 마비증상
공 최 : 호흡기, 치통, 치질
척 택 : 팔꿈치 통증, 신경통
소 해 : 팔 신경통, 오십 견
곡 택 : 팔꿈치에서 손목까지 의 통증
노 궁 : 심장, 협심증, 혈 변, 구내 염, 소아경풍, 수전증
소 부 : 위팔 신경통, 소변불리, 위경련, 월경괴디, 긴밍증
삼 양 락 : 청각상실, 치통, 중풍에 의 한 마비, 언어상실
사독 : 귀 질환, 차 아, 인후질환
어제 : 심장관련질환, 두통, 인후염
태연 : 심장, 폐 관련질환, 눈 질환
경거 : 심장질환, 땀이 나지 않을 때
연결 : 심장질환, 반수 불수
대릉 : 팔 저림, 내관 : 팔,심장, 간사 : 팔꿈치, 심장질환, 극 문 : 손 저림, 팔꿈치, 호흡곤란

2) 통증반응은 내 몸 이상의 적신호

현대인들에게 흔하게 찾아오는 근육 통증은 오랫동안 나쁜 생활습관이나 자세로 인하여 만성통증에 시달려온 현대인들은 약물복용이나 한방요법에 의한 물리치료 정도가 전부였던 것이 사실이다. 한국스포츠복지진흥원 경북지부에서 65세 이상 어르신들을 위한 힐링 테크닉 기법을 활용한 봉사를 하면서 일상생활에서 목이나 어깨 통증을 넘어서 허리 통증, 다리 통증에 고생하시는 남녀노소 대다수의 사람들이 혈액순환 장애를 받아 밤잠을 이루지 못하는 경우가 많다.

이러한 적신호는 나이가 들수록 근육이 경직되고 승모근이 굳어지는 흉쇄유돌근에 이상이 생겨 목과 어깨에 심한 근육 통증이 나타나게 되는 것을 알 수 있었다. 목과 어깨의 연결된 흉쇄유돌근은 경동맥 앞에 위치하므로 심한 수축과 압박을 받게 되면 혈압상승과 두통, 어지럼증, 멀미 등이 동반될 수 있으며, 목과 어깨 근육통을 오래 방치하게 될 경우 시력장애, 눈물과다분비, 충혈, 비염, 이명, 중이염 등의 이상이 날 수 있기 때문이다. 통증 완화를 위해 안면 경혈의 압력은 목 스트레칭 및 팔의 근육을 이완, 혈액순환 촉진, 근육통증 감소 등에 도움이 되고자 힐링기법을 적용한다.

2. 귀 반사 요법

인상학에서 귀는 우리인체와 깊은 관계를 유지하고 있으며 안면신경과 자율신경이 연결되어 있는 중요한 기관으로 200개 이상의 혈 자리가 분포되어 있다.

귀반사 건강법을 살펴보면 5개 관리구역으로 구분하고, 이를 좀 더 세분화하여 인체 생리학을 기초로 10개통으로 정리한 후 인체의 해부학을 기초로 59개로 정리하기도 한다. 5개 관리구역의 특성은 소화기계통, 피부미용 및 스트레스 해소, 체형관리, 성기능 증진분야에 반응구역을 식별할 수 있는 장점이 있다. 인체에 질병이 있을 경우 귀의 해당 반응구역이나 반응점에 변화가 나타나게 되는 것은 색상의 변화, 모양의 변화, 구진(피부의 작은발진), 혈관의 변화, 탈선이나 비듬, 돌기(변형, 퇴화 질환) 등이 있다.

대부분 반응구역에 따라 폐 반응구역의 경우 부스르기나 돌기가 잘 나타나고, 생식기 반응구역은 색깔의 변화나 부스러기 반응을 동반하며, 척추 반응구역은 모양의 변화나 딱딱해 지는 현상이 나타난다.

1) 부위별 기능에 나타나는 효능

혈액순환과 소화기 계통 및 체내대사활동 증진, 척추, 어깨, 알레르기, 편도선 질환 완화, 무기력증, 추위 등 각종 기능들을 높이기 위해 집중력이 요구 된다. 첫째, 귀 부위를 30회 이상 눌러주면 소화기능이 활발해 진다. 둘째, 귀볼을 잡고 20회 이상 자극을 하게 되면 집중력을 높이는데 효과가 있다. 셋째, 귀바퀴 안쪽에 손가락을 넣어 바퀴를 향해 10회 정도 당기거나 자극을 줌으로써 자궁이나 생식기 관련된 효과뿐만 아니라 체내 신진대사 활동을 원활하게 할 수 있다. 두통은 목이나 두피 근육의 긴장에 의해 두피로 가는 혈액량이 줄어들게 되어 나타나는 것으로 스트레스를 받거나 신경을 과다하게 쓸 경우에 나타나고 음식에 의한 내장기관의 이상에 의해 자주 발생하기도 한다.

2) 귀 반사에 나타나는 반응점

대 이륜 하각 부분이 뒤틀리거나 튀어나와 보이면 목의 질환을 예측 할 수 있으며, 대 이륜 바깥부위가 변색되거나 딱딱해지면 어깨질환에 이상이 생기고, 색소 침착 및 변형이 생기면 척추질환을 의심할 수 있으며, 모세혈관이나 변색, 변형이 생기면 무릎 이상 징조이다. 이륜각 주변에 염증 발생 및 변형이 생기면 소화기계통 이상, 삼각와 주변에 뾰루지나 핏줄이 보이면 생식기 이상 증세, 대이병 부분에 울록불록 변형이 생기면 두통 유발, 대이병 아래 부분이 깊게 패어 있다면 저혈압 의심을 해야 하며, 도톰하게 튀어나와 있으면 고혈압 증상을 예측해 보아야 한다.

〈그림 2-3〉 귀반사 반사구

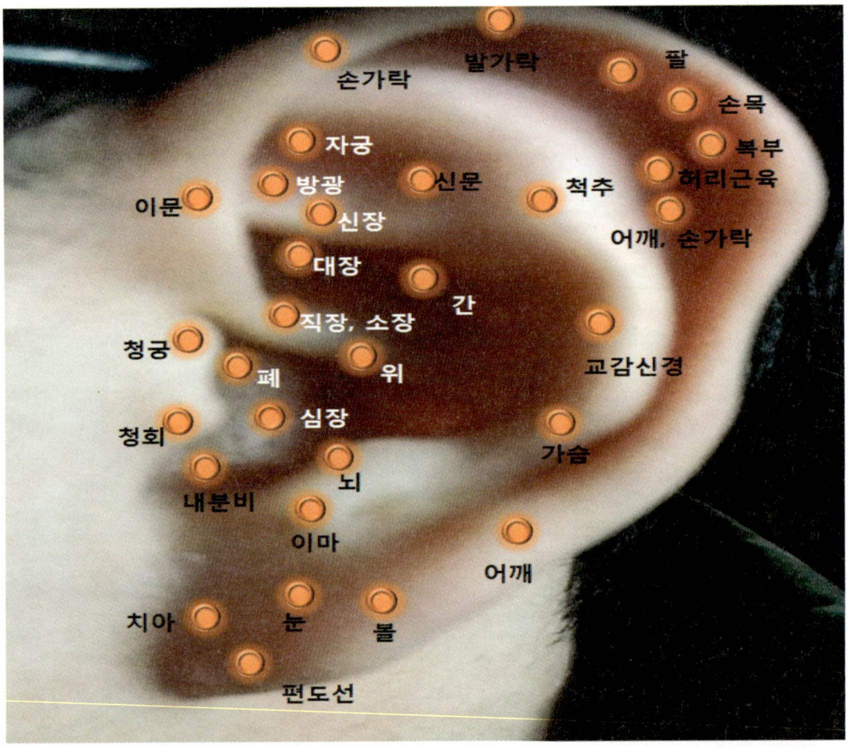

손가락
발가락
팔
손목
자궁
복부
방광
신문
척추
허리근육
이문
신장
어깨, 손가락
대장
간
직장, 소장
청궁
폐
위
교감신경
청회
심장
가슴
뇌
내분비
이마
어깨
치아
눈
볼
편도선

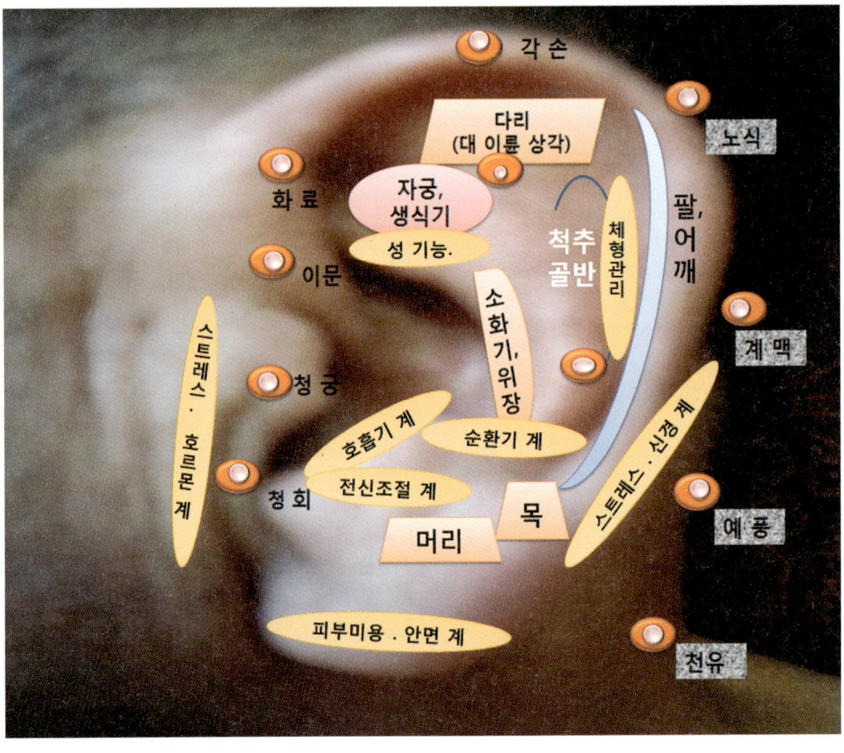

각 손
다리
(대 이륜 상각)
노식
화 료
자궁,
생식기
성 기능.
척추
골반
체형관리
팔,
어깨
이문
소화기,위장
계 맥
스트레스 . 호르몬 계
청 궁
호흡기 계
순환기 계
스트레스 . 신경 계
청 회
전신조절 계
목
예 풍
머리
피부미용 . 안면 계
천유

용어해설

- 화료 : 이문혈 위쪽의 털이 돋는 경계아래 우묵한 가운데 맥이 뛰는 곳이며, 콧병을 다스리는 혈이다. 이명, 외이염, 코 끝이 부어오를 때, 비염 등에 효과가 있다.

- 이문 : 입을 벌렸을 때 출입하는 문이라고도 하며, 입을 벌렸을 때 청궁혈 바로 위쪽 우묵한 곳에 위치하며, 귀의 질병 전반에 걸쳐 뛰어난 효과가 있다.

- 청궁 : 청궁은 소리를 확실하게 듣는 집으로서 경혈 지압의 효과를 볼수 있으며, 이명, 난청, 청각장애, 귓병 미리가 무거울 때, 목소리가 나오지 않을 때 발작성 정신이상 등에 탁월하다.

- 청회 : 귀구명 아래쪽 옆에 있으며, 청각의 질병을 치료하는 곳으로서 관자놀이의 얇은 맥이 움직이는 곳이다. 귀의 통증, 귀앓이, 중이염, 이명증, 청각장애, 안면근육마비 등에 효과가 있다.

- 각손 : 귀 바퀴의 제일 꼭대기에 위치하며, 몸의 기능을 치유하는 경혈 점이다. 눈, 귀, 백내장, 결막염, 이명, 귀앓이, 치통, 충치, 씹는 기능이 저하, 현기증, 탈모증 등에도 효과가 있다.

- 노식 : 귀 바퀴를 따라 예풍혈과 각손혈의 사이에 위치하며, 천식을 치료하는 혈이다.
  이명, 청각장애, 귀앓이, 천식, 두통, 현기증 등에 효과가 있다.

- 계맥 : 귀 바퀴를 따라 예풍혈과 각손 혈 사이에서 약간 아래쪽에 위치한다. 광란 질환을 치료하는 혈이며, 청각상실, 난청, 두통, 편두통, 시력장애, 소아경풍, 뇌출혈 등에 탁월하다.

- 예풍 : 귀 뒤쪽 아래 유양돌기와 아래턱 사이의 위치이며, 입을 벌렸을 때 쑥 들어가는 지점으로 귀에 있는 중풍을 예방하는 혈, 안면마비나 경련, 뺨 부종, 안면 신경마비, 청각상실, 볼거리, 이명증 눈의 통증, 구안와사, 어깨가 결릴 때 등 효과가 탁월하다.

- 천유 : 유양돌기의 뒤쪽 아래에 위치하며, 목의 질환을 치료하는 혈이며, 머리가 무겁거나 얼굴이 붓고, 뒷목이 뻣뻣 할 때, 눈의 통증, 난청, 청각장애 인후염, 현기증, 치통 등에 탁월한 효과가 있다.

03 손 반사 요법의 정의

보완대체요법 중의 하나로 고대 이도, 중국, 그리스, 로마, 아라비아등으로부터 행해져 온 가장 오래된 치료법으로 어원은 그리스어 (messein 주무르다), 프랑스어에는 (effleurage 문지르기), (ptrisage 주무르기), (friction 마찰), (tapotement 두드러기) 등이 있다. 손 반사 요법은 인간의 질병을 치료하는 수단으로 가장 오래된 수기요법 중 하나이며 피부와 조직을 마찰시켜서 혈관이완과 혈액촉진, 근육내의 노폐물을 빠르게 제거하는 손기술로서 영양소 재충전을 통해서 공감을 전달해 주는 역할을 한다. 이러한 요법은 의사소통의 형태로 상호관의 신뢰 관계를 도모하고 대인관계를 지지하는 중재 역할을 하며 심리적, 정신적, 이완감을 제공하며 조직과 근육의 진정효과를 가져오므로 수면 촉진을 증진시키고 이차적으로 긴장, 불안과 우울 감소, 피로감 완화, 면력기능 증진, 자아존중감 등을 향상시켜 행복감을 준다.

1. 손 반사 요법의 목적

손은 근육을 자극하고 이완시키는데 도움을 주며 혈액과 림프액을 순환 증진시켜 심리적으로 긴장과 불안, 스트레스를 감소시켜 준다. 시술자와 피시술자간의 신뢰를 형성하고 활력징후의 안정, 피로감, 통증완화, 우울증 감소, 면력기능증진과 심리적 유대감의 증진을 통해 자아존중 향상에 도움이 된다. 경혈에서 손은 이해와 공감을 전달하기 위하여 신체부위에 가장 많이 사용되며 짧은 시간에 가장 쉽고 빠르게 배워서 적용할 수 있는 방법으로 약물을 사용하지 않고 환자의 신체적 고통을 이완시켜 준다.

2. 손의 구성

손은 인체의 다른 부위보다 땀샘이 많으며, 한쪽 손에는 손가락 뼈 14개, 손바닥 뼈 5개, 손목 뼈 8개로 총27개의 뼈로 구성된다.

다섯 개의 손가락을 가지고 있는 손의 구성은 가장 바깥쪽을 엄지손가락이라고 하고 나머지 네 손가락은 좁은 의미의 손가락이라고 한다. 엄지손가락을 제외한 손가락은 한 개의 손허리뼈와 세 개의 손가락뼈로 구성되어 있다. 손허리뼈와 손가락뼈 사이에는 손허리 손가락관절이 있고 손가락뼈 사이에는 몸쪽 및 먼쪽 손가락사이 관절이 존재하며, 손목은 손과 팔이 잇닿은 부분을 말하며 노뼈, 자뼈, 8개의 손목뼈와 5개의 손허리뼈의 기저부에 의해 여러 개의 관절이 모여서 이루어진다.

3. 손의 기능

독일 철학자 임마뉴엘 칸트는 손을 가리켜 '눈에 보이는 뇌의 일부'라고 했다. 우리가 뇌의 명령을 받아 행하는 일 중에 손이 가장 다양하고 많은 일을 처리한다. 심지어 우리의 손은 사물을 만지며 촉감으로 알아보는 눈의 역할을 내신하고, 손짓으로 발하는 입을 대신하기도 한다. 과학과 문명이 발달하면서 우리의 손이 이처럼 '제 2의 뇌'의 역할을 할 수 있었던 이유는 손은 인체 기관 중 가장 많은 뼈로 구성되어 있기 때문이다. 사람의 뼈의 총 개수는 206개, 이 중 양손이 차지하는 뼈의 개수는 무려 54개다. 말 그대로 '손바닥만한' 기관에 우리 몸 전체 뼈의 25%가 차지하고 있기 때문에 자유자재로 또 정교하게 움직일 수 있다. 섬세한 작업을 가능하게 하는 것은 손에 있는 지문 때문이다. 사람을 사람답게 만드는 뇌의 역할이 중요하였지만 그에 비해 손은 '제 2의 뇌'라 불려도 손색이 없는 기관이다. 손으로 적당한 테크닉 기법을 활용해도 몸의 피로와 스트레스 해소에 탁월한 효과가 있다,

〈그림 2-4〉 손의 반사구

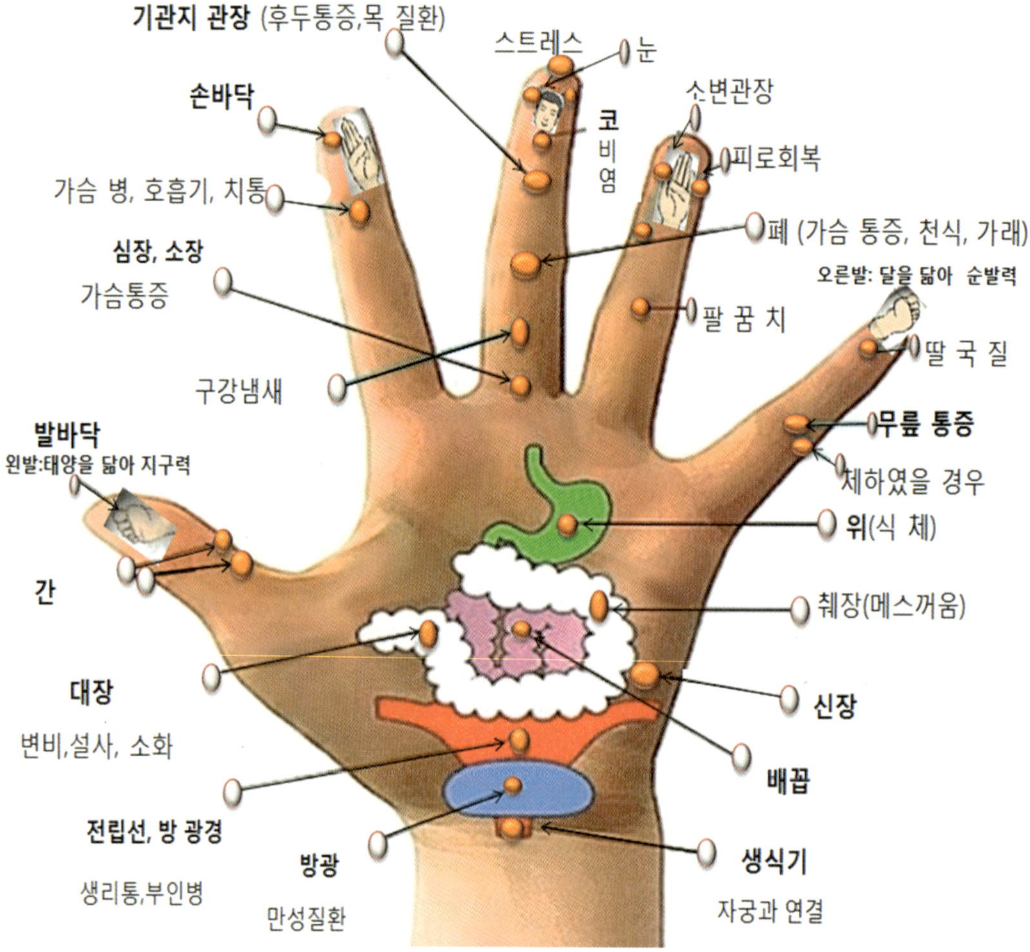

- 손의 반사구에 나타나는 모든 기능은 뼈와 신경, 연부조직, 건, 인대 등이 복잡하고 정교하게 연결되어 있는 구조물이다.
- 손은 보이지 않아도 느낄 수 있고 외부로부터 손상을 보호하는 운동기능과 감각 기능이 일상 생활에서 뛰어난 역할을 한다.

04 발 반사 요법의 정의

전체 52개의 뼈로 구성되어 있는 발은 몸 전체 206개의 4분의 1을 차지한다. 발에는 38개의 관절이 3단계로 거골하(거골과 종골사이, 발의 움직임 조절), 종족 지절 관절(발가락 펴짐, 구부림 관여), 종족 관절(전족과 뒷쪽의 충격 흡수분배)에 관여한다.

발반사 요법은 인체내의 모든 조직의 기관이나 선 등에 각각 상응하는 반사구가 발에 분포되어 있는 원리로 손가락의 모지를 활용하거나 봉을 이용하여 특정부위의 반사구를 자극한 다음 통증을 완화하기 위해 부드러운 테크닉을 병행하였을 경우 감정상태에 의한 불안, 초조, 우울, 수면, 스트레스에 의한 육체적, 정신적 측면에 영향이 미치게 된다.

1. 신체에 미치는 발 요법 효과

발요법의 효과에 따라 혈관과 림프관의 내강이 넓혀져 모세혈관과 정맥과 동맥 그리고 림프액 순환에 영향을 미치게 된다. 이러한 생체활동은 심박 수, 호흡, 체온을 증가시키고 근육의 수축과 이완은 혈액순환을 촉진하여 림프와 혈액순환을 증가시켜 심장, 피부, 폐, 뇌 체액교환에 직접적인 영향을 미치게 된다. 피부와 인체 연골체에 대한 조직으로 피부의 생리적 상태를 적정수준으로 유지하게 하고 혈액순환과 림프순환을 활성화시키며 산소공급을 촉진하여 림프계의 체액교환을 가속화 시키며, 노폐물을 제거하는데 도움을 준다.

1) 인체의 면역기능 상승

발 반사구에 모지를 활용하거나 압봉을 이용하여 통증을 완화하고 인체의 문제점 파악 후 문제점 해결과 노후 성인병 예방, 질병예방에 기여한다.

2) 전신 피로 회복효과

운동을 전혀 하지 못하거나 인체의 불편함을 호소하는 사람들에게 반사구를 자극하여 운동효과를 도와한다.

3) 노폐물 배설 촉진기능

발 반사구 지압을 통하여 에너지의 원활한 흐름으로 소변양의 증가와 소변횟수가 증가하며 소변색의 변화 및 거품이 형성되는 경우를 볼 수 있으며, 대변의 양이 증가하며 검은색에서 밝은색으로 변화게 된다.

2. 생리학 적으로 발 반사 요법의 기능

발 테크닉 요법은 인체의 한 부분에서 가장 많이 사용되고 있다. 발에는 모세혈관이 많이 분포되어 있어 심장에서 가장 멀리 떨어져 있는 발을 테크닉해 줌으로써 혈액순환을 촉진시킨다. 또 전신의 피로를 풀게 해 줌으로 심장박동의 힘으로 보내준 혈액을 각 세포마다 공급받아 영양을 취한다. 대신 불순물이 섞인 혈액을 심장으로 되돌려 보내는 과정의 힘은 모세혈관의 작용에 의해서 이루어지기 때문에 발은 제 2의 심장이라고 하였다. 발 테크닉 요법은 통증완화의 효과, 혈액순환의 효과, 림프순환 촉진 효과, 신경계의 효과, 근조직계의 효과, 혈액에 미치는 효과와 피부의 신진대사에 미치는 효과가 있다.

1) 발의 촉진기능

발에는 7.200개의 말초신경이 분포되어 있어 신경반사에 의해 인체 내장 기관과 내부기관이 원활해진다.

2) 혈액 촉진 기능

인체의 혈관들이 거미줄처럼 무수히 많이 엉켜져 있어 각자의 기능을 담당하며, 산소공급과 호로몬 공급 등의 일을 하는데 혈액 순환 촉진 시 말초기관까지 원활하게 돕는 역할을 한다.

3) 정맥 순환 촉진 기능

혈관벽에 남아 있는 노폐물과 가스 등을 신장과 배설기관으로 옮겨주는 일과 동시에 말초에 모인 혈액을 다시 심장으로 되돌려 혈액을 깨끗이 정화시켜 온몸에 순환하도록 도와주는 역할을 한다.

〈그림 2-5〉 발의 반사구

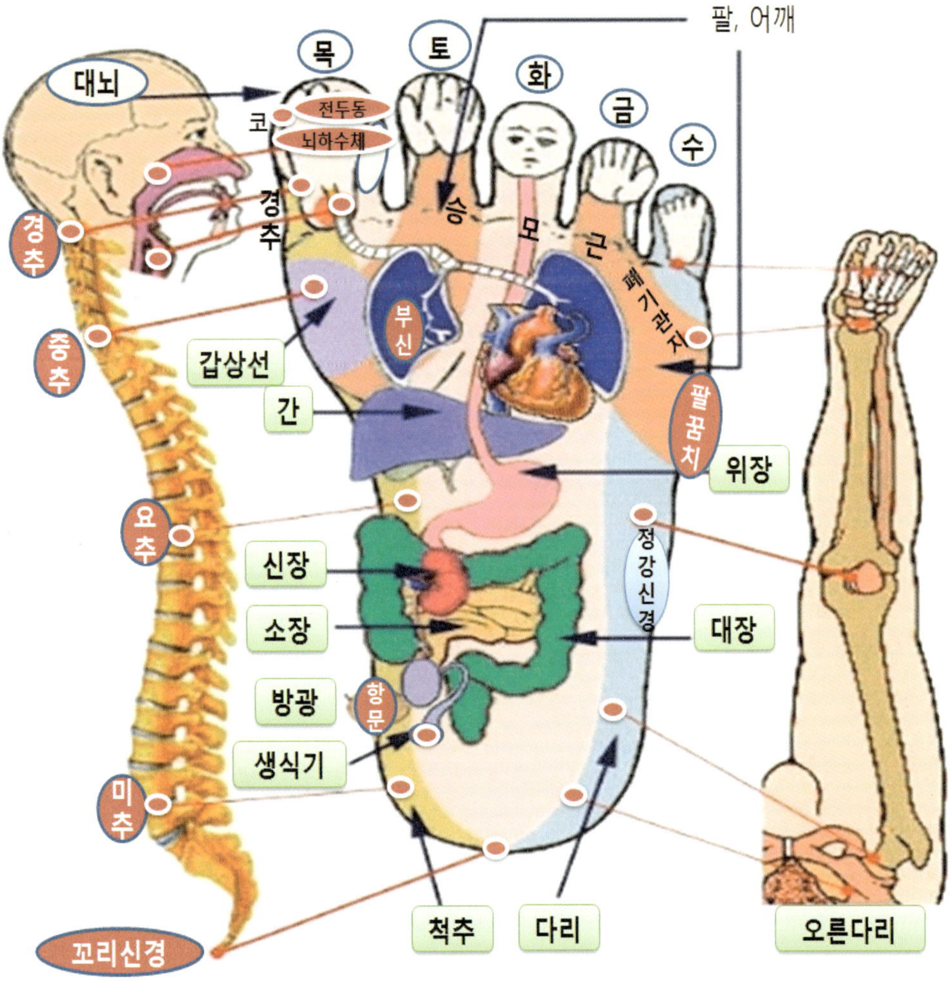

4) 인체 피로해소 기능

장시간의 피로로 인해 하체가 붓거나 온몸이 나른 할 때 두통과 어깨가 무거울 때 발 테크닉 요법은 발의 피로 해소뿐 만 아니라 온몸이 가벼워진다.

5) 氣 밸런스 기능

반사구를 자극함으로써 에너지 흐름을 좋게 하여 건강 증진에 기여한다.

6) 발 테크닉 요법시 효과적인 자극방법

- 유해 물질의 배설 작용을 돕기 위하여 신장·수뇨관, 방광, 요오드로 이어지는 기본 반사구를 시작과 끝에 시행한다.
- 강한 압력에 의해 통증과 자극을 예방하고 유연성을 높이기 위해 크림이나 오일을 수시로 사용한다.
- 손 사용시 손가락 관절에 무리가 올수 있으므로 봉이나 테크닉 부위에 필요한 기구를 이용한다.
- 테크닉시 방향은 발가락 끝에서 심장 방향을 향해서 자극한다.

05 압력 테크닉의 실제

1. 등 건식 테크닉

건식 테크닉은 오일이나 제품을 사용하지 않고 맨손으로 옷 위에서 시술하는 방법으로 척추기립근을 따라 흉추, 요추 양쪽에 균등한 힘을 분배하고 정확한 위치에서 허리, 어깨, 목 쪽을 향해 압착 또는 경찰법, 지압법, 진동법, 고타법 등을 사용하여 3회 반복으로 실시한다.

〈그림 2-6〉 등 테크닉 실제

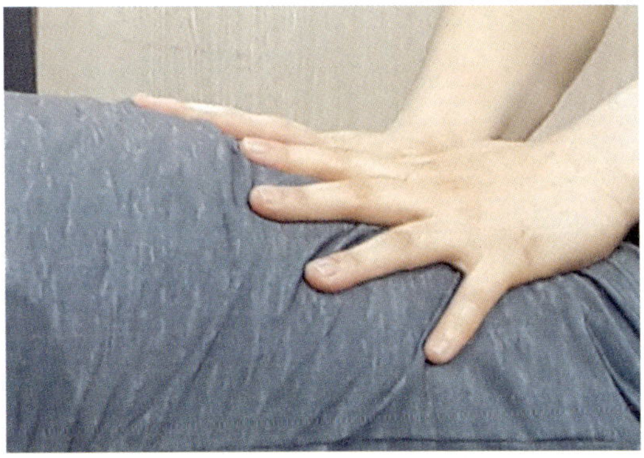

복와위양 수장 : 경찰법, 양 수장으로 문지런다.

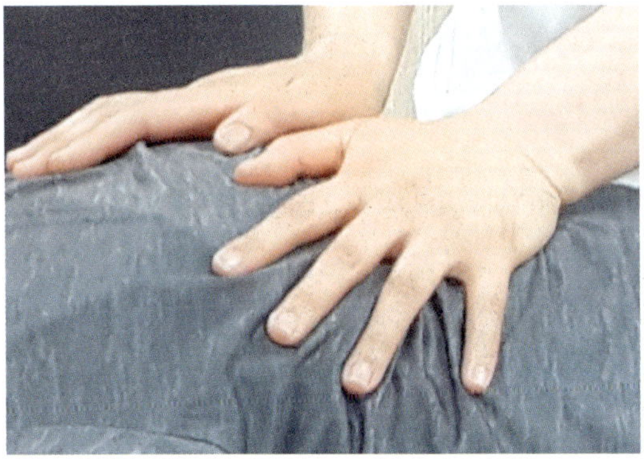

양손 수장 : 진동법, 승모근에서 척추 기립근까지 진동으로 교차한다.

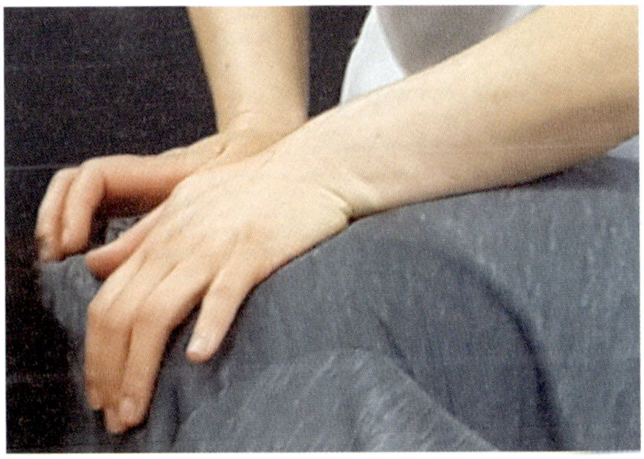

양손수상 : 압박법, 횡돌기부분 교차하며, 흉추, 요추 부분까지 압준다.

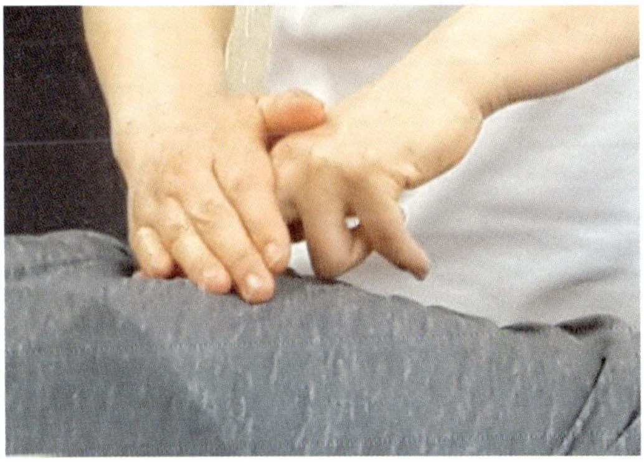

지압법 : 검지와 중지를 사용하여 지그시 누른다.

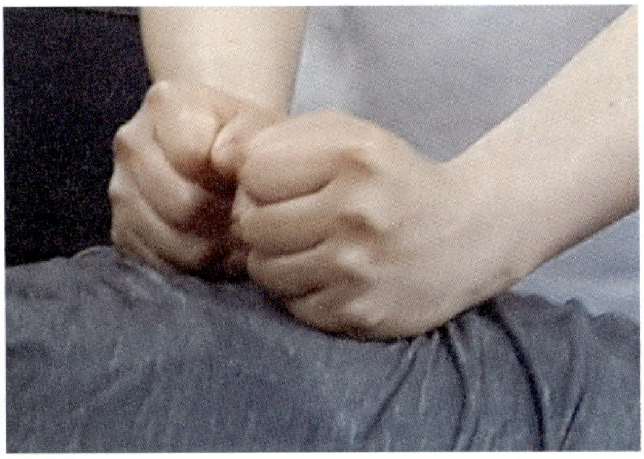

양손 직선교차 : 유념법, 꼬집듯이 승모근에서 요추까지 내려간다.

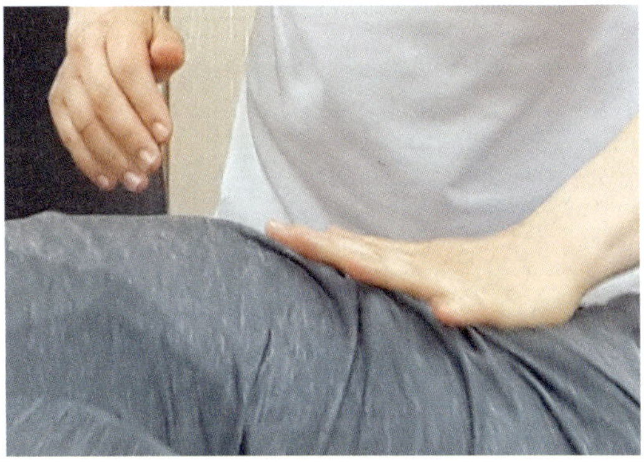

복와위 : 진동법, 한손으로 바이브레이션을 준다.

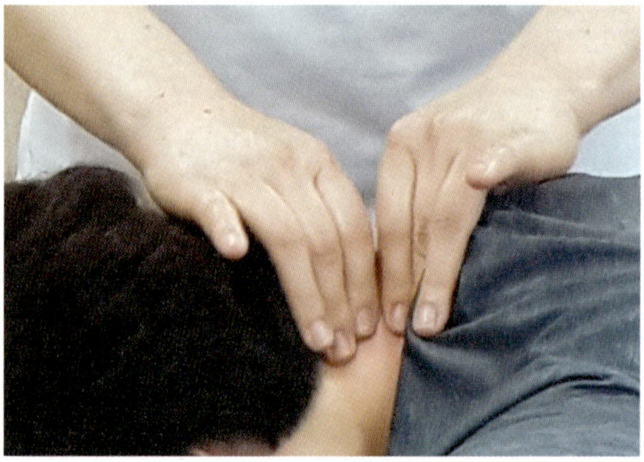

견갑기근 · 흉쇄유돌근 : 유념법, 양손오지를 이용하여 교차로 집어준다.

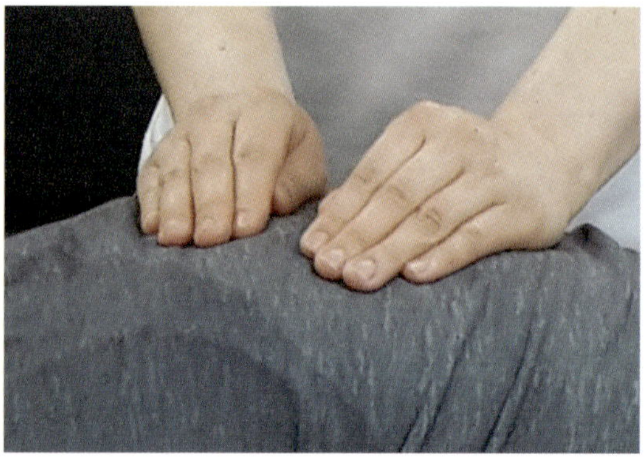

복와위 수장 : 고타법, 양 수장으로 리드미컬하게 등을 두드린다.

〈그림 2-7〉 독맥 테크닉 실제

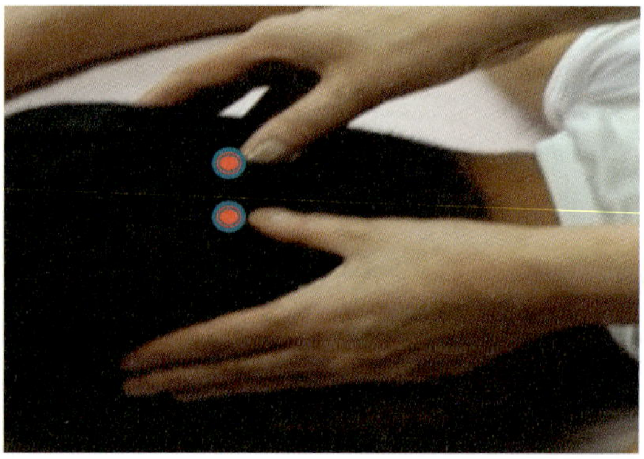

흉쇄유돌근을 지나 천유, 풍지, 완골을 지압한 후 옥침혈을 지압한다.

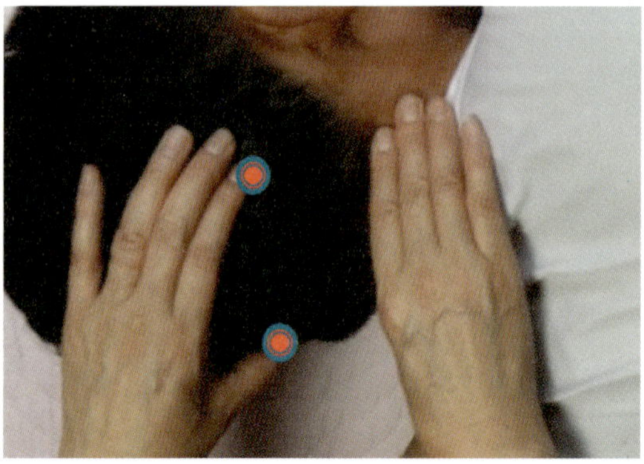

뇌공혈을 지압한다.

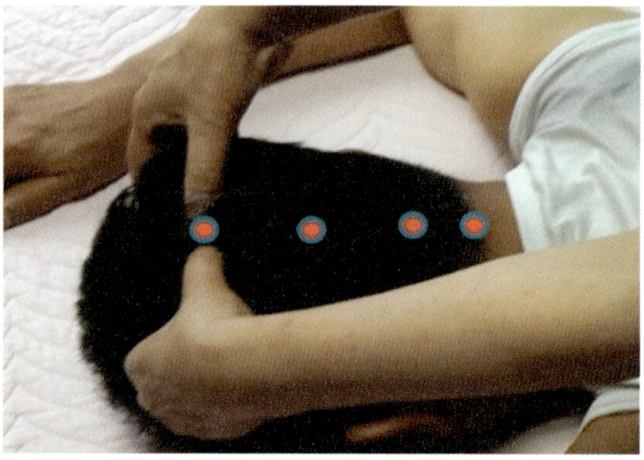

아문, 풍부, 뇌호, 강간, 후정 혈까지 누른다.

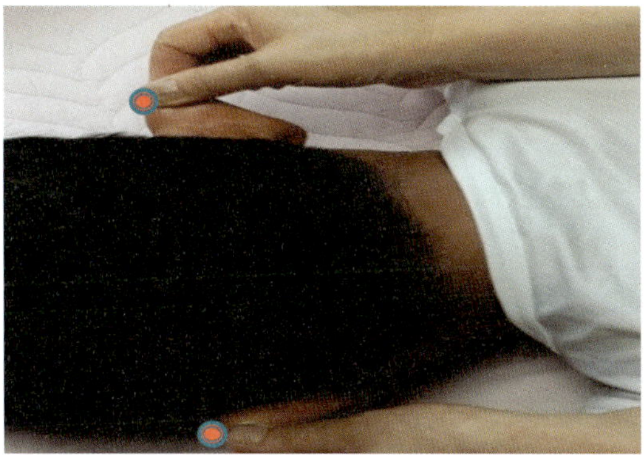

각손혈을 상.중.하로 당겨준다.

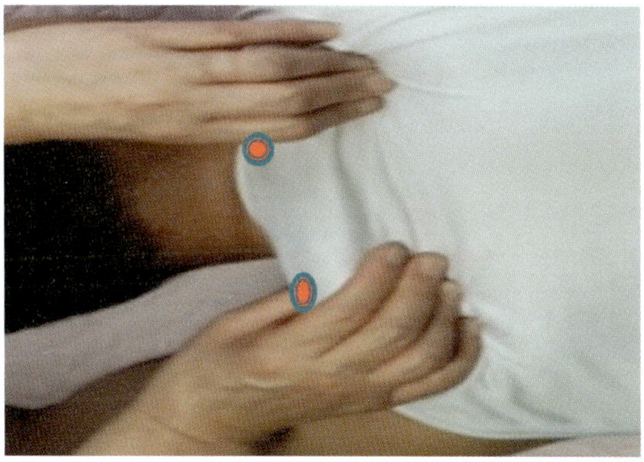

견중유, 견외유 압 준다.

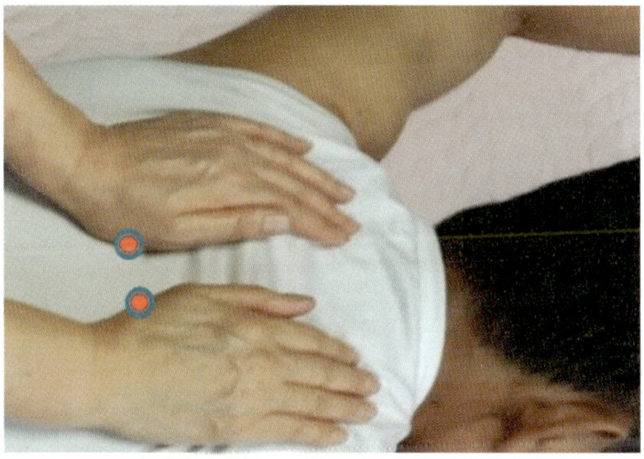

수근 압을 이용하여 견갑골을 따라 지긋이 반복 압을 준다.

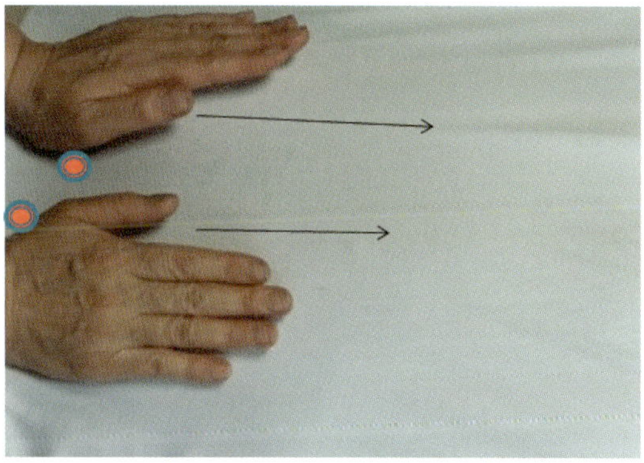

수근 압을 이용하여 요추, 흉추, 경추혈까지 압을 준다.

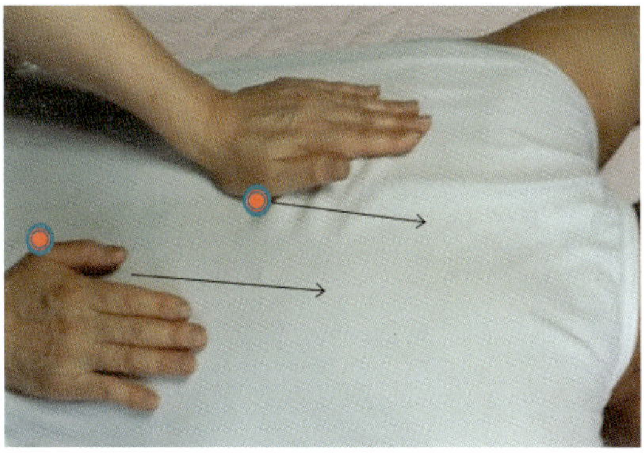

수장압을 이용하여 지그재그로 밀어 올려준다.

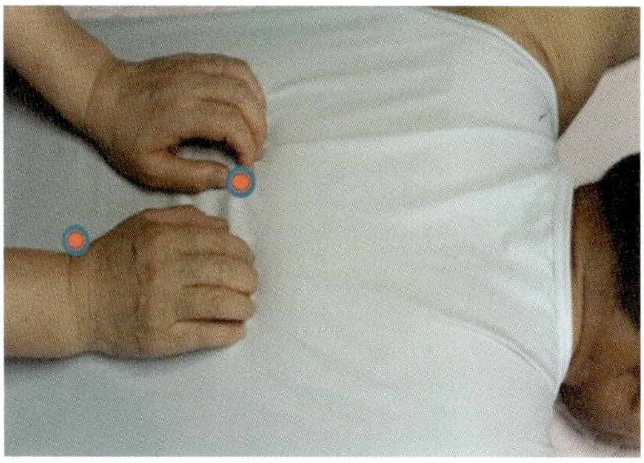

오지를 사용하여 꼬집듯이 상하로 반복한다.

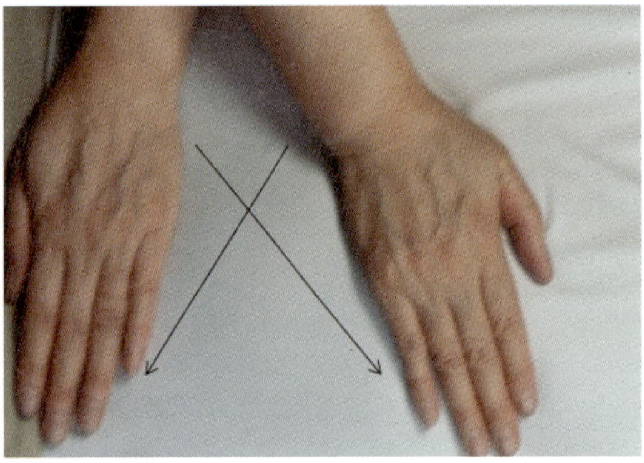

양 수장압을 이용하여 교차로 반복하면서 지긋이 눌러준다.

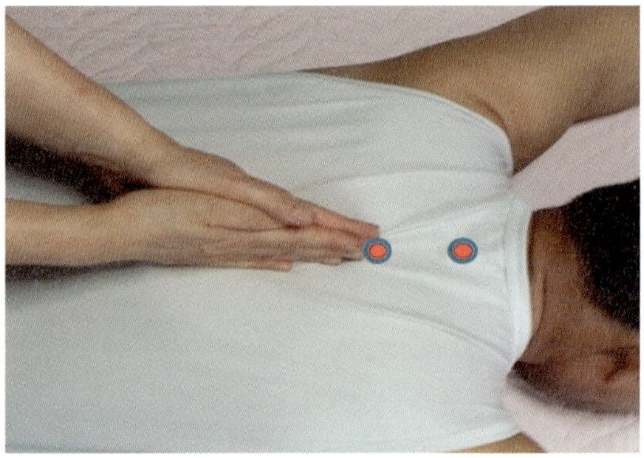

수장 소지측면을 이용하여 경추에서 요추까지 마찰을 준다.

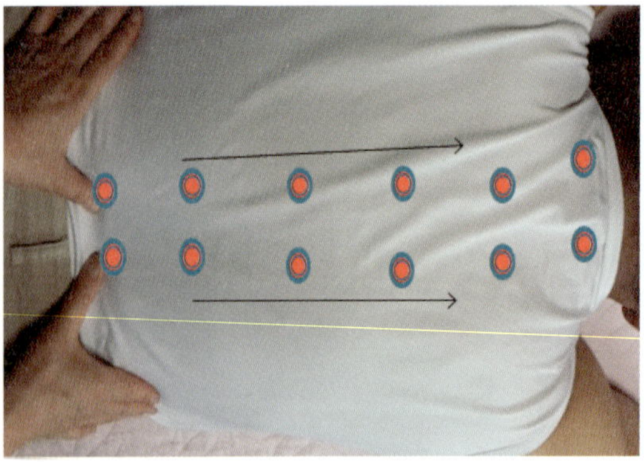

엄지를 이용하여 요추에서 1촌 간격으로 올라가면서 압을 준다.

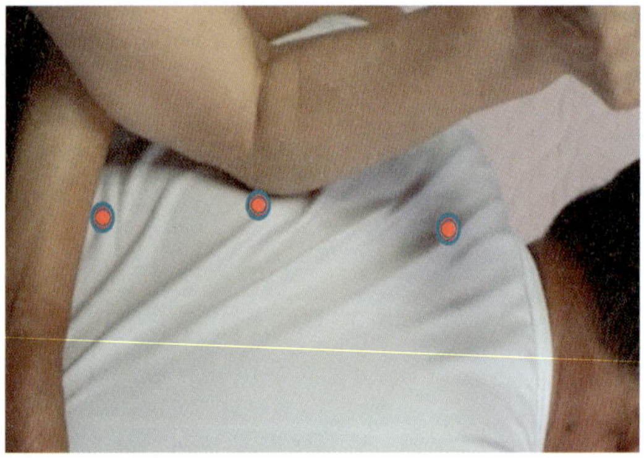

주첨을 이용하여 견갑골을 눌러준 후 방광1선을 따라 밀어 준다음 담경을 쓸어 올려준다.

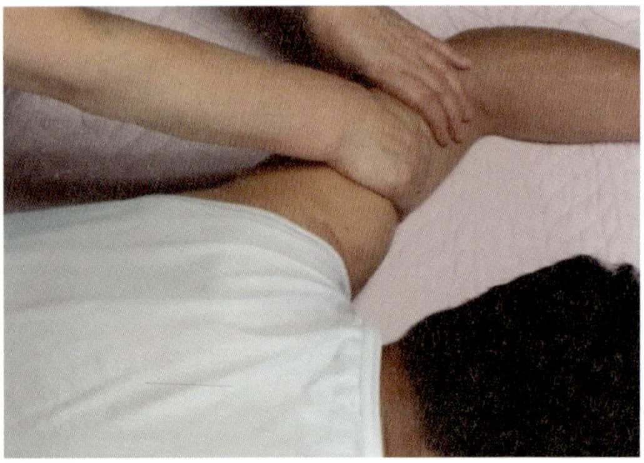

수장을 이용하여 상완삼두근 경근(삼초경의 천정, 청냉연, 소락, 노회)를 짜듯이 쓸어올린다.

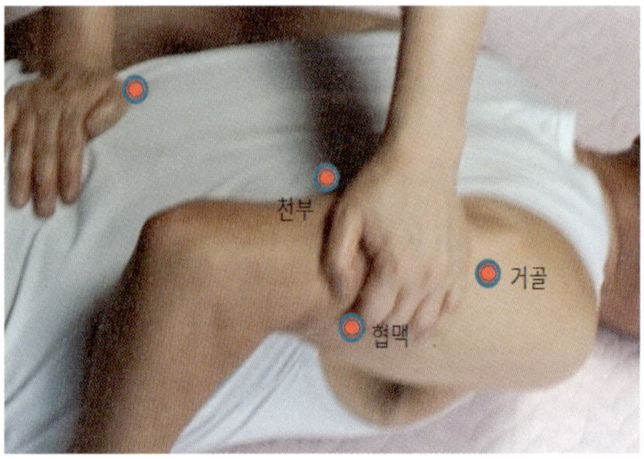

한수장은 요추에 압을 주고 또 다른 수장은 천부, 협맥을 잡고 뒤로 당긴다.

2. 힐링 기법의 메커니즘

힐링 기법은 두피에서 요추에 이르기까지 실제 테크닉을 활용하여 근골격계의 통증을 해소하고 심신안정을 위한다. 두피의 백회혈을 자극하기 위해 가볍게 두드린 후 안면 부위통증혈은 스트레칭과 목의 경혈줄기가 만나는 대영혈을 지나 목병을 다스리는 인영혈(만성기관지염, 인후병, 인파선염)과 수돌혈(성대질환, 인두, 후두염기관지염, 천식, 부종), 가슴 질환을 다스리는 결분혈, 기침과 천식이 동시 유발증상, 갑상선, 목덜미가 뻣뻣해 질 때 특효인 기사혈 순으로 하여 소택, 상양, 중충, 관충, 소상혈을 기점으로 마무리 한다.

1) 힐링 테크닉 요법 실제

두피에서 요추에 이르기까지 실제테크닉을 이용하여 근골격계통의 통증을 해소하고 심신안정을 위하여 호흡을 가다듬고 원활한 氣 소통을 위해 손을 따뜻하게 한다.

첫째, 시술자 대상자를 좌위 상태 또는 복와위 상태로 편안하게 자세를 취한다. 시술자는 피시술자의 목 스트레칭을 마치고, 손목의 힘을 뺀 다음 두피를 가볍게 두드리고 안면 경혈점 따라 엄지와 중지를 이용하여 인당혈을 지나 추미근을 집어주고 찬죽혈, 동자료, 정명, 영향, 승읍, 거료혈을 따라 지긋이 압을 3회 반복한 후 인중에서 지창, 승장혈까지 테크닉 연속 기법을 적용한다.

PART 03

음양오행과 경혈의 이해

01 순환 법칙에 의한 음양 오행

02 경혈 흐름의 양상

03 목 근육의 이해

04 척추신경의 이해

05 몸 기능의 이해

06 두피 기능과 차크라 테라피

07 미용학적 측면에서 차크라 테라피

01 순환 법칙에 의한 음양 오행

1. 음양오행의 개념

지구상 전체의 모든 만물에는 수많은 변화가 함께하며 우주의 절대적인 움직임과 불규칙적인 움직임에서 초래되는 많은 변화들이 있다. 자연의 순리에 의해 지구의 자전과 공전에 의해 낮과 밤, 생물의 생 (生)과 사(死) 등 우주의 변화와 원리는 상반되는 관계를 이룬다. 음양오행은 음과 양으로 이루어진 다섯 가지의 기본요소로 금(金), 목(木), 수(水), 화(火), 토(土)들을 의미하며, 사물의 현상을 표현하는 하나의 기호라고 할 수 있다. 또한 자연과 인생은 다섯가지 범주에 속하고 방위(方位), 맛, 색(色), 계절(季節) 등을 다양하게 적용한다. 따라서 음양오행의 본질은 우주 순환의 법칙에 따라 음과 양의 가장 조화로운 상태를 말하며, 음과 양의 결합으로 끝임없이 변화하는 순환법칙에 따라 음양의 조화가 이루어졌을 때 상생론과 상극론이 상통한다. 인체를 음양으로 구분해 본다면 등이 위로 향하고 복부가 아래로 향하면 등은 양이되고 복부는 음이 된다. 또한 인체를 오장육부와 구분하면 육부는 속이비어 물질을 전달받아 소화시키거나 저장하지 않으므로 양이라 칭하고 오장은 정(精), 혈(血), 진액(津液)을 저장하므로 음이라 하였다. 오장은 다시 정리해보면 심·폐는 위에 자리잡고 있으므로 양이되고 간·비·신은 아래로 자리잡고 있어 음이라 하였다.

1) 하늘과 땅의 음(陰)과 양(陽)

양(陽)은 하늘을 상징하는 것으로 활동적이고, 정신적이며, 육체적이고, 비가시적인 것을 대표한다면, 음(陰)은 땅으로 상징되는 비활동적이고 육체적이며, 가시적인 것을 상징한다. "춘추번로"에서 상보적으로 운행하는 우주가 곧 몸이라 하여 하나는 목이요,

〈그림 3-1〉 오행의 관계

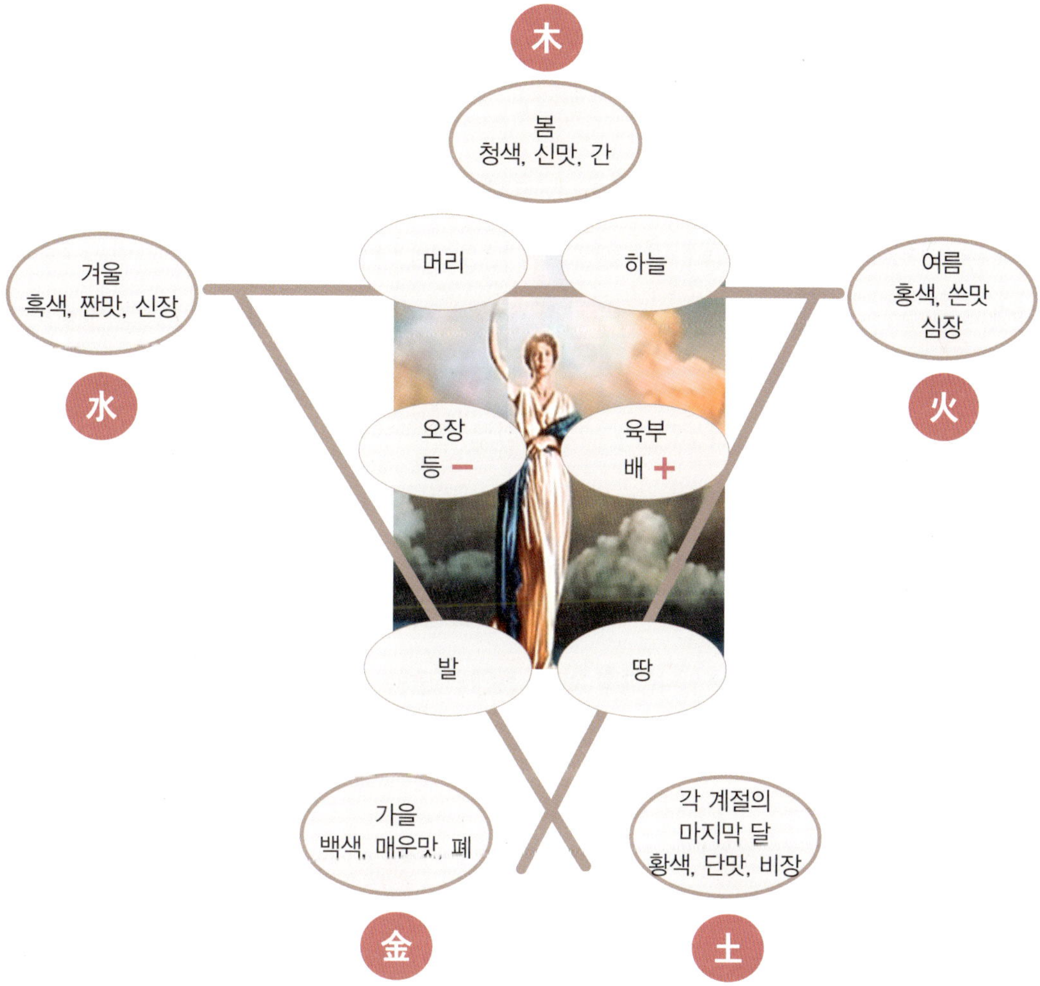

상생이란?

목(木)이 타면 불을 상생하고, 화(火)가 타면 재가 되어, 즉 흙을 만들고 토(土)는 흙 중에서 금속을 만들고, 금(金)의 표면에는 물을 만든다. 수(水)는 나무를 성장 시키므로 서로 상생관계이다.

상극이란?

목은 흙 속에서 자라 나오고, 토는 수를 흡수하고 수는 화를 끄고 화는 금을 녹이고 금은 목을 찍어낸다.

서로 억제 시키는 관계이다.

둘은 화요, 셋은 토이고, 넷은 금이라하고, 다섯은 수라 하였다. 그리하여 오행에서 목은 첫 시작으로 화를 낳으면 화는 그것을 잘 기르고, 화는 토를 낳고, 토는 금을 낳고, 금은 수를 낳고 죽으면 수는 그것을 잘 저장하고 수는 목을 낳고, 화는 목을 좋아해서 양으로 기르고, 수는 금을 싫어해서 음으로 죽이고, 토는 하늘을 섬겨 그 충성을 다 한다고 하여 효자 충신의 행함이라 하였다. 오행으로 인체를 살펴보면 얼굴중심에는 코 위에는 양이고, 코 아래는 음이라 함은 좌측은 양이라 하고 우측은 음이라 한다. 몸 중심에서 본다면 우측은 음의 혈관을 주관하고 좌측은 기를 주관한다고 하였으며 자연에서는 음양은 서로 대립관계가 아니라 그 중간에 변화하는 기점으로 몸을 경혈이라 하고 자연을 방위나 절기라 하여 토가 중재역할을 한다. 오행의 변화과정을 살펴보면 자력, 자생, 자발, 자성, 자화라 하여 생겨나고, 자라고, 발전하고, 늙고, 병들고, 그리고 자연으로 돌아가는 상생과정이 있듯이 상생과 상극의 관계는 함께 공존한다.

〈그림 3-2〉 동양의 오행

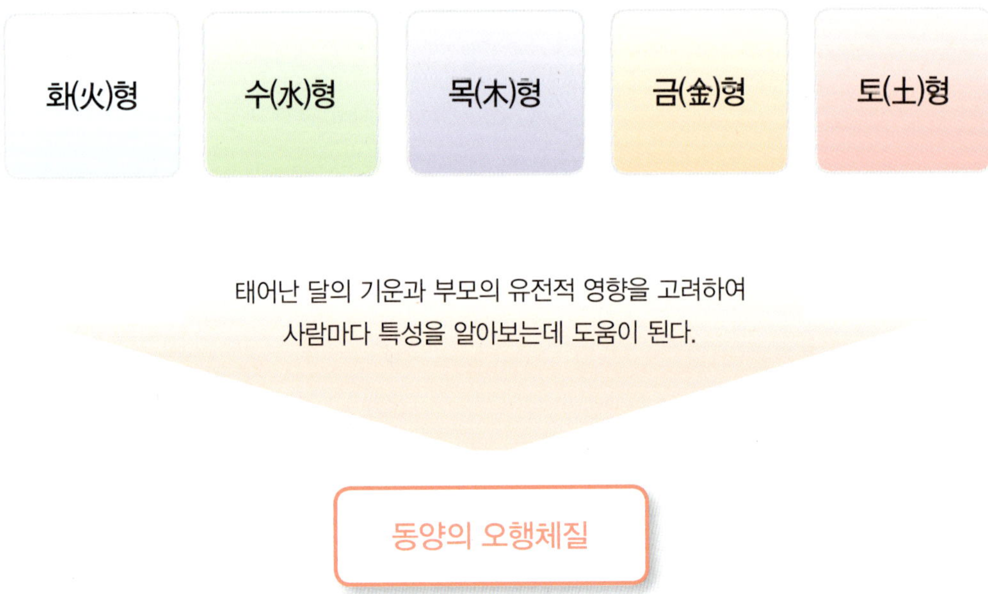
화(火)형
수(水)형
목(木)형
금(金)형
토(土)형
태어난 달의 기운과 부모의 유전적 영향을 고려하여
사람마다 특성을 알아보는데 도움이 된다.
동양의 오행체질

양	음
팔다리, 머리	몸통
(신체를 외부에서 관찰할 때) 빛이 비치는 쪽, 바깥쪽	(신체를 외부에서 관찰할 때) 빛이 비치지 않는 그늘진 쪽, 팔다리 안쪽
(신체를 해부할 때) 머리와 팔다리 겉(表)	(신체를 해부할 때) 흉 복강 속겉(리裏)
(태아가 웅크린 자세일 때) 등(배背) ← 단단한 축추들로 겉 구성	(태아가 웅크린 자세일 때) 배(복腹) ← 부드러운 살로 속 구성

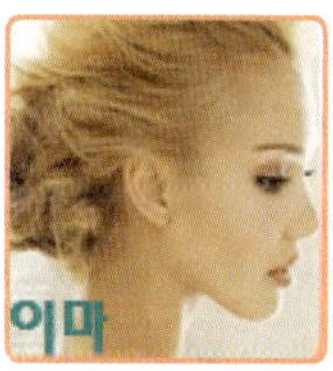

- 하늘 창고가 넓다(이마가 넓다) → 조상덕이 있다.
- 이마가 누워있다. → 아버지 연령대쯤 덕을 보지 못한다.

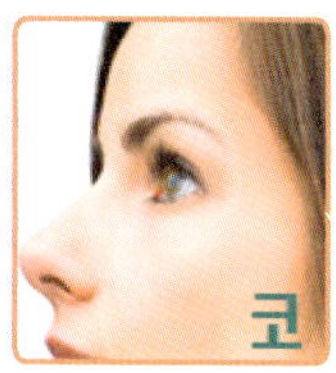

- 코 뿌리가 약하다 → 위장이 약하며 오뉴월 소 불안같이 무겁게 늘어졌다.
- 복 코이다 → 평생 돈 걱정은 안 한다.

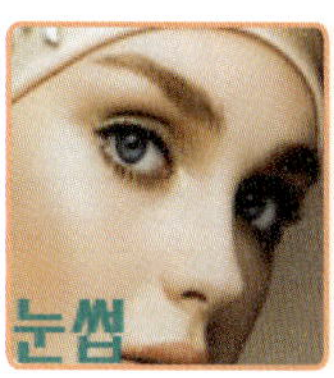

- 눈썹이 섰다 → 뼈가 강하여 무인의 기골이다.
- 눈매가 날카롭다 → 재능이 엿보인다.
- 눈의 진기가 약하다 → 간이 약하며, **지구력이 약하다.**

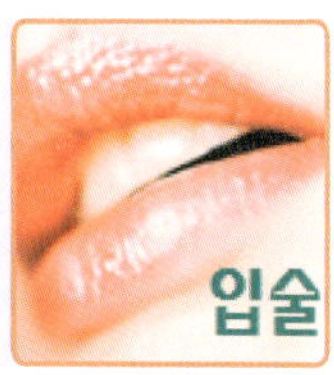

- 입술이 좋다 → 아들을 낳는다.

〈그림 3-3〉 서양의 오행

호흡형 | 소화형 | 근육형 | 뇌형

사람의 역사와 환경이
몸이 변화하는데 결정적인 요인이 된다.

서양의 오행체질

호흡형, 소화형

호흡형

- **외적 환경**인 공기에 의해 호흡기관과 피부가 발달
- 얼굴형은 광대뼈가 발달한 마름모꼴
- 폐가 발달하여 가만히 있기보다 움직이는 체질

소화형

- **영양적 환경**에 의해 소화기관 발달
- 음식물을 소화흡수를 잘 시켜 복부미만형이 많음
- 미각 중추가 발달하여 음식솜씨가 좋아 건광관리에 도움

근육형, 뇌형

근육형

- **물리적 환경**에 의해 운동신경 발달
- 근육기관 발달되어 상 · 하 몸의 균형 발달
- 얼굴형은 사각형으로 광대, 하과뼈도 각 이진형
- 잔병 치레는 없지만 관절 근육통이 수시로 있음
- 움직이는 일이 적성에 맞음

뇌형

- **사회 환경**에 의해 관념이 밝아 두뇌가 발달
- 머리에 각이 넓은 형으로 역삼각형에 가까움
- 지능이 발달함으로 기획안을 만들어 내는 일에 탁월한 실력 발휘

2. 내인과 외인 그리고 육기의 변화

1) 내인의 변화

내인은 인간의 정신적 요인 ,감정의 변화를 주관한다.

인체 내부에 있는 원인으로 7가지로 분류하여 감정의 심한 변화가 오면 기의 흐름이 비정상적으로 변화되어 나타나는 질병으로 분류 한다.

외인은 몸에서의 육기(六氣)를 주관하는 것으로 인체의 외부에서 얻어지는 원인으로 오장의 기능에 나쁜 영향을 주는 기후조건을 명시하는 것으로 모든 질병을 명시하는 것은 질병발생을 하게하는 근본적인 원인은 오장의 기능에 이상이 생겼기 때문이다.

(1) **희(憙)** : 기쁨, 심장에 영향을 받고, 노(怒): 노여움- 간에 영향을 받는다.

(2) **우(憂)** : 걱정, 근심은 산과 위의 영향을 받는다.

(3) **사(思)** : 생각, 상념- 비와 위의 영향을 받는다.

(4) **비(悲)** : 슬픔, 폐 영향을 받는다.

(5) **공(恐)** : 두려움, 공포라 하여 신장, 방광에 영향을 받는다.

(6) **경(驚)** : 놀라움, 담, 간의 영향을 받는다.

2) 외인의 변화

(1) **풍기(風바람)** : 인체의 바깥흐름의 성질로 양의 기운을 가지며, 감기, 두통, 어지럼증 등, 모든 병의 우두머리로서 병의 일정한 위치도 없이 옮겨 다니면서 발생속도가 빠르게 진행된다.

(2) **한기(寒차가움)** : 음의 기운을 가지며, 전염병, 안면신경마비, 신경통 등, 움직임 둔화, 활동력 감퇴, 한기가 체표에 침입하면 위기가 상하여 춥거나 땀이 없는 증

상, 비위에 침입하면 복부가 차고 통증이 있으며 구토 설사 증상이 생긴다.

(3) **열기, 서(暑더위)** : 양의 기운을 가지며, 여름에 원인 발생이 되는 원인으로 얼굴이 붓고, 불면증, 토혈, 폐 악화 등의 작용이 생긴다.

(4) **습기(濕습기)** : 음의 기운을 가지며, 온몸이 무겁고 게으르다. 비는 건조한 것을 즐기므로 습이 침범하면 비장에 영향을 주어 설사, 수뇨, 수종, 복수 등 병증이 생긴다.

(5) **조기(燥건조)** : 쉽게 폐를 상하게 하며, 입과 콧구멍이 마르고 마른 기침이 나고 가래 속에 피가 섞이는 경우도 있다. 가을 영향을 받는다.

(6) **온기, 화(溫氣뜨거움)** : 양의 기운을 가지며, 화가 혈액 운행을 가속화 하고 맥락을 손상시키게 되면 토혈, 각혈, 반혈, 피하반점, 월경과다 등의 출혈증을 일으키고 불면증, 대소변에 이상이 생긴다.

3) 육기(六氣)는 과잉이나 부족은 질병이나 노화촉진 변화

(1) **양기** : 뼈 속에서 나오며 몸은 근골형이 된다. 뼈의 세포 생명주기는 60일이다.

(2) **음기** : 피부 세포주기는 36일이며, 음기가 피부로부터 발생되므로 의욕이 없거나 좌절 또는 발전 가능성 없다.

(3) **열기** : 심장에서 눈의 시력저하 된다. 비장이 약해지므로 심장의 열이 위로 뜬다.

(4) **습기** : 신장에서 코는 신경세포 조절로서 세포주기는 63일이다.

(5) **온기** : 간장에서 조절작용하며 저장 작용하여 분해 작용에 의해 온기가 발생된다.

(6) **냉기** : 폐장에서 서늘한 기운은 머리로 오르는 열을 식히게 하며, 귀는 축농증, 비염, 이명 증에 관련한다.

3. 독맥과 임맥의 정의

1) 독맥과 임맥의 기혈

우리몸은 12경혈과 맥으로 보이지 않는 생명 네트워크를 형성하고 인체의 혈액을 순환시키는 혈관이 있듯이 기를 순환시키는 경혈은 생체에너지인 기를 육장육부에 공급하고 순환시키는 순환로 역할을 한다.

경맥에는 음양 구별도 없으며, 분포되어 있는 부위에는 규율이나 규칙도 없다. 임맥(任脈)은 승장 정중선에서 복부 정중선 운행하며 우리 몸의 6음경을 총 관장하고 치질, 설사, 말라리아, 기침, 토혈, 혈뇨, 치통, 산후의 어지럼증, 요통, 사산아 잔류, 배꼽 및 복부, 구토, 딸국질, 유방통증, 하혈 등의 질환에 해당된다. 독맥(督脈)의 기는 인중을 지나 머리 등 뒷부분의 정중선의 흐르는 우리 몸의 6양경을 총 관장하게 된다. 또한 독맥과 임맥은 몸 전체에 퍼져있는 경맥을 다스리며, 꼬리뼈 아래의 장강혈에서 시작하여 은교혈에서 끝나게 된다.

독맥에 이상이 생기면 등뼈가 뻣뻣하거나 머리가 무겁고, 몸 뒤쪽에서 발생하는 질환과 성기, 항문, 척추, 머리, 코, 이에 이, 성기장애, 소화기, 호흡관계에 이르기까지 다양한 증세가 나타난다. 중풍에 의한 언어장애, 설사, 간질, 두통, 눈의 충혈, 하지 무릎, 허리부분 통증, 목 부분 경직, 인후 및 치아통증, 사지마비, 파상풍 등의 질환에 해당된다. (2016,박화길) 논문에서 1차. 2차. 3차로 정의를 내린 결과 첫째, 신체리듬을 의식주와 관련하여 인간의 욕망으로 태음과 양명으로 연결하여 배부른 포만감과 부유한 마음을 태음이라 하고 부족한 허기와 궁핍한 마음을 양명에 작용한다. 둘째, 감성리듬은 성과 예술적 충동의 욕망으로 소음과 태양을 연결시켜 사랑이 충족될 때 소음, 불만족할 때는 태양혈이강하게 작용한다. 셋째, 지성리듬은 명예욕, 권력욕 등의 3차적 욕망으로 궐음과 소양을 연결시켜 만족된 우월감에는 궐음을 불만족된 열등감에는 소양혈이 작용한다.

〈그림 3-4〉 독맥 혈위표

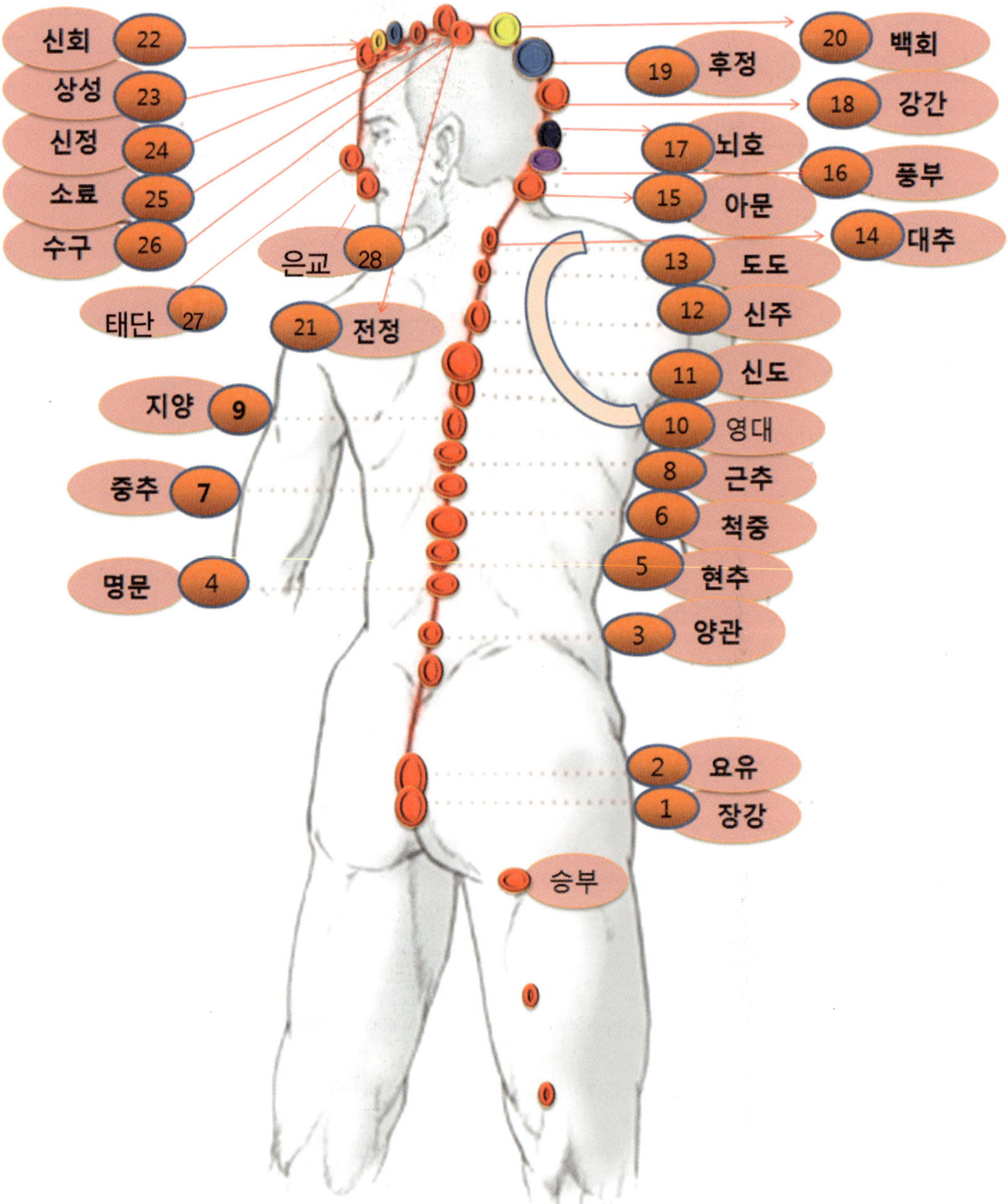

신회 22
상성 23
신정 24
소료 25
수구 26
태단 27
은교 28
21 전정
지양 9
중추 7
명문 4
20 백회
19 후정
18 강간
17 뇌호
16 풍부
15 아문
14 대추
13 도도
12 신주
11 신도
10 영대
8 근추
6 척중
5 현추
3 양관
2 요유
1 장강
승부

〈표 3-1〉 수, 족, 음, 양 표리관계

구분	음			양		
1차 (의식주)	수	태음	폐 →	대장 ↓	양명	수
	족		↓ 비	← 위		족
2차 (성)	수	소음	심 →	소장 ↓	태양	수
	족		↓ 신	← 방광		족
3차 (멍예)	수	궐음	심포 →	삼초 ↓	소양	수
	족		간	← 담		족

(1) 독맥

인체에서 독맥은 사람의 뒷몸 중심에서 팔과 다리를 제외한 머리에서 뒷부분을 지나가는 줄기의 길로서 임맥의 시작점인 회음혈에서 나와 미골아래의 장강혈에서 시작하여 미골, 선골, 요추, 흉추, 경추의 정중선으로 올라가 백회혈을 넘어 코와 입술사이의 인중혈을 지나 몸의 은교혈에서 끝난다. 우리 몸의 구석구석을 살리기도 하지만 자율신경계를 돌보고 있다. 또한 우리 인체중의 가장 중요한 부분을 지나게 되는 성기, 항문, 척추, 머리, 코, 치아에 이르기까지 독맥에 이상이 생기면 두피 질환과 성기의 장애를 가져오는 것은 물론 여러 증세와 더불어 소화기, 호흡기 등의 다양한 증세에도 적용된다.

독맥 : 인중을 지나 머리, 등 뒷부분의 정중선을 흐르는 몸의 6양경(下행)을 총 관장한다.

(2) 임맥

기경팔맥의 하나인 인체의 앞부분 정중선에 분포된 경맥으로 1년 24절기와 24혈로 구성되어 순행은 두 줄기로 나뉘어 볼 수 있다. 임맥은 회음에서 시작하여 음부와 뱃속을 지나 관원 혈 부위를 거쳐 앞 정중선을 따라 목구멍까지 도달하여 빰을 지나 눈속으로 들어간다. 식도와 장에 관련이 깊고 여성의 임신에도 관여하는 경맥으로써 여성의 자궁에도 밀접한 관계가 있다. 첫째, 아랫배꼽 밑 4촌에 위치한 중극혈을 시작하여 복부와 가슴정중선을 지나 배꼽과 복부, 가슴중앙과 인후에 도달한 후 아래턱을 지나 승장혈까지 도달한다. 둘째, 여자는 혈을 저장하는 곳이라 하였으며, 배꼽아래 2촌은 부인과 질환과 소화기 질환이 생기면 주변이 단단하게 뭉치거나 불면증을 동반하게 된다.

임맥 : 아랫입술 정중선에서 복부 정중선을 운행하며 몸의 6음경(上행)을 총 관장한다.

〈그림 3-5〉 임맥 혈위표

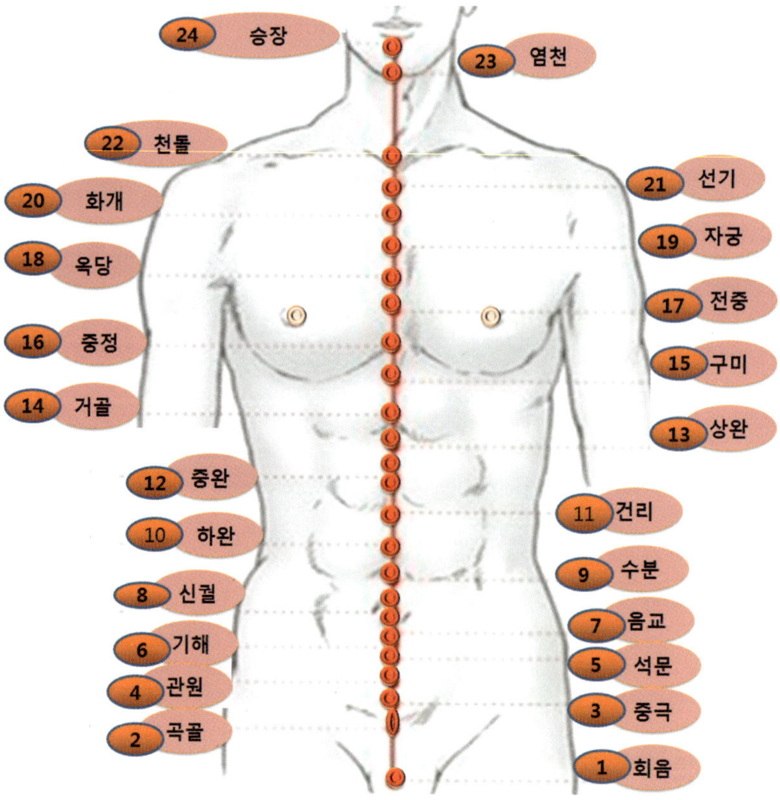

용어풀이 및 병증의 관계

독맥 : 장강혈에서 시작하여 은교혈로 끝나는 28개혈을 말한다.

1. 장강 : 미골의 끝과 항문을 이은 가운데 점에 자리하며 항문 동맥, 정맥의 가지가 분포되어 있다. (설사, 이질, 변비, 대변 출혈, 치질, 정신병, 간질) 등 특효
2. 요유(요수) : 엉치부위, 뒤정중선 위, 엉치뼈 틈새 (설사, 변비, 대변 출혈, 치질, 간질병, 월경이상, 하지마비) 등 효과
3. 요양관 : 허리부위의 정중선 위 4 번째 허리뼈 가시돌기 아래쪽 오목한 곳 (요통, 하지마비, 적백대하, 대변 출혈) 등에 효과
4. 현추 : 허리부위의 정중선 위 첫 번째 허리뼈 가시돌기 아래쪽 오목한 곳 (복창, 설사, 이질, 위하수) 등에 효과
5. 척중 : 허리부위의 정중선 위 11 번째 허리뼈 가시돌기 아래쪽 오목한 곳 (황달, 구토, 복만, 위통, 황달, 간) 등 좋다.
6. 근추 : 허리부위의 정중선 위 9번째 허리뼈 가시돌기 아래쪽 오목한 곳 (정신병, 경련, 배통, 위통, 황달) 등 효과
7. 영대 : 위쪽 등 부위, 뒤정중선 위, 6번째 등뼈 가시돌기 아래쪽 오목한 곳 (해소, 천식, 척추동통, 종기, 발열) 등 특효
8. 신도 : 허리부위의 정중선 위 5번째 허리뼈 가시돌기 아래쪽 오목한 곳 (심장통, 건망증, 중풍 실어, 간질병, 경련, 견배통) 등에 좋다.
9. 신주 : 허리부위의 정중선 위 3번째 허리뼈 가시돌기 아래쪽 오목한 곳 (발열, 두통, 해소, 천식, 정신병, 종기) 등 특효
10. 대추 : 7번 경추와 1번 흉추사이에 위치하며 6개의 양의 성질을 띄고 이곳에서 모두 만난다. (열병, 학질, 오한, 간질, 정신분열증)에 효과
11. 도도 : 허리부위의 정중선 위 첫번째 허리뼈 가시돌기 아래쪽 오목한 곳 (발열, 두통, 해소, 정신불열증) 등 좋다
12. 명문 : 2번과 3번의 요추사이의 중심선상에 위차며 등 아래쪽의 통증과 요통에 효과가

있다. (요통, 월경통, 대하, 설사, 이질) 등 특효

13. 중추 : 허리부위의 정중선 위 열 번째 허리뼈 가시돌기 아래쪽 오목한 곳 (황달, 구토, 위통, 식욕부진, 요척통) 등 효과

14. 지양 : 허리부위의 정중선 위 7번째 허리뼈 가시돌기 아래쪽 오목한 곳 (몸에 열이나는 증상, 복통, 황달, 해소, 천식) 등 특효

15. 수구 : 코와 입술사이에 위치하며 의식을 회복하는 효과가 있다. (정신병, 간질병, 소아경풍, 안면신경마비) 등에 특효

16. 아문 : 혀와 연관된 질환으로 언어장애, 갑자기 말이 나오지 않을 때, 뒤쪽의 정중선 위 제2경추 극돌기 위쪽의 우묵한 곳,

17. 뇌호 : 뒷머리 정중선 위의 외후두융기의 바로 윗쪽에 우묵한 곳, 두통, 현기증, 뇌충혈, 안면마비 등 효과

18. 후정(5.5촌) : 두통을 다스리는 혈로서 뒷머리 정중선 경계선에서 풍부, 뇌호, 강간을 지나 올라간 곳, 머리부분전체 관여

19. 백회 : 백가지 경혈이 모이는 곳으로 고혈압, 뇌빈혈, 뇌신경쇠약, 간질, 뇌출혈, 의식불명, 실어증, 쇼크, 숙취 등에 효과

20. 신회 : 뇌 빈혈이 모이는 곳이며, 두피의 정중선 위, 앞이마의 머리카락 경계선에서 위로 2촌 올라간 혈, 뇌빈혈에 의한 현기증, 피가 머리로 몰리는 현상, 머리가 무거운 증상 등 치료 효과

21. 신정 : 앞머리의 통증, 불면증, 시력장애, 만성비염 등에 효과 있으며, 앞 머리카락 정중선에서 0.5촌 올라간 곳

임맥 : 회음혈에서 시작하여 아래턱의 승장혈로 끝나는 24개 혈을 말한다.

1. 회음 : 임맥, 독맥, 총맥이 모이는 음의 혈(자궁질환, 전립선, 요오도염, 음부통증) 등 효과

2. 곡골 : 굽은 뼈이며 치골결합체와 중극 아래 1촌에 음부부위 움푹 들어간 곳 (자궁내막

염, 방광마비, 고환염, 불면증, 소화불량, 복부 뭉침, 심장, 가슴통증) 등에 특효

3. 중극 : 방광의 모혈이다. 배꼽아래 4촌이며, 임맥이 모이는 곳 (신장염, 불임증, 자궁경련, 대화과다, 좌골 신경통) 등에 좋다.

4. 관원 : 소장경의 모혈이며, 배꼽아래 3촌, 배꼽 아래 3촌은 남자의 정기를 저장하는 곳이고 남녀 생식기가 밀접한 혈자리이다. (신장염, 자궁염, 비뇨생식기, 류마치스 관절염) 등 특효

5. 석문 : 삼초경의 모혈로서 배꼽아래 2촌, 부인과 질환에 해당되며 임맥의 기가 출입하는 문이다. (유선염, 부종, 무월경, 맹장염, 비뇨생식기) 등 효과

6. 기해 : 배꼽아래에 있어 기의 변동이 모이는 곳으로 모든 병의 치유혈 자리이며, 단중혈은 상기혈 신경과민, 울화병, 심신증, 히스테리 등 신경계통에 좋은 혈), 하초의 냉허, 몽정, 비뇨생식기, 신경쇄약, 발육부진 등에 관여

7. 음교 : 복부에 위치하며, 음에 속하며, 기해, 석문, 관원과 함께 하단전으로 불린다. (월경불순, 대하, 부종, 자궁탈수, 산통) 등에 특효

8. 신궐 : 배꼽을 말하며, 몸의 모든 탁기가 모이는 곳, 신이 출입하는 곳이라하여 조상과 후손의 연결점이다. (납. 만성염, 복부팽창, 복부뭉침, 상습유산 장 흡착, 소화 불량, 불면증) 모든 병의 근원 혈 자리

9, 수분 : 배꼽위의 1촌, 이 혈은 소장하구에 해당되고 수액은 방광으로 가고 찌꺼기는 대장으로 보내는 혈이다. (복부팽창, 두통, 설사, 복막염, 구토, 불면증, 특히 신장, 방광) 효과

10. 하완 : 인체에서 가장 튼튼한 담장이 되고 위의 위문은 오른쪽으로 기울고 중구는 왼쪽을 향하며, 유문은 중앙으로 향한다. (소화불량, 위통, 위하수, 만성위장병, 남녀 생식기) 등 특효

02 경혈 흐름의 양상

1. 십사 경맥의 관계

1) 양, 음경과 수태음 수양명의 관계

6 양경은 下행, 두부, 장부에서부터 수, 족의 말단을 향하며, 6 음경은 上행, 수, 족의 말단에서 시작하여 내장과 두부를 향한다.

수 태음 폐경은 팔 안쪽 부분으로 음경이라 하고 수 양명 대장경은 팔의 바깥쪽 부분 양경이라 한다. 수태음 폐경이라 함은 폐는 가슴속에 자리잡고 있으므로 대장과 연결하여 표리관계를 이루며 폐의 기능은 기를 주관하고 호흡을 관리하며 수도(水道)를 통하게 하여 코로 외계와 통한다.

한의학(韓醫學)에서는 병(病)이 발생(發生)하기 전에 막는 예방(豫防) 의학적(醫學的)인 측면에서 체질(體質)을 중요시 하고 있다.

(1) **태양인(太陽人)** : 1만 명 중 3~4명은 사물 관찰력, 일 추진 능력, 잘난 척 반면에 사교성, 자존심 강하며 진취적이나 계획성 적고, 대담하지 못하며 남을 공격성을 띈다.

(2) **태음인(太陰人)** : 내성적, 자기주장 못함, 일의 결정이 어렵지만 끝 마무리를 잘하는 성격

(3) **소양인(少陽人)** : 전 국민 대부분 차지, 우왕자왕 성격, 밝고 명랑함, 낙천적, 의리의소유자. 봉사정신 투철, 신중성 적다, 단순하다.

(4) **소음인(少陰人)** : 소음인처럼 4가지 형태로 분류(分類)하여 치료(治療)를 한다.

전 국민 20% 차지, 남을 배려, 물의 기운을 받음, 속이 깊다, 포근함, 안전성, 은행 저축형, 소양인을 경계한다.

2) 십사 경맥 분포시 의도 전면

〈그림 3-6〉 십사 경맥 분포시 의도 전면

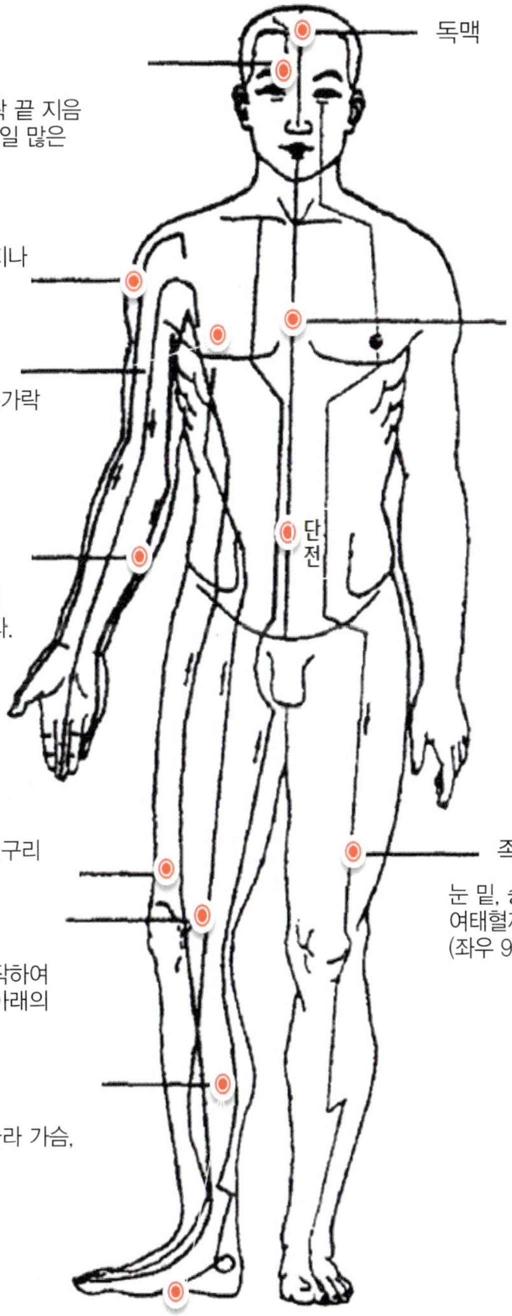

(1) **족태양 방광경 (足太陽 膀胱經)** : 배꼽, 배, 위, 장, 비뇨기, 생식기의 질환

목내자를 기시부로 하여 두정, 후두, 항(목), 배(등), 요(허리), 둔(엉덩이), 하지 후 외측으로 유주하여 오지 외측단으로 종지부 된다. 방광은 소변이나 체액을 맡는다.

몸에서 필요로 하는 체액은 일정하므로 진액이 너무 많거나 불필요한 것들은 삼초경의 물길을 거쳐 방광으로 들어가 소변이 된다. 소변이 지나치게 많이 나오면 진액은 적어지고 땀이 지나치게 많이 나거나 심한 구토, 설사 등으로 진액이 줄어들었을 때 소변량도 줄어들어 때로는 소변량이 없어지기도 한다. 방광은 바다 가운데 있는 섬과 같은 줄기로서 양쪽 신장의 가운데가 단전인데 단전은 붉은 바다라 표현하니 오줌보는 바다가운데 있는 섬과 같은 것이라 한다. 소변이 잘 나오지 않으면 신장부터 다스려야 한다. 방광의 초기 증상은 머리가 몹시 아프며, 눈이 빠져나올 것 같고, 뒷목도 뻐근하게 아프고, 등골뼈와 허리가 부서지듯이 아프다. 방광은 주로 힘줄을 다스리며, 치질, 학질, 정신이상이나 정신분열증이 생기며, 눈이 노랗고 콧물이 나며, 목, 등, 허리, 궁둥이, 오금, 장딴지의 통증을 호소하게 되며, 새끼발가락을 쓰지 못한다.

방광에 좋은 음식은 측백나무씨, 푸른 귤껍질, 돼지 생식기, 다시마, 생선회 등이 좋다.

피부는 피부색이 검어지고 윤기, 탄력저하와 머리카락의 윤기 및 가늘고 흰머리가락이 생겨나기 시작하면서 기미, 여드름, 예민함에 의한 모든 피부증상에 관여하게 되어 거칠고 윤기 없는 피부가 된다.

(2) **수태음 폐경 (手太蔭 肺經)** : 흉부, 인후, 기관, 코, 및 폐장의 질환

위의 중완 부위를 기시부로 하여 흉부(가슴부분), 상지내측상연으로 무지(엄지손가락, 발목 복사뼈), 요측단으로 종지부 한다. 폐는 氣를 다스리는 일을 한다.

생명이 약한 사람을 살게 하고, 사람이 살아가는데 필요한 모든 것을 기가 다스리게 된다. 폐는 오행상 금에 해당되며, 폐경에 이상이 생기면 피부가 거칠고 윤기가 없으며, 표피층이 예민하고 민감해 진다.

폐경의 진단은 쇄골 하단 부위가 움푹 들어가고 통증을 느끼며, 어깨가 자주아파 자리에 자주 눕게 되는데 그 자세는 등 부위가 불룩하게 튀어나와 보이고, 견갑골 사이의 모공이 발달되어 있다. 따라서 날씨가 추우면 어깨를 웅크리게 되고 기관지가 약하게 된다. 폐에 병이 깊으면 몸에서 비린내가 나고, 성격은 근심과 슬픔, 한숨을 자주 몰아쉬게 된다.

폐에 좋은 음식은 도라지, 양파, 마늘, 무, 배, 살구씨 등이다.

(3) **수궐음 심포경(手獗蔭 心包經)** : 흉부, 혀, 심장, 정신, 신경계 질환

심장부를 기시부로 하여 흉부, 액하(겨드랑이 아래), 상지내측 정중으로 하여 중지 요측단으로 종지부 된다. 심포는 형상은 없고 기능만 존재한다.

심포는 심장의 명령을 받아 심부름을 하는 일을 하고 나쁜 기운이 들어올 때 들어갈 수 없기 때문에 심장은 군주라 하고 심포는 재상이라 하며 심포경의 주요작용은 심장 및 순환기계통과 전신의 신체리듬에 관여 한다.

심포경의 진단은 단중혈의 통증이 심하며, 마음이 불안하고 초조하고 손바닥에 열이 나고 겨드랑이 쪽 팔부분이 저리고 아프다.

심포경에 좋은 음식은 참 쑥, 엉겅퀴, 목단 피, 뽕나무 버섯, 메밀국수, 큰 도토리 껍질, 굴조개 껍질, 오징어 뼈, 뱀장어, 참새고기 등이다.

(4) **수소음 심경(手少陰 心經)** : 흉부, 혀, 심장, 정신성 질환

심장부를 기시부로 하여 흉부, 액하(겨드랑이 아래), 상지내측하연 하여 소지 요측단으로 종지부 한다. 심장은 우리 인체의 생명활동을 주관하며, 모든 정신활동과 의식물을 주관하는 일을 하며, 심장질환과 정신질환에 효과적이며, 동양의학에서 심경은 군주 구실을 하여 오장가운데 가장 으뜸이라 하였다. 심장이 튼튼하면 머리가 맑아 모든 일의 앞뒤를 잘 가리고, 심장에 이상이 생기면 마음이 어지러워져 진다. 심경의 미용적 변이는 혈액순환의 둔화와 스트레스로 인한 이마부위와 얼굴전체에 여드름이 발생하

게 되며, 열기로 인해 살은 찌지 않으나 피부가 거칠고 얼굴과 전신의 부종이 동반되며 얼굴색이 붉게 변한다.

심경의 진단은 심경의 모혈은 거궐이며, 소화가 안되고 마음이 불안 초조할 때 누르면 통증과 신경성 소화 장애가 나타난다. 등에는 방광경의 심유혈이 뭉치고 결절이 생겨져서 이 증상을 풀어주면 편안하고 조급증과 답답증이 해소 된다.

심장에 좋은 음식은 살구, 달걀, 고들빼기, 붉은 팥, 포도, 당근, 고추, 대추, 토마토 등이다.

(5) **족 태음 비경(足 太陰 脾經)**

무지 내측단으로 기시부 하여 하지내측 중앙, 복(배), 흉부로 유주하여 측흉, 심장부로 종지부 된다. 엄지발가락 말단 은백에서 시작하여 10번 횡격막을 통과하여 11번 양 방향을 따라 혀 밑에 도달한 후 그 기운은 흩어지고 13번 횡격막을 통과하여 맥의 기운이 심장 속으로 들어가게 된다. 비위의 기능은 오장 육부에 영양 상태를 조절하며 살을 만들어 낸다.

따라서 비만 체질은 음식조절 기능이 약해지는 이유이고 야윈 체질은 소화 흡수력이 약해지기 때문이다.

은백에서 대포까지 45혈을 거느린 비경은 위장과 표리 관계인 비장은 심장, 폐와 직접 연관되지만 다른 장부에도 연계 된다.

두 기능을 위하여 밥, 물 따로 먹는 것을 식후 2시간 지난 후 물 3컵 마시는 것을 원칙으로 하면 위장병을 낫게 한다.

(6) **족궐음 간경(足蕨陰 肝經)** : 흉부, 측 흉부, 생식, 비뇨, 인후, 정신신경계질환

무지 외측단으로 기시부로 하지내측 전연(앞의 가장자리), 복부, 흉부로 유주하여 위의 중완부위로 종지부 한다.

간은 영양분을 저장, 소화 흡수된 물질을 분리하고 합성하는 화학공장과 같으며,

혈액의 양을 조절하는 일을 하며, 남녀 생식기와 관련된 병증에 반응을 나타내며, 현기증을 동반하여 자주 피곤함을 느끼고 눈이 아프거나 시력이 떨어지고 일의 끝맺음이 약하다. 이상증상은 눈동자가 탁하고 콧등에 자외선 착색이 나타나며 눈밑에 기미가 끼고 다리에 정맥류가 생기는 현상이 나타난다. 임신, 출산 후에는 가슴부위의 볼륨이나 탄력이 급격하게 저하되어 늘어지고 상복부가 팽만하고, 비대해지기도 하며, 다이어트 후에는 근의 무력감 및 발목, 대퇴부 안쪽 등이 비대해지며, 부종에 의한 비만이 야기 된다.

간경의 진단은 간경의 모혈은 기문 혈이며, 이곳은 눈이 나빠지거나 이명, 수족냉증, 가슴 옆구리 결림, 힘줄당김, 손톱이 뻣뻣하고 줄이 생기는 증상이 나타난다.

간경에 좋은 음식은 생강, 깨, 개고기, 시금치, 부추, 자두, 닭, 보리, 모과, 더덕, 결명자, 딸기씨, 맨드라미씨, 밀, 파의 흰 부분, 고구마, 양 배추 등이다.

(7) **족 소음 신경(足少陰 腎莖)** : 허리, 복부, 생식기, 비뇨기, 인후, 정신성질환

족심을 기시부로 하여 하지내측 후연, 복, 흉부를 유주하여 복, 흉부로 유주하여 측흉, 심장부를 종지부 된다.

신장은 콩팥이라 장내에 열로 인해 생긴 변비는 시원한 콩을 먹고, 찬 음식으로 병이 생길 경우 팥을 첨가하면 냉, 온의 조화를 맞출 수 있듯이 우리는 예로부터 음식에도 음·양의 조화를 맞춰서 섭취하므로 건강을 유지 할 수 있다.

족 소음은 오행으로 火이고 신장은 水이기 때문에 동의학으로 볼 때 신 장경은가 들어있다. 또한 신장은 인간의 생육번식의 기본물질인 생식기의 정(精)을 간직하며, 정자(精子)는 정을 만드는 씨앗이라는 뜻이다.

신장의 氣가 부족하면, 치아, 뼈, 귀울림 현상과 생식기의 이상, 백모도 생긴다.

신장의 기능이 떨어지면, 배가 자주고프고, 식욕부진, 얼굴빛이 검고, 혈담이 생기며, 목에서 소리가 나며, 숨이 차고, 가슴이 빈 것같이 공허하며, 잘 놀라고 무서움을 잘 타게 되며, 가슴이 두근거린다.

신장경에 이상이 생기면, 혀가 마르고, 입안이 뜨거워지고, 성대가 붓고 아프다.

황달과 이질, 척추와 허벅다리 안쪽이 아프고, 다리가 힘이 없고, 눕기를 좋아한다.

신장에 좋은 음식은 천연소금, 죽염, 오미자, 측백나무씨, 검정콩, 검은깨, 굴조개 껍질, 딸기, 밤, 돼지고기, 닭고기, 파, 미역, 은행, 감, 생강, 양파 등이다.

(8) **족 양명 위경(足 陽明 胃經)** : 머리, 안면, 코, 입, 치아, 인후, 위장과열성질

안광하연을 기시부로 안면, 전액, 전경, 흉복, 하지 전외측을 유주하여 이지(발 복사뼈, 발가락) 외측단으로 종지부 한다. 위는 영양공급을 하는 근원이며, 곡식을 저장하는 창고라 한다. 위장에 이상이 있으면 입술이 부풀고 구환하사가 생길 확률이 높고 명치 아래와 목이 잘 붓고 심하면 둘째 발가락을 쓰지 못할 정도가 된다.

눈 아래에서 시작하여 얼굴 앞부분 목옆의 앞부분 가슴가운데 지나 뱃속을 들어가 위, 비와 연결 되어 다시 다리 바깥 면의 앞부분 발등의 가운데 부분을 지나 두 번째 발가락 발톱의 바깥쪽 뒷 모서리에 있는 여태 혈에서 끝난다.

승읍에서 여태까지 긴 여행을 하는 위경은 45혈이며, 양 합이 90혈로 비장과 표리 관계가 있으며 심장, 대장, 소장과 직접 연관 된다.

경혈(經血)은 경락위에 분포된 구멍같은 것으로 보통 혈(血)이라 부르며, 기와 혈이 몸의 표면에까지 올라와 모이고 머무르고 통과하는 외계와 체내를 연결 짓는 육체의 초소, 즉 급소라 할 수 있다.

EX) 수태음 폐경 : 팔의 안쪽 – 음경
수양명 대장경 : 팔의 바깥 쪽 – 양경
중풍의 예방혈 : 족삼리
위장병의 예방혈 : 족삼리, 수삼리, 내관

3) 십사 경맥 분포시 의도(十四 經脈分布示 意図) 후면

〈그림 3-7〉 십사 경맥분포시 의도 후면

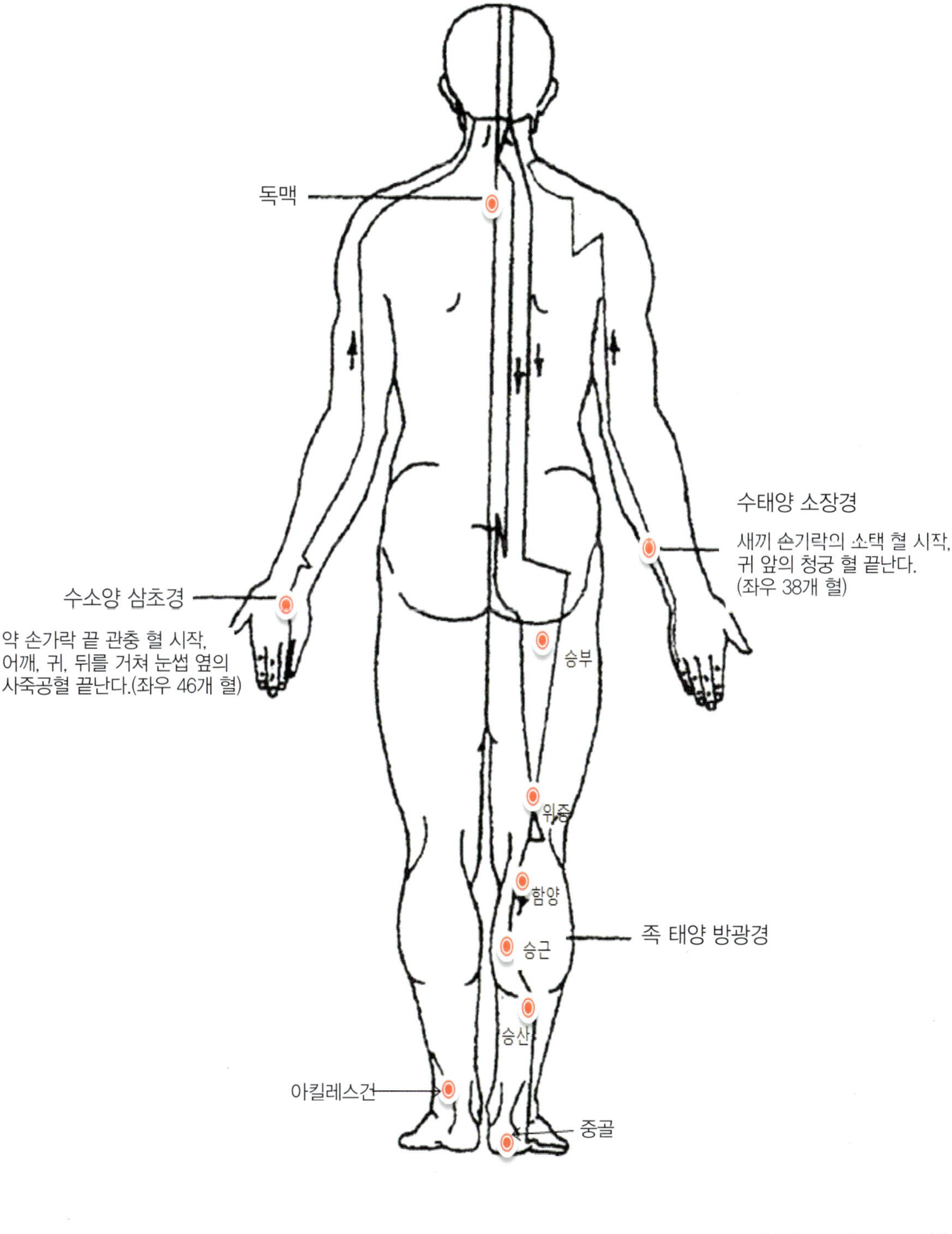

(1) 수태양 소장경

소장은 영양분을 흡수하여 온몸에 보내고 찌꺼기는 대장으로 보내는 일을 하며, 혈액, 임파액을 조절하여 대, 소변의 기능을 담당하며, 이상적으로는 목이 아프고 턱이 부어 목을 돌릴 수 없고 팔 쭉지가 몹시 아프며, 이명과 변비, 설사 및 편도선이 자주 붓는다.

(2) 수소양 삼초경

삼초는 심포와 마찬가지로 눈에 보이는 장기가 아니며, 氣가 다니는 길을 다스리는 기능을 하며 상초, 중초, 하초로 나누어 인체의 신진대사와 관련이 크고 상초는 주로 흉부 위쪽 혈의 순환 작용과 호흡작용을 하며, 폐, 심장, 식도, 인후, 기관지, 갑상선, 머리, 입, 코, 귀, 눈의 기능을 주관한다.

중초는 횡경막에서 배꼽까지로 비(脾소장), 위(胃밥통)를 비롯하여 소화 작용을 관여한다. 간, 담, 비장, 위장의 기능을 주관한다.

하초는 배꼽아래 하지부로서 흡수 및 비뇨 생식작용에 주관하며, 신장, 소장, 대장, 방광, 생식기, 전립선, 자궁의 기능을 주관한다. 임파계 및 내분비계에 영향을 주며, 이상증상으로 피부가 예민하고 가려우며, 알레르기성 피부 및 습진등에 잘 걸리며, 볼 부위에 경결현상과 통증이 있으며, 눈의 피로와 팔 외측과 약지의 경결과 저린듯한 통증 및 배꼽주위가 단단하며 냉하다.

(3) 부위별 명칭 해설

- 승부 : 대퇴 후면중선과 전구와의 중심 (요통, 좌골통,치질)
- 위중 : 무릎 뒤 주름의 중심 (요통, 좌골통, 슬통)
- 승산 : 장단지 근육이 둘로 갈라지는 사이 (비복근 경련, 치질, 좌골 신경통, 간헐성 파행증)
- 곤륜 : 복사뼈와 아킬레스건 사이 (족 관절통, 좌골 신경통, 설사, 두통)이다.

• 합양 : 부인과 질환에 효과가 있으며, 요통, 고환염, 무릎관절, 다리의 신경통, 하지 마비, 허리와 등이 당기면서 통증이 나타는 증세에 특효 혈이다.

〈그림 3-8〉 십사 경맥분포시 의도 측면

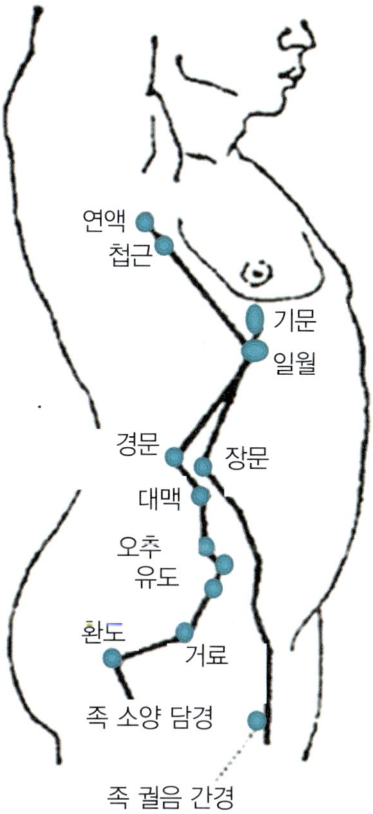

① 족소양 담경에 해당된다.

• 연액 : 가슴 팽만, 협통, 액취, 늑간 신경통, 임파절염 등 팔이 아파들지 못할 때.

• 첩근 : 흉협통, 천식, 구토, 견비통.

• 경문 : 장명, 설사, 요 협통, 소변 불리.

• 대맥 : 월경이상, 적백대하, 요협통, 경패복통.

• 오추 : 하복통, 월경이상, 대하과다. 자궁내막염.

- 유도 : 허리좌골통, 하복통, 월경이상, 적백대하.
- 거료 : 요통, 하지마비, 대하 자궁출혈, 월경 이상.
- 환도 : 풍습통, 허리좌골통증, 하지마비, 슬 관절하퇴 통증, 고 관절염.

② 족소양 간경에 해당된다.

- 일월 : 늑간 신경통, 당남염, 딸국질, 급 만성간염.
- 장문 : 협통, 복창, 구토, 장명 설사, 페렴, 천식.
- 기문 : 흉협 창만, 딸국질, 복창, 설사, 기침나면서 숨이 찬 증상, 소장경련, 불면증.

4) 십사 경맥 분포시 의도(十四 經脈分布示 意図) 측면

(1) **수 태양 소장경(手 太陽 小腸經)** : 혈액, 임파액 조절

소지 요측단을 기시부로 하여 상지외측하연, 견(어깨), 배, 항, 이, 눈, 안면 등을 유주하여 목내자로 종지부 된다. 소장은 영양분을 흡수하여 온몸에 보내고 찌꺼기는 대장으로 보내는 일을 한다. 소장의 체온이 내려가면 설사를 하게 되고 장에서 소리가 나게 된다. 이때 견 관절에서 노유 혈에서 4초간 여섯 번 반복 지압을 해 주면 도움이 되며, 피부 가려움증 있을 때 견갑골 병풍혈을 4초간 지압 한다 머리, 목, 눈, 귀, 인후의 질환, 열성병 및 정신성질환에 해당, 하복부 우측옆의 회맹변을 눌러보면 통증이 있고 가스가 찬다.

소장경의 진단은 소장경의 모혈인 관원 혈과 수분 혈을 눌러 진단한다.

소장에 좋은 음식은 검은콩, 삶은 아욱 즙, 솔뿌리 등이 있다.

(2) **수 양명 대장경(手陽明 大臟經)** : 머리, 안면, 치아, 인후, 장질환 및 열성질환

대장은 찌꺼기를 밖으로 내보내는 일을 하며, 물질평형이나 수분평형을 맡고 있다. 대장의 이상은 변비, 코막힘, 복부의 가스, 눈의 피로, 목의 통증, 피부가 거칠고 윤기가 없으며, 눈동자의 색이 선명하지 못한다.

눈 신경이 앞머리에서 코까지 연결되어 있고, 대장 반사구가 있어 아침에 눈을 뜨면서 이마를 문질러주면 변의가 느껴진다. 입술 옆으로 결절형 여드름과 화농성 여드름이 생기며, 코 옆에는 실핏줄이나 여드름이 발생한다.

또한 수태음 폐경과 밀접한 관계가 있으므로 대장속을 비워 두면 낮에 피부가 건조해지지 않는다.

대장의 진단은 대장경의 모세혈인 천주혈을 누르면 움푹 꺼지고 힘이 없어지면서 복부는 배꼽을 중심으로 위 아래로 이중배가 되고 좌측의 쇄골능 부위를 눌렀을 때 아프고 변비가 심해진다.

(3) **족소양 담경(足素養 膽經)** : 편두통, 코, 눈, 인후, 열성병 등의 질환

인체의 옆부분을 담당하며, 음식물을 소화 시키는 기능을 한다.

담즙은 간에서 만들어져 담낭에 저장하다가 샘창자로 흘러들어가 음식물을 소화시키는 일을 담당하고, 과단성 있는 氣를받아 정기와 사기를 분별하여 용기와 결단출언에 도움이 된다.

담이 약한 사람은 쓸개 빠진 사람이라고 할 정도로 담력과 판단력이 떨어진다.

담은 우리 몸안에서 체액의 평형을 유지시키는 일을 하기도 한다.

진단은 담경의 모혈은 일월 혈이며, 제 7늑간 안쪽에 있다. 기문혈의 아래에 위치하고 손목, 발목관절이 약하고, 결단력이 없고, 화를 잘 낸다, 무게중심이 바깥쪽으로 실리게 되어 구두 뒷축의 바깥쪽이 빨리 닳는다.

담경에 좋은 음식은 돌미나리, 흰 백합, 모과, 고구마, 양배추 등이 도움 된다.

(4) **수궐음 심포경(手厥陰 心包經)** : 흉부, 혀, 심장, 정신, 신경계 질환

심포는 형상이 없고 기능만 존재하는 배알로서 심장 밖으로부터 감싸 돌면서 심장을 지키고 심장의 명령을 받아 심부름을 하는 일을 하고 심장을 싸고 있기 때문에 나쁜기운이 밖에서 안으로 바로 들어갈 수 없도록 막아 준다. 그래서 심장은 군주라하고 심포

〈그림 3-9〉 십사 경맥 분포시 의도 측면

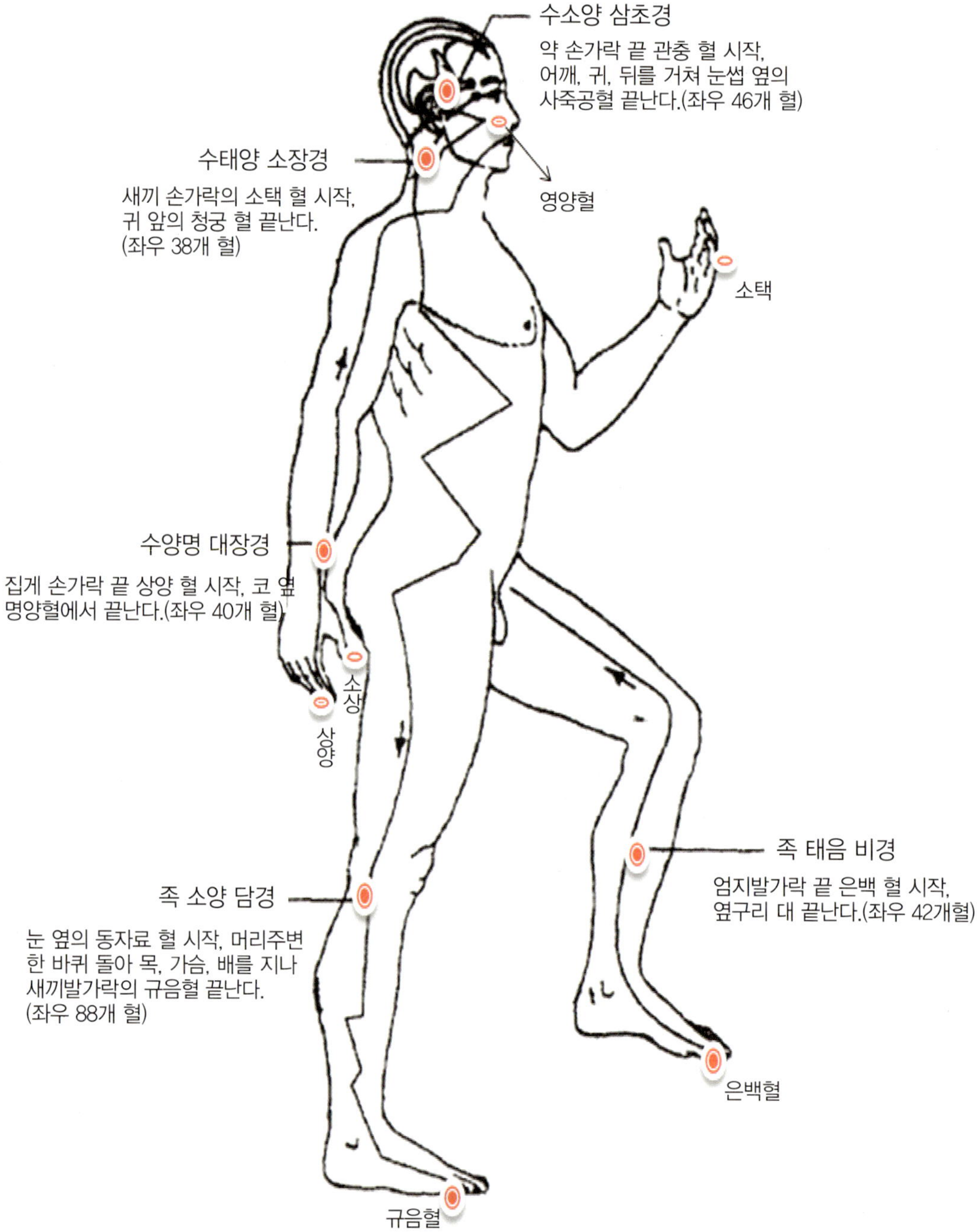

는 재상이라 한다. 심포경의 중요한 작용은 심장 및 순환기계통과 전신의 신체리듬에 관여한다. 이상증상은 얼굴이 검어지며, 눈동자의 색이 탁해지고 얼굴이 붉어지며, 열감이 느껴지는 여드름이 생기고 가슴이 답답하고, 추위와 더위 등의 저항력 및 면역력이 약해진다.

심포경의 진단은 모혈인 단중혈의 통증이 심하며, 마음이 초조하고, 불안하고, 손바닥에 열이나고, 겨드랑 안쪽 팔 부분이 저리고 아프다.

심포경에 좋은 음식은 참 쑥, 엉겅키, 모란뿌리껍질, 뽕나무 버섯, 메밀국수, 근 도도리껍질, 종려나무껍질, 굴 조개껍질, 오징어뼈, 뱀장어, 참새고기 등이다.

(5) **수소양 삼초경(手素養 三焦經)** : 편두통, 귀, 눈, 인후, 가슴, 옆가슴과 열성병 등의 질환

환지(손가락, 발가락 고리모양), 척 측단(좌측으로)으로 기시부 하여 상지외측 정중, 견항(어깨), 편두(머리) 부위를 유주하여 이중(귀)으로 종지부 된다.

삼초는 심포와 마찬가지로 눈에 보이는 장기가 아니라 氣가 다니는 길을 다스리는 기능을 한다. 삼초는 상초, 중초, 하초로 나누어 인체의 신진대사와 관련이 깊다. 상초는 흉부 윗쪽 혈의 순환작용과 호흡작용을 관장한다. 즉 폐, 심장, 식도, 인후, 기관지, 갑상선, 머리, 입, 코, 눈, 귀의 모든 기능을 주관한다.

중초는 횡경막에서 배꼽까지로 비, 위를 비롯하여 소화작용을 관여하고 간, 담, 비장, 위장의 기능을 주관한다. 하초는 배꼽아래 하지부위로서 흡수 및 비뇨 생식작용에 관여하며, 신장, 소장, 대장, 방광, 생식기, 전립선, 자궁의 기능을 주관 한다. 삼초의 기능은 임파계 및 내분비계에 영향을 주며, 피부가 가렵고 예민성 이상 증상이 나타나고, 알레르기성 피부, 습진, 볼거리, 경결 현상과 통증이 있다. 또한 잦은 설사와 목이 뻣뻣하고 아프고 눈의 피로와 팔 외측과 약지의 경결과 저린듯한 통증과 배꼽주위가 냉하고 단단해 진다.

삼초경에 좋은 음식은 뼈, 참외, 참기름, 인삼, 개고기, 메추리고기, 푸른 귤껍질, 연

뿌리, 돼지창자 등이다.

(6) **족태음 비경(足太陰 脾經)** : 배꼽부분, 위장과 비뇨기 및 생식기 질환

비장은 영양과 수분을 흡수하고 전신에 피가 정상적으로 돌수 있도록 조절하고 다스린다. 비장의 무게는 약 200그램 정도이며, 임파구와 면역체를 만들어 적혈구의 저장 및 파괴를 하며, 세균과 이물질의 식균 작용도 한다.

비장에 이상이 생기면 피부전체의 안색이 황색을 띠고 눈꺼풀에 힘이 없으며, 손바닥과 발바닥이 유난히 노란색을 띈다. 복부와 대퇴부에 비만과 견갑골의 양 밑부위가 뭉쳐 결절이 단단하게 되며, 등과 볼에 살이 많다.

비장의 진단은 발이차고 몸이 무거우며, 등의 부분에 담이 결린 듯 하며, 단 음식과 찬 음식을 찾게 된다.

비장에 좋은 음식은 귤 껍질, 대추, 곶감, 엿, 피쌀, 좁쌀, 찹쌀, 누룩, 쇠고기, 붕어, 숭어, 아욱 등이다.

03 목근육과 관절의 관계

목근육은 목을 움직이게 하고 머리를 받쳐 지탱하게 한다. 남성의 경우 사춘기 이후가 지나면 후두융기가 돌출되어 후두가 급격히 발육하여 성대가 길어지고 머리를 좌·우로 돌리는데 중요한 근육이며 등세모근은 목부위와 등의 윗부위를 덮고 있는 세모근과 흉쇄유돌근, 앞·뒤 삼각근 등으로 이루어져 있다.

1. 목뼈가 경추에 미치는 영향

목뼈는 7개로 구성되어 있으며, 1, 2, 7번의 목뼈는 특이한 모양으로 나타나고 이중 1목뼈는 환추, 2목뼈는 축추, 라고하여 회전운동을 일어나게 한다. 제 7목뼈는 융추라 하며 목덜미에서 촉지 되는 반면 가동성이 가장 높기 때문에 큰 범위로 움직이며, 제 3~6목뼈는 대부분 동일한 특징을 나타내기 때문에 전형적인 형태로 진행된다. 경추는 척추 뼈들이 크게 두 개의 영역으로 몸통과 척추고리(뒤쪽)으로 괴어 있으므로 경추뼈는 7개의 뼈가 층을 이루면서 생긴 경추구멍은 골성의 파이프로 형성한다. 이것은 척수가 지나가는 관이라 한다. 각각의 경추뼈는 3개의 관절에 의해 서로 연결되어 있고 뼈의 앞쪽은 섬유 연골성 사이 원판(추 간판)과 몸통이 연결되어 있다.

2014년 2월24일 국민건강보험에서 조사한 결과 조간신문 보도자료에 의하면 척추 굽음증은 여성이 남성보다 진료인원이 1.9배가 높다고 하였다. 2012년 기준으로 인구10만명당 여성이 382명, 남성이 202명이며,10대에서 20대 척추 굽음증 유병률 51.0%가 20이하로 10대 38.3%, 20대 13.7%로 나타났으며, 교정이나 물리치료보다 척추 주위 근육 강화를 위한 스트레칭이 운동치료에 효과적이라고 밝혔다. 2012년 기준으로 진료인원은 옆굽음증이 78.5%(114,216명), 뒤굽음증, 앞굽음증이

21.5%(31,369명)로 분석되어 질환별로 인구 10만명당 뒤굽음증, 앞굽음증의 경우 50대 이상 여성이 다른 연령에 비해 많은 가운데 옆굽음증은 10대 여성이 현저히 많이 나타났다.

2. 목의 관계

목과 어깨의 반복적인 통증으로 나타나는 일자목은 해부학적으로 7개의 경추뼈가 전방으로 C커버를 향하고 있으며, 경추뼈가 직선화된 것을 의미하며, 거북목은 아래쪽 목뼈에서 과하게 구부러지는 방향으로 배열되고 목뼈와 머리뼈는 머리를 젖히는 방향으로 머리가 숙여지지 않는 상태에서 고개가 앞으로 빠진 자세를 나타낸다.

목 운동은 보완 기술요법에 기술된 목과 주변근육을 강화시켜줄 수 있는 운동요법으로 경추 오지를 이용하여 목과 어께 근육의 길이를 단축시켜 통증과 만성근육피로 요소를 해소하기 위하여 근육을 신장시키는 방법과 경추의 자연만곡 소실에 의한 근육약화를 강화시키기 위한 방법의 근 저항운동을 말한다.

1) 목의 근육

두개골의 신경중에서 삼차신경, 안면신경, 척추부속신경들은 트리콜로지리스트들에게 중요하다. 삼차신경은 머리와 얼굴, 피부점막으로부터 감각정보를 받는 통로로서 뇌로 하여금 자세와 근육활동을 판단할 수 있도록 근육들로부터 감각정보를 전달하게 된다. 안면신경은운동 신경들을 얼굴과 귀, 두피의 근육들에게 전달하게 하고 척추부속신경은 어깨움직임과 머리움직임을 통제하는 목 근육에게 운동충격을 공급한다.

2) 목 관절

목과 머리의 관계에서 머리는 상대적으로 큰 목뼈위에 놓여져 있으며, 뒤통수 고리관절과 나머지 목뼈의 관절에서 폄과 굽임의 행동자세가 일어난다. 목뼈의 굽힘이 증가하게 되면 척추의 돌림축으로부터 머리의 질량중심까지 거리가 증가하게 된다. 따라서 머리의 정적자세와 앞쪽자세를 지속적으로 유지하기 위해 폄의 근육들은 과다 활동으로 근육의 길이가 줄어들게 된다.

3. 어깨와 견갑골의 효과

근 불균형으로 어깨통증은 관절내의 압력의 변화를 초래하고, 비정상적인 스트레스와 적응성 변화를 가져오게하여 어깨와 견갑골의 손상을 받게 된다. 이에 예방목적과 치료목적으로 힐링테크닉 기법을 적용하여 근육과 근의 유착방지 및 제거, 인대와 뼈 사이의 유착방지 및 제거 등을 통해 관절가동범위 개선과 통증완화 또는 현대인들의 고질병인 근육 뭉침, 뒷목 경직, 만성피로 등 효과를 기대한다.

1) 견갑골의 개념

견갑골 운동은 능동적으로 주변근육들을 위치와 움직임이 필요한 운동으로 팔굽히기, 엎드려 노젓기, 일자 버티기 등을 이용하여 중심부와 하부, 승모근, 능형근 등을 강화시키는 운동이 필수적이다.

2) 견갑골의 기능

견갑골의 움직임은 거상, 하강, 외전, 내전, 상방회전, 하반회전이 있다. 거상은 견갑골이 회전 없이 위쪽으로 올라가는 움직임이며, 하강(견갑골과 어깨관절 사이)은 된 견갑골이 제자리에 돌아오는 움직임, 외전은 견갑골이 척추로부터 바깥쪽으로 멀어지는 동작, 내전은 견갑골이 척추를 향하여 안쪽으로 가까워지는 것을 말한다. 또한 상방향회전 운동은 상완골의 완전한 굴곡과 신전을 위한 필수적인 구성 동작으로 내측연의 익상(접형골의 날개뼈)과 하강의 경사는 상완골의 내회전과 신전이 결합하여 손의 동작이 등뒤에 닿게 하는데 필요한 기능이다.

3) 견갑골의 증후

견갑골이 비정상적으로 하강된 경우에는 상부승모근의 신장이 약해지면서 짧아지게 된다.

소형근의 단축이 발생되면 전방으로 당기는 거상기능 능력이 어려우며 대흉근의 단축은 하강하게 되면 어깨를 거상하는 능력이 저하되고 능형근의 단축이 함께 발생되면 견갑골 전체가 올라가거나 내전되게 된다.

4. 목의 기능 및 역할

1) 뒷목

뇌에 물을 공급하는 물길이다. 목뼈 하나하나의 신경은 얼굴과 가각의 손가락에 연관되어 있고, 얼굴로 물의 기운이 오르는 것을 주관하는 방광경 줄기가 내려오는 곳이다.

좋은점은 눈이 맑아지고 두통과 얼굴에 열이 지나치게 모이는 것을 조절하고 피부가 좋아지고, 혈압조절과 건망증, 치매예방에 좋다.

2) 옆목

眞氣의 길목이다. 담, 소장, 삼초경락과 뇌를 향해서 오르내리는 경동맥이 흐르고, 목과 얼굴을 연결하는 큰 근육이다. 즉, 관경견이 옆목과 어께를 감싸고 있다.

좋은 점은 뇌로 흐르는 피의 흐름을 조절하고 편두통, 치매예방, 얼굴 옆선이 예쁘지고 목과 어께의 군살예방이 되며, 어께선이 가볍고 부드러워진다.

3) 앞목

신장과 자궁의 숨길이며 꽃이다. 앞 목 테크닉 요법을 많이 하면 임맥, 대장, 위장 경락 줄기의 순환을 돕고 침샘, 편도, 갑상선, 림프선의 순환이 원만해지며, 볼살 조절과

〈그림 3-10〉 목 · 척추 혈위표

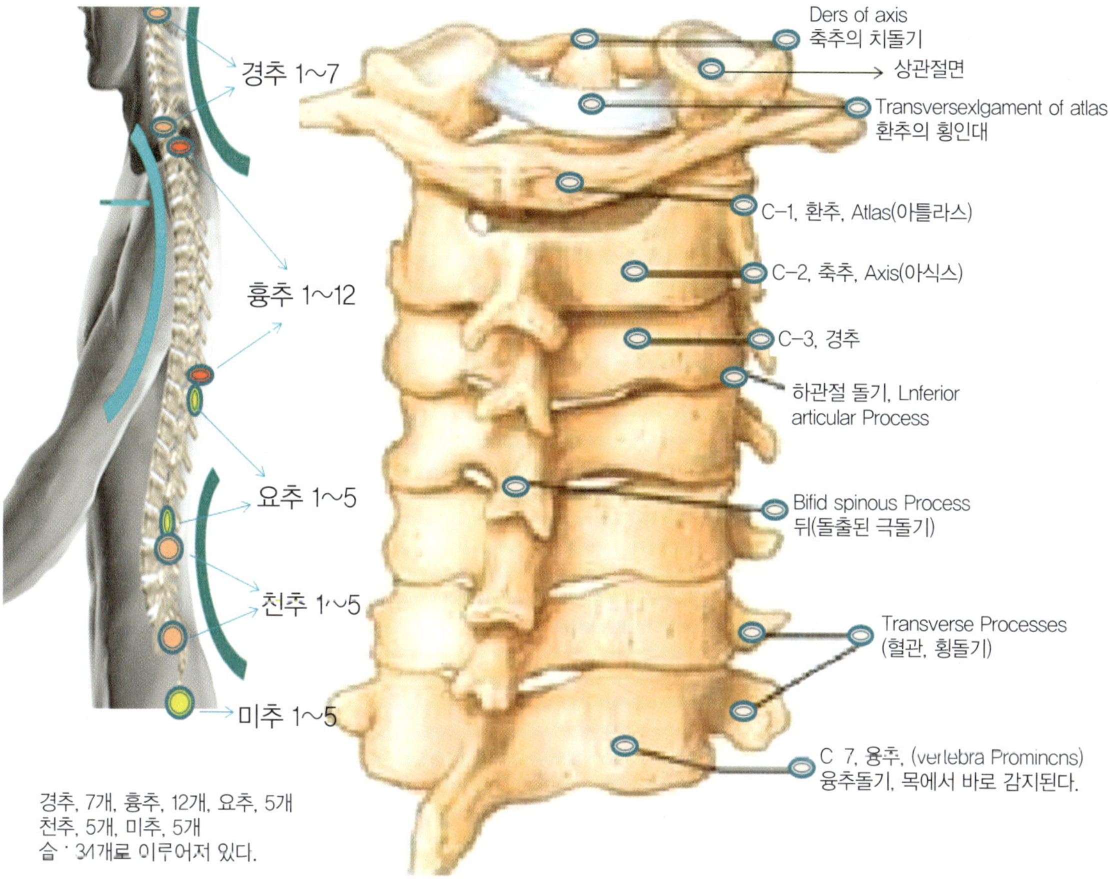

경추, 7개, 흉추, 12개, 요추, 5개
천추, 5개, 미추, 5개
合 : 34개로 이루어져 있다.

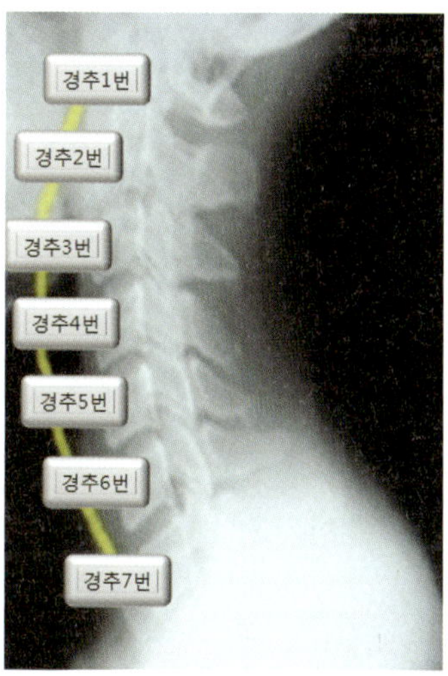

정상적인 경추

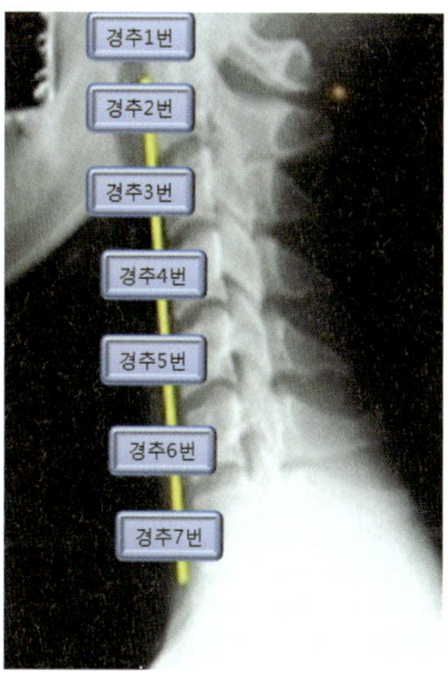

일자형 경추

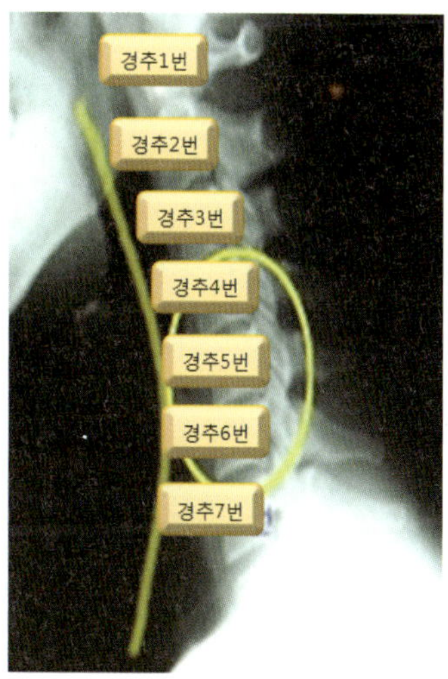

역 커버형 경추

피부가 맑아지고 이중턱과 주걱턱에 좋다. 목은 14경락의 길목이며 목주름이 생기는 것은 오장육보에 금이 생기는 것과 같은 이치다. 생명의 변화가 없는 것은 한번 금이가면 원래대로의 회복이 안되지만 생명변화를 하는 몸체는 항상 새로운 세포가 재생되고, 죽은 세포는 각질로 떨어져 나간다.

걸 목 테크닉 요법은 속 목의 근육을 풀어줄 때는 꼭 손끝의 세심한 정성이 들어가야 하며, 신명이 함께하는 곳이고 숨길이 부드러워진다.

4) 목뼈와 연결된 경추뼈 용어해설

(1) **고리 뼈 C1** : 일차적 기능으로 머리를 지지한다.

(2) **중쇠 뼈 C2** : 위쪽 방향으로 솟아 있는 치아돌기응 고리뼈와 머리의 돌림을 위한 단단한 수직축으로 작용한다.

(3) **척추 뼈 C3~C6** : 위 아래면은 다른 척추들 처럼 평평하지 않고 굽어져 있거나 패임이 있어 갈고리 돌기관절들을 형성한다.

(4) **등뼈 C7** : 모든 목뼈 중에서 가장 튀어나와 있으며, 큰 가로돌기의 특성을 가지고 있어 비대성 앞결절은 추가 적인 목 갈비뼈가 발생된 것으로 위팔신경열기를 압박할 수 있으며, 또한 등뼈의 특징인 크고 한 방향을 향하고 있는 가시돌기를 가지고 있다. 그 외 목과 연결된 소흉근과 능형근의 특징은 다음과 같다.

5) 경추의 증상 및 효과

(1) **경추 1번** : 머리로 혈액을 공급하는 신경다발에 위치하며, 두피와 열굴 뼈에 영향을 미치게 된다.

증상 : 중풍, 고혈압, 불면증, 뇌신경마비, 정신병, 반신불수, 뇌신경 질환, 만성 피로 등의 증상이 나타난다.

〈그림 3-11〉

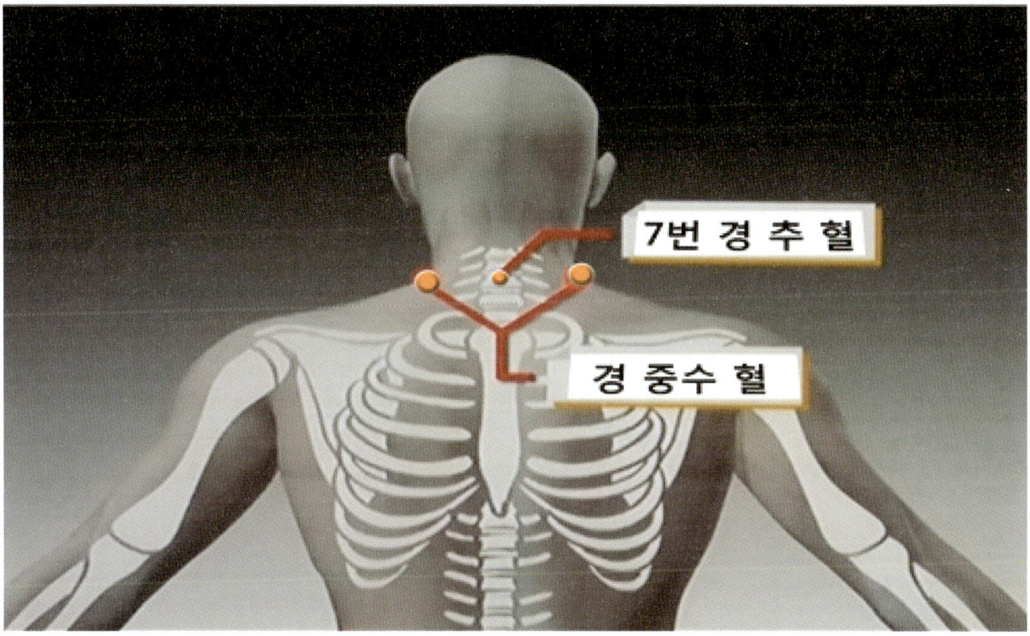

소흉근의 기능자체는 그다지 중요하지 않지만 목 디스크처럼 팔의 통증과 저림의 증상이 나타 날수 있으며 길죽한 삼각형 모양의 근육으로 팔로 가는 혈관과 신경의 통로 역할을 한다. 능형근의 장애 이상이 생기면 견갑골 아래에 눌린 것 같은 압박감이 나타나고 어깨주변이 저리고 쑤시는 통증과 결림증상과 상부 흉추에 결림 증상이 동반된다.

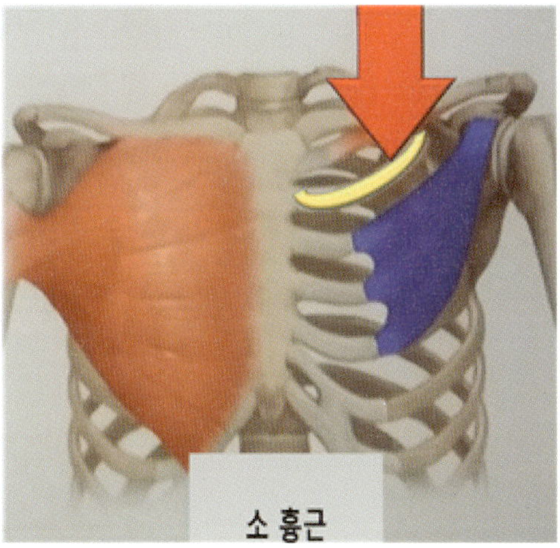

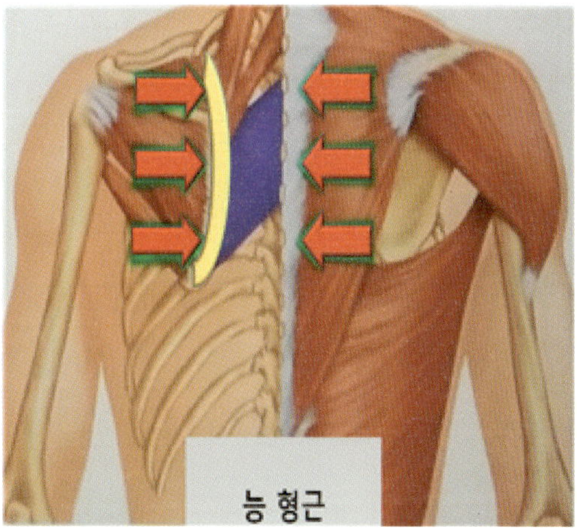

(2) **경추 2번** : 눈, 시 신경, 청신경, 이마에 신경이 미친다.

증상 : 시신경, 후각, 청각장애로 인한 눈병, 축농증, 알레르기, 사시 등의 질병을 일으킨다.

(3) **경추 3번** : 뺨, 얼굴뼈, 치아 등에 영향을 미친다.

증상 : 얼굴 왜곡, 풍치, 삼차 신경통, 악성 여드름, 습진 등이 발생된다.

(4) **경추 4번** : 코, 입술, 입에 영향을 미친다.

증상 : 콧물, 편도선 비대증, 뇌출혈, 청력 감퇴, 삼차 신경통을 일으킨다.

(5) **경추5번** : 성대와 인두, 새끼손가락을 재외한 손, 삼두근에 영향을 미치게 된다.

증상 : 손의 감각둔화, 삼두근, 약화, 후두염, 쉰 목소리, 기침 등의 증상이 일어날수 있다.

(6) **경추 6번** : 목 근육, 어깨, 편도선, 팔에 영향을 미친다.

증상 : 이두근 약화, 엄지손가락과 인지의 마비, 편도선염, 갑산선종 등의 질환을 일으킨다.

(7) **경추 7번** : 갑상선, 어깨의 혈액낭, 팔꿈치. 견갑골 등에 영향을 미친다.

증상 : 감기, 만성기침, 인지와 중지의 마비, 견갑골이상, 팔꿈치 근육과 손의 약화 등을 일으킨다.

〈그림 3-12〉 어깨와 견갑골 풀어주기

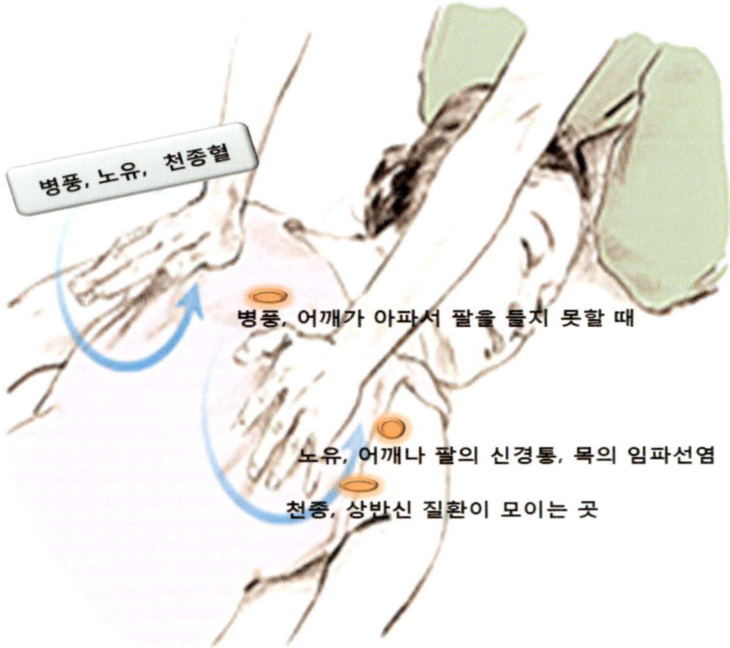

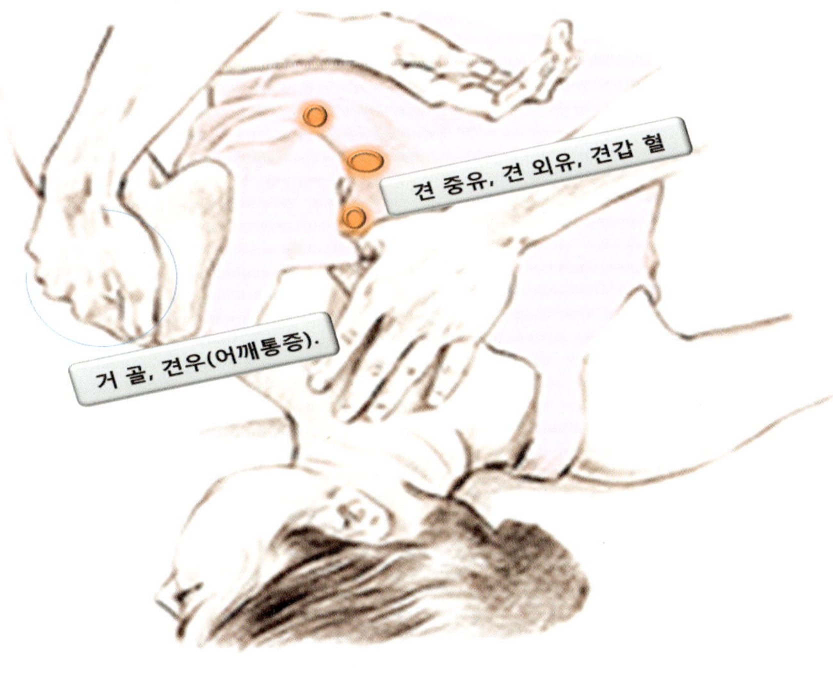

〈그림 3-13〉

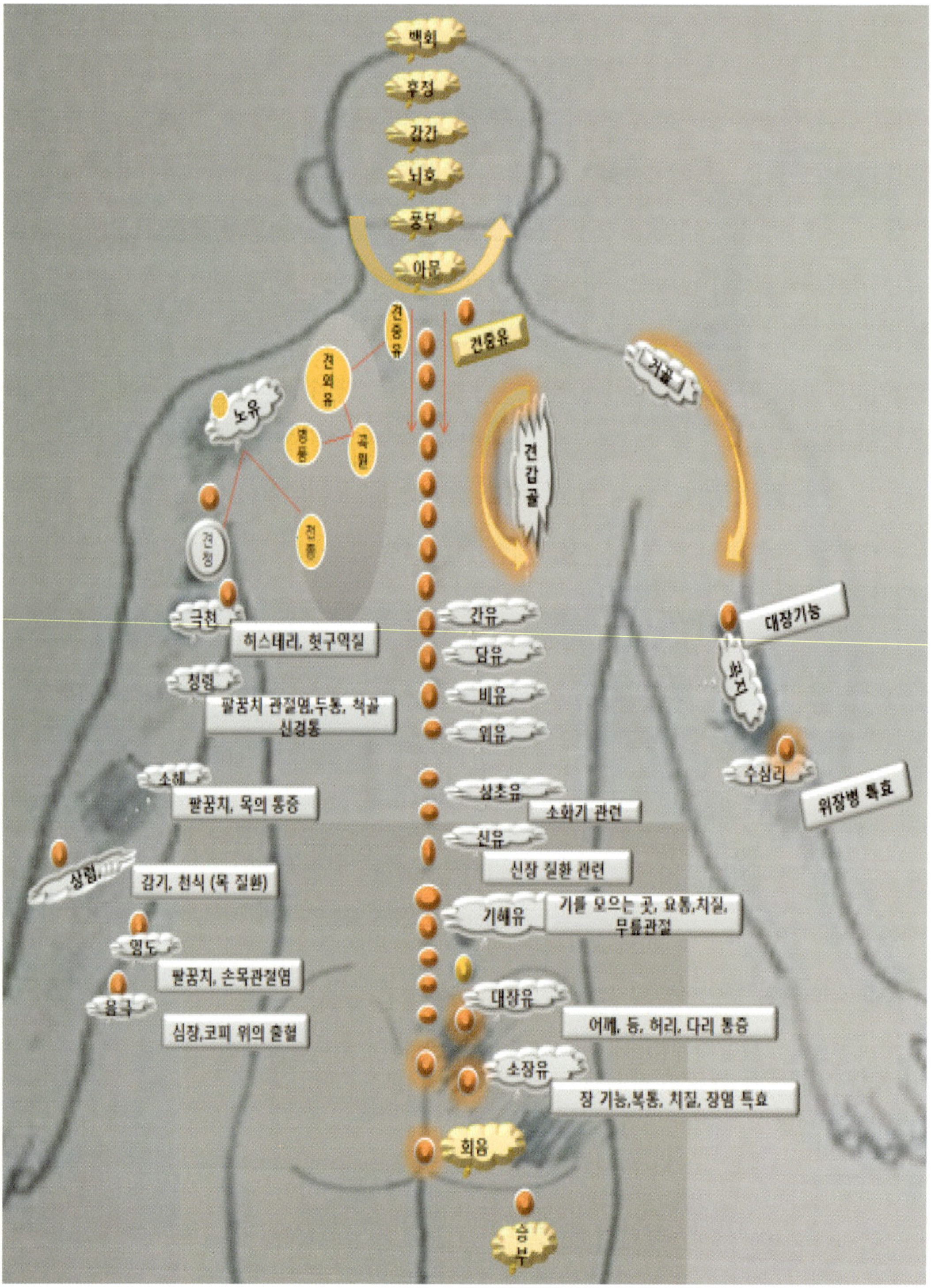

백회
후정
강간
뇌호
풍부
아문
견중유
견외유
견중유
노유
병풍
곡원
거골
견갑골
견정
천종
극천
허스테리, 헛구역질
청령
팔꿈치 관절염,두통, 척골 신경통
소해
팔꿈치, 목의 통증
감기, 천식 (목 질환)
영도
팔꿈치, 손목관절염
음극
심장,코피 위의 출혈
간유
담유
비유
위유
삼초유
소화기 관련
신유
신장 질환 관련
기해유
기를 모으는 곳, 요통,치질, 무릎관절
대장유
어깨, 등, 허리, 다리 통증
소장유
장 기능,복통, 치질, 장염 특효
회음
승부
대장기능
수심리
위장병 특효

〈그림 3-14〉 견갑골 테크닉 실제

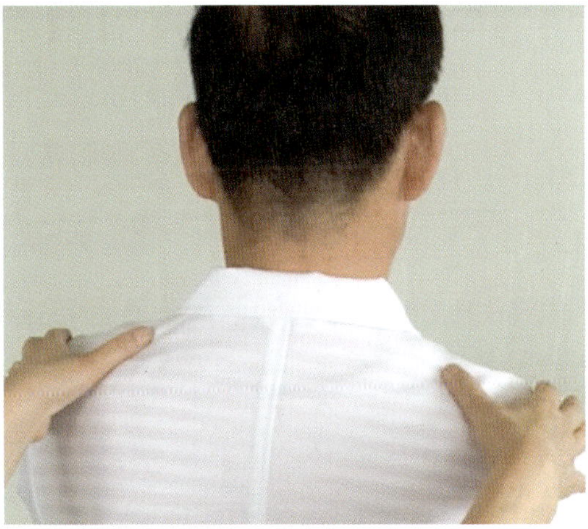

견봉 압 주기

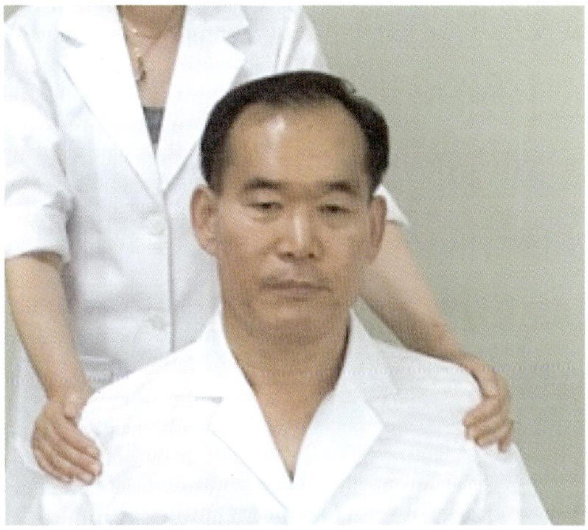

견정, 견료 압 주기

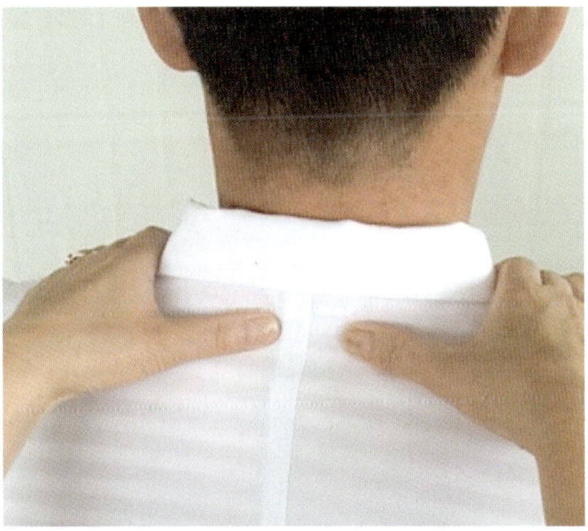

견중류, 견외류 압 주기

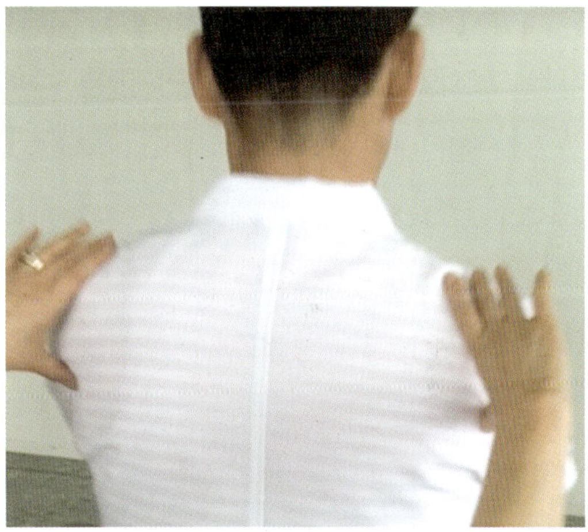

천종 압 주기

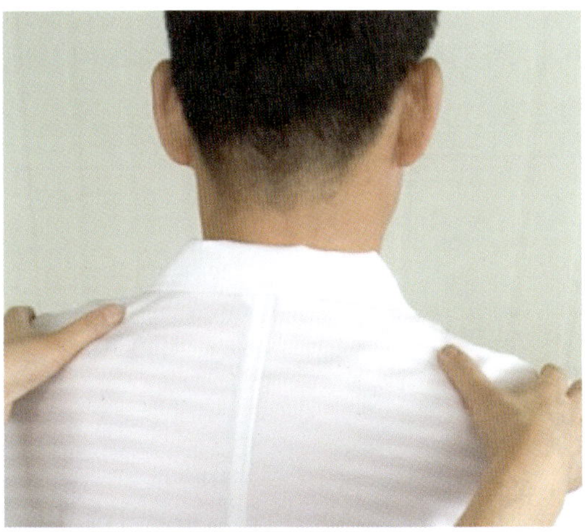

병풍 압 주기

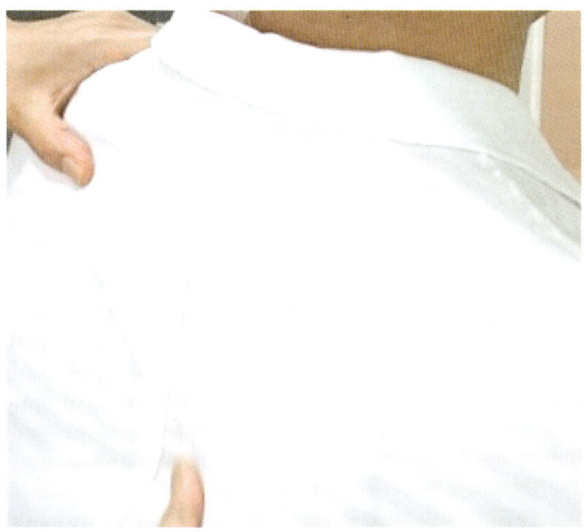

흉추 횡돌기 (모지앞 좌,우)

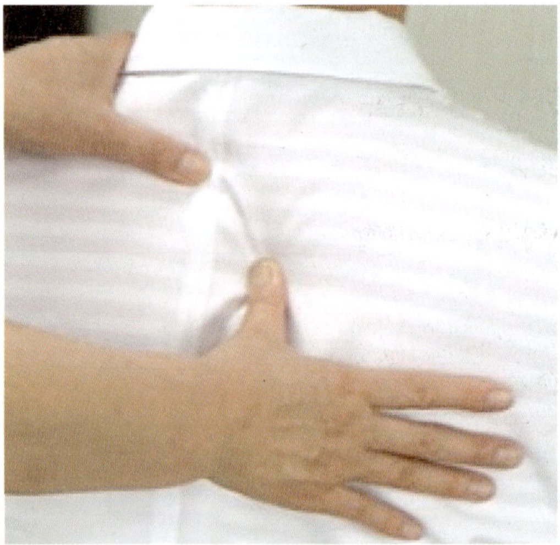

흉추 극 돌기, 양 모지 압으로 지그시 누른다.

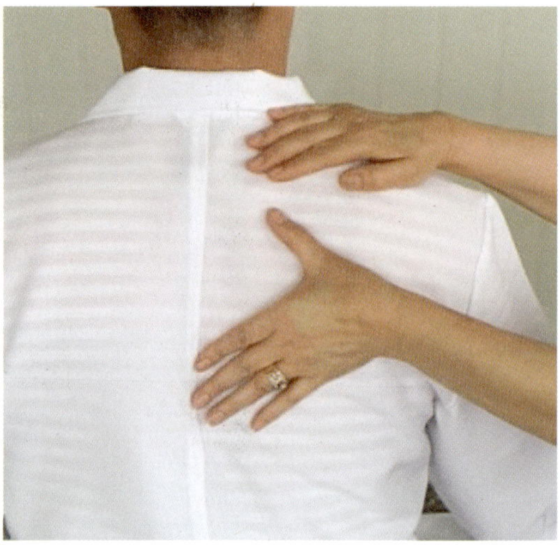

수장, 수근이용하여 T자 쓸어내린다.

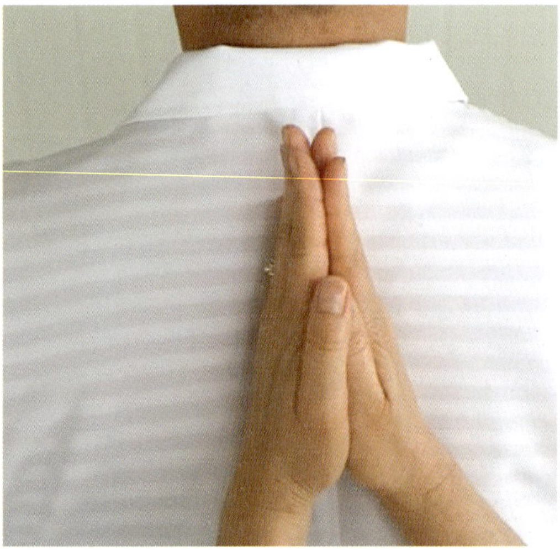

승모근을 따라 가볍게 고타법, 횡찰법을 병행하여 한다.

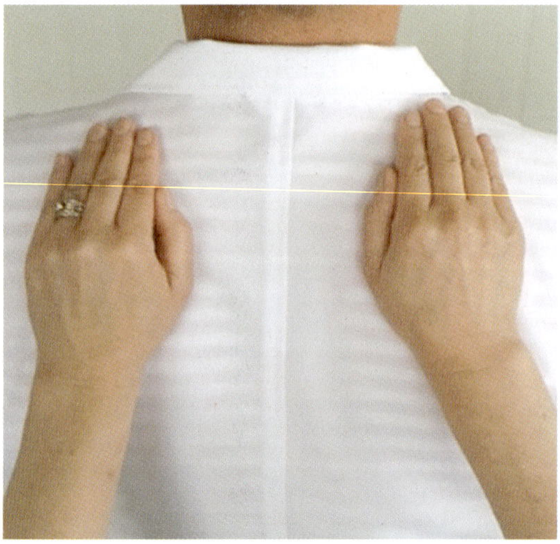

커핑기법을 활용하여 가볍게 위, 아래 3회 반복으로 마무리한다.

04 척추 신경의 이해

척추는 인체의 목과 등, 허리, 엉덩이, 꼬리부분에 이르기까지 중요한 뼈의 역할을 한다. 또한 척추 안에는 뇌에서 나온 신경다발인 척수가 존재하여 중추신경계인 뇌와 말초신경 기관들을 잇는 역할과 척수가 손상되면 여러 종류의 마비증상이 올 수 있기 때문에 척추 보호를 강력하게 해야 한다.

1. 척수 반사 기능

척수뿌리에는 들신경섬유(감각)와 날신경섬유(운동) 그리고 직접 또는 간접적으로 척수내에 연락하여 외계의 자극에 응답하는 반응을 척수반사라고 하며 근육운동과 분비샘의 분비들을 직접 조절한다.

2. 중추 말초신경 기능

외부로부터 자극에 반응하여 정보를 분석하여 신체 반응을 일으키게 한다.

말초 신경 계통은 크게 두가지로 구분하는데 이를 체벽, 피부, 뼈대근 등에 연결시켜 주어 의식적인 활동을 하게하는 체신경계통과 심장, 혈관, 위, 창자, 샘과 같은 내장기관에 연결시켜주어 무의식적인 행동을 하는 자율신경 계통이 있다.

3. 척추 측만증 원인과 증상

척추는 앞에서 보았을 때 일직선이며, 옆에서 보았을 때 경추와 요추는 앞으로 휘고 흉추와 천추부는 뒤로 휘어져 있다. 척추 측만증을 일으킬 수 있는 원인은 정확히 알수 없으나 척추 생성 과정에서 이상이 생겨 발생한 선천성과 신경 섬유종에 의한 척추 측만증 등의 증후군에 의해 동반된다.

척추 측만증의 증상에서 흔히 알 수 있는 것은 요통 증상이며, 척추의 휜부분의 정도에 따라 연관지어 본다. 만곡의 각도가 70~80도 이하인 경우는 증상이 없거나 90~100도에서는 호흡곤란 또는 폐동맥 혈액의 흐름이 저하된다.

1) 척추 측만증 진단

눈으로 보았을 때 서있는 자세에서 양쪽 어깨의 높이가 다르고 유방의 크기, 견갑골이 튀어나와 보이거나 유난히 등이 휘어보이는 증상이 나타난다.

대부분의 측만증 환자들은 그 정도가 심하지 않아 치료시기를 놓치는 경우가 있으므로 주기적인 관찰이 필요하다. 따라서 성장이 끝나지 않는 경우는 증가속도가 미비하나 계속적인 측만의 증가가 진행될 경우가 있으므로 유심히 관찰하여야 한다.

〈그림 3-15〉 척추 굽음증을 예방하는 스트레칭 운동법

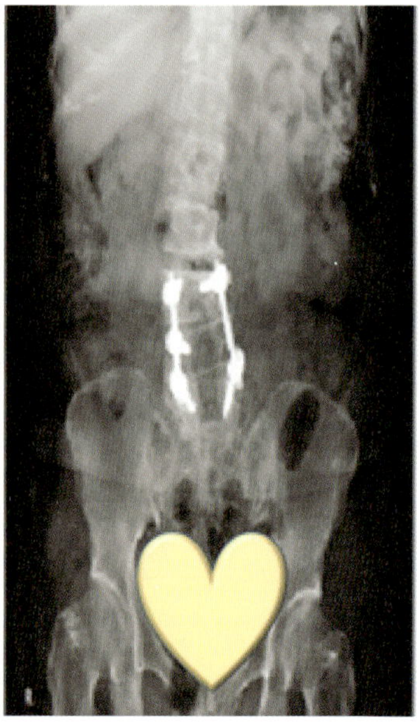
노인성 척추 측만증

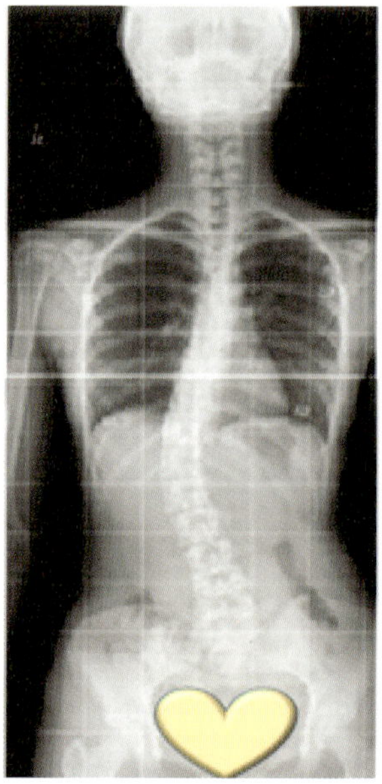
청소년기 옆 측만증

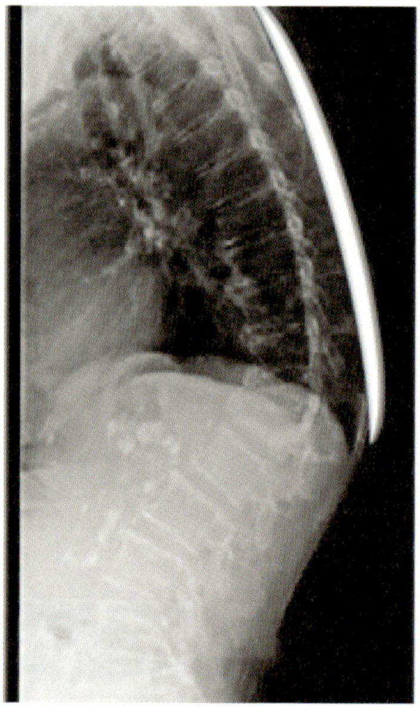
노인성 뒤 측만증

2) 척추 측만증 예방을 위한 스트레칭

(1) 힘을 뺀 후 3분간 철봉에 메달려 유지한다.

(2) 코로 숨을 깊게 들이쉬고 입으로 천천히 반복하여 호흡조절을 한다.

(3) 등에 힘이 들어가지 않도록 하며, 엉덩이를 바닥위에 누른 후 반복한다.

(4) 보조자가 독맥위에서 골반을 고정한 후 손의 교차방법으로 당겨준다.

(5) 시술자는 머리 뒤로 깍지를 끼고 당겨주는 상태로 가슴을 들어준다.

(6) 시술자는 보조대를 잡고, 피시술자는 양손을 무릎위를 잡고 허리쪽으로 당겨준다.

(7) 머리에 큐션을 받치고 엎드린 상태에서 팔을 쭉 뻗은 후 몸 통을 상 · 하 움직여 준다.

(8) 옆으로 누운 상태에서 큐션을 옆구리에 받치고 팔은 위로 올려 준다.

(9) 침대 끝에서 옆으로 누운 채 옆구리에 큐션을 고정한 후 참을 수 있을 때까지 유지한다.

(10) 옆으로 누운 후 팔은 목 뒤로 깍지를 끼고 당겨주면서 피 시술자는 골반과 다리를 고정 시켜 준다.

(11) 네발로 원을 그리듯이 3회 이상 돌면서 중심을 잡는다.

(12) 벽 앞에서 15cm 떨어져서 벽면에 양손을 대고 머리위로 두 팔을 쭉 뻗어 준다.

(13) 엎드린 상태에서 다리를 구부리고 15초간 3회 반복으로 당겨준다.

(14) 양 무릎을 구부리고 양팔을 뻗은 후 윗몸 일으키기를 3회 반복한다.

〈그림 3-16〉 척추 측만증 예방을 위한 스트레칭 운동법 14가지 동작

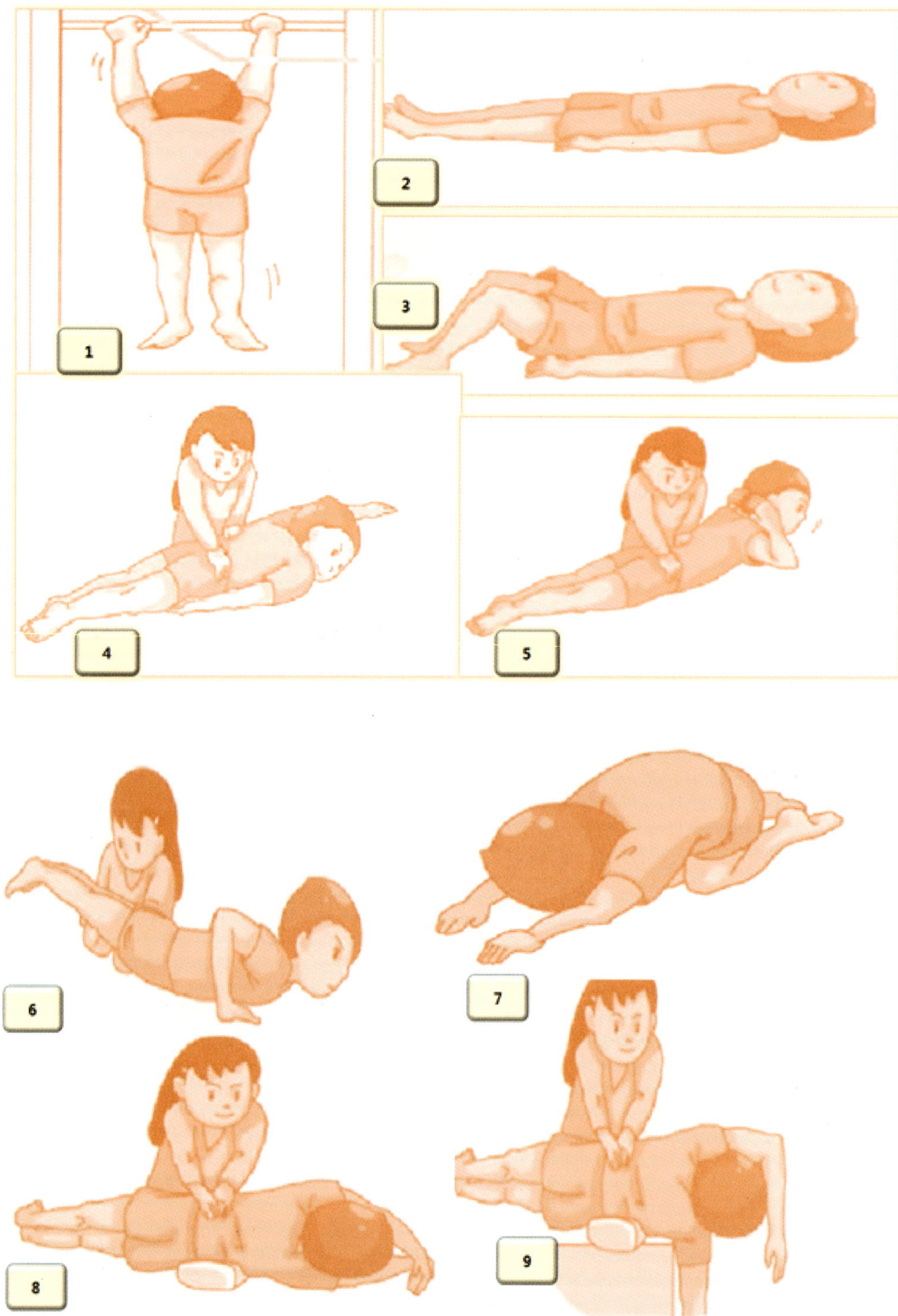

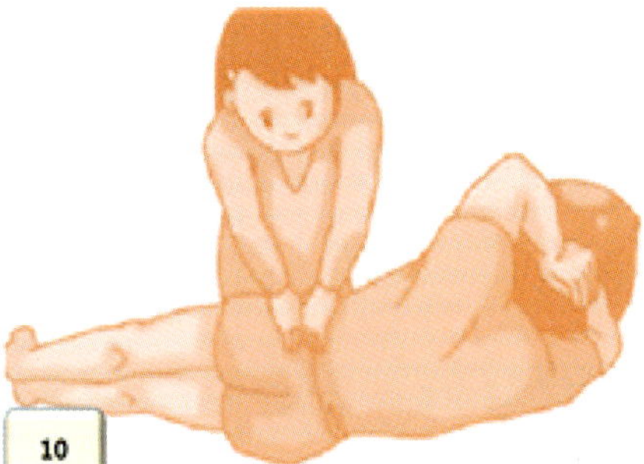

10

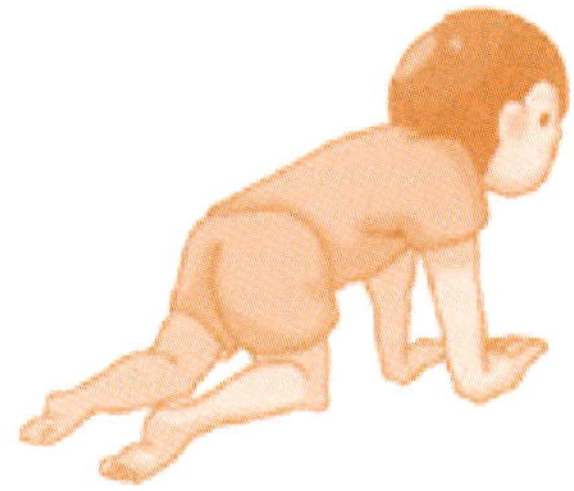

11

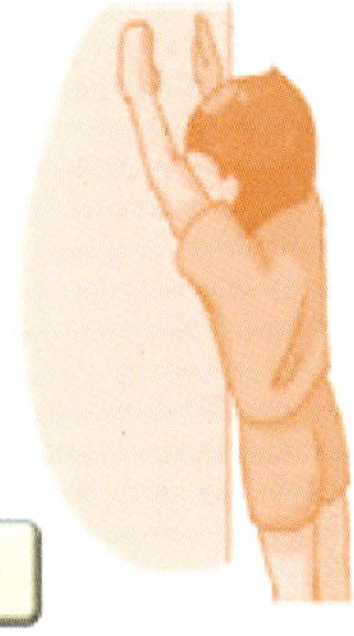

12

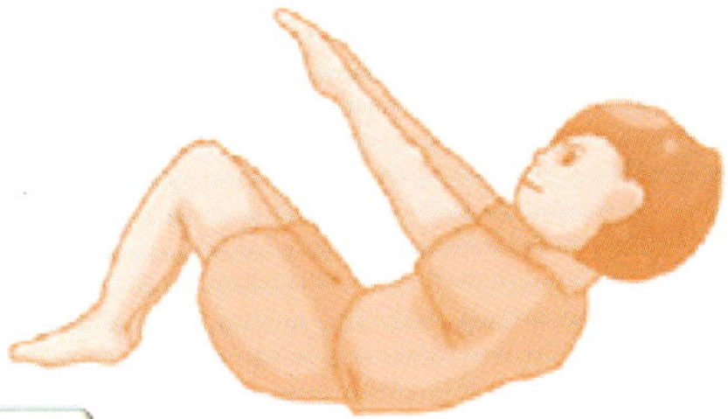

13

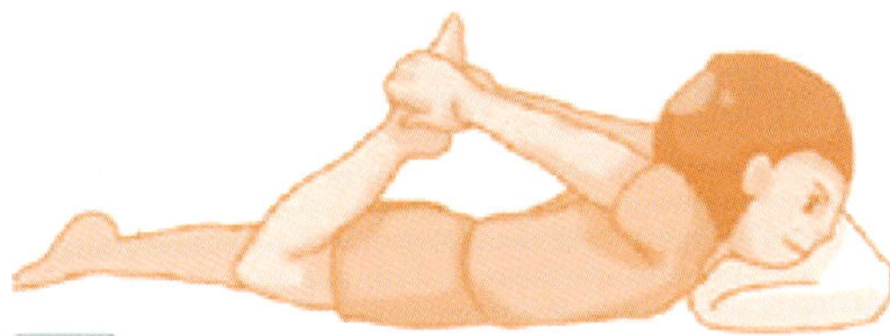

14

05 몸 기능의 이해

우리의 몸은 외모향상추구란 유해한 사회 환경속에서 내적관리 뿐만 아니라 외적관리부분에서 개인의 라이프스타일에 따라 다소 차이는 있다. 피부관리, 체형관리가 중요하지만 건강관리도 우선시 되어야 한다. 옛 속담에 건강을 잃으면 세상 전부를 잃는다고 하듯이 우리 몸의 육장육부 기능은 매우 중요하다. 따라서 지촌법과 힐링기법을 이용하여 몸의 기 흐름을 원활하게 하고자 한다.

1. 경혈 위치 활용법

인체의 경혈위치 3가지 방법으로 해부학적 표지는 눈, 코, 귀, 입 등의 윤곽이나 젖꼭지, 배꼽, 뼈의 관절, 근육 등의 명확히 튀어 나오거나 오목하게 들어간 곳을 기준으로 삼는다. 길이와 폭을 측정, 손가락 크기 기준으로 다리쪽에 있는 경혈의 위치를 찾을 때 사용 된다. 지촌법(指寸)을 사용할 때는 길이와 살찐 정도가 달라서 경혈의 가로와 세로 치수를 정확히 확신할 수 없기 때문에 반드시 골도분촌법을 기준으로 삼아야 하며, 骨度分寸法은 정해져 있다. 어른이든 아이든 대퇴골의 머리(대전자) 부분에서 무릎까지 19촌으로 정해져 있기 때문에 뒷목 넓이가 9寸, 뚱뚱한 사람도 9寸, 목이 가는 사람도 9寸에 해당된다.

1) 손의 관찰

손 테크닉 요법은 인간의 질병을 치료하는 보완대체요법 중의 하나로 인도, 중국, 그리스, 아라비아 등에서부터 행하여 내려져온 가장 오래된 치료법이다. 어원은 그리스어(messein) 주무르기로 추측되어 내려오다가 프랑스어의 영향을 받아 문지르기, 주무르기, 마찰, 두드러기 등으로 불리운다.

기원은 3천년전 중국에서 처음 발견하였고, 밀고 당기다, 압박을 가하다, 문지르다, 는 의미를 내포한다. 테크닉의 목적은 근육을 자극하여 이완시키고 혈액과 림프의 순환을 증진시키며, 심리적으로 긴장과 불안 스트레스를 감소시킨다. 또 손을 이용한 신체표면을 접촉하는 방법으로 근육을 이완시키고 혈액순환을 증가시켜 대상자의 긴장, 불안, 스트레스를 완화시켜주는 방법이다.

손의 음경인 수태음 폐경(가슴 위치, 중부 혈에서 엄지손가락 소상혈에서 끝, 좌우, 22개), 수궐음 심포경(좌우, 가슴, 천지혈에서 가운데 손가락 끝, 중충혈 끝으로 18개혈), 수소음 심경의 氣를 통하여 후계, 중지, 소택, 관충, 삼양 등의 심선과 양경의 수양명 대장경(집게손가락 끝의 상향혈로서 끝이 나고, 한쪽 혈이 20개, 좌우 40개혈), 수소양 삼초경의 양계, 합곡, 삼양으로 기 운행을 하게 된다.

발의 양경인 족 양명 위경의 태계, 곤륜, 경골의 기를 통하고 발의 음경인 족 태음 비경, 족궐음 간경, 족 소음 신경(용천혈에서 시작하여 목 아래쪽 유부 혈 끝난다. 한쪽이 27개, 좌우, 54개혈)의 은백, 대도, 태백, 공손, 조혜 ,태계 등의 기 흐름은 족소음 신경인 용천으로 순회한다.

〈그림 3-17〉 해부학적으로 골도 분촌 법, 지 촌 법을 사용하는 방법

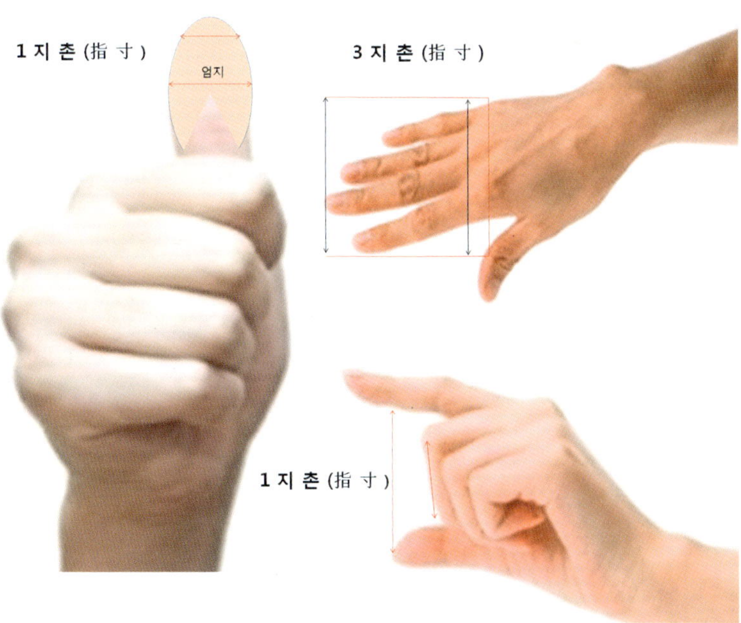

〈그림 3-18〉 상지부및손의혈위표(上肢剖穴位)

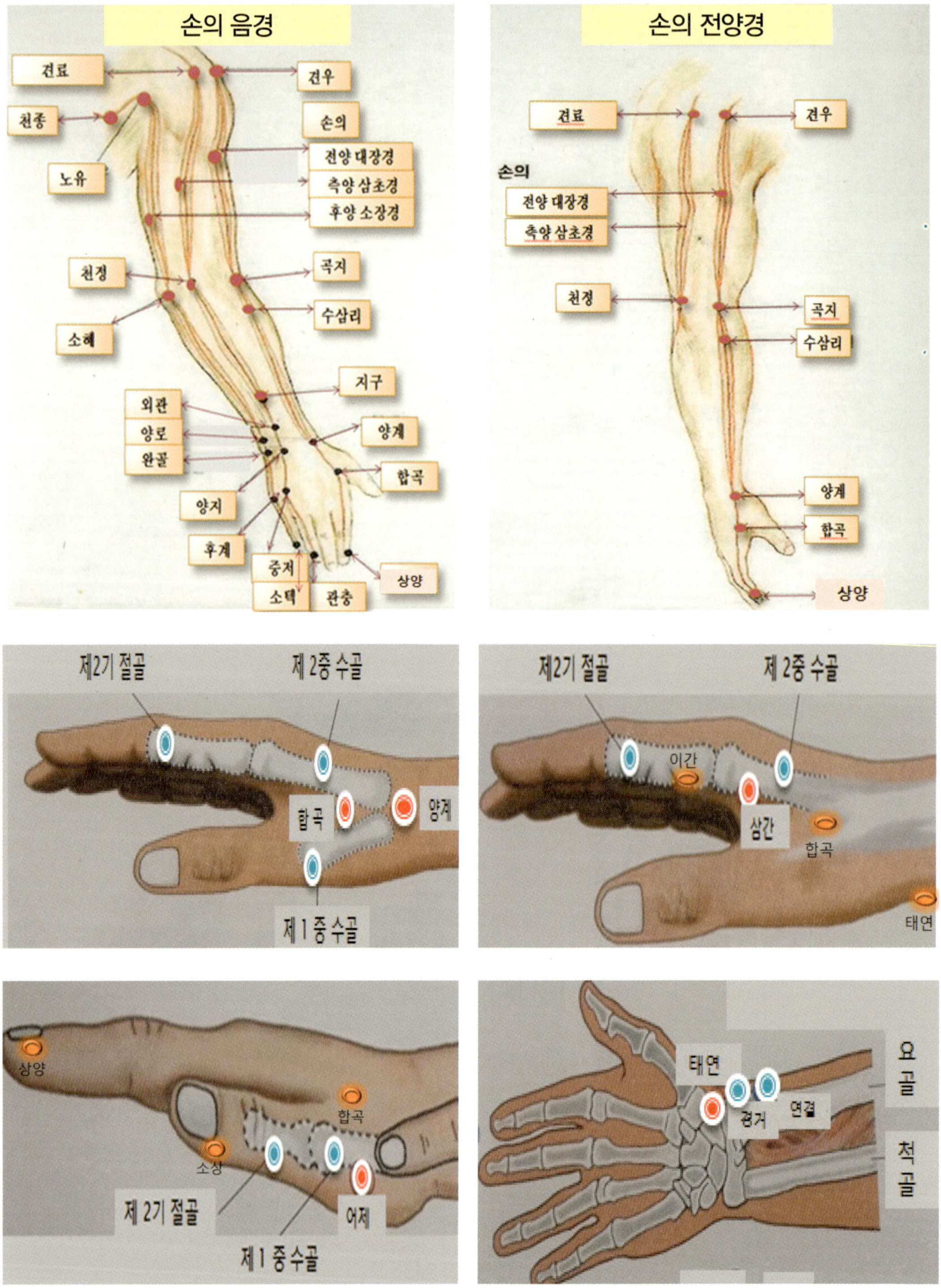

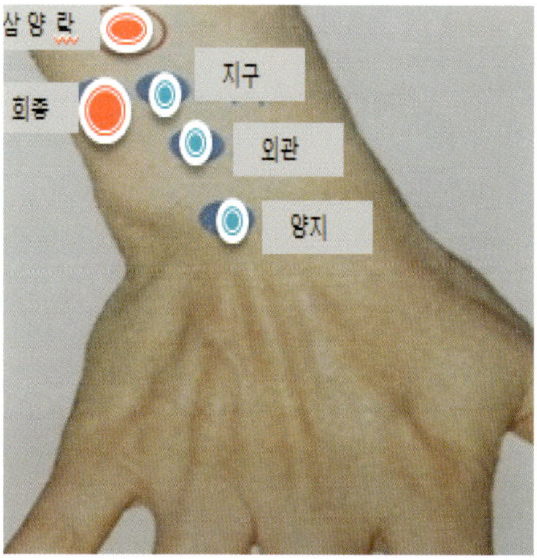
삼양락
지구
회종
외관
양지

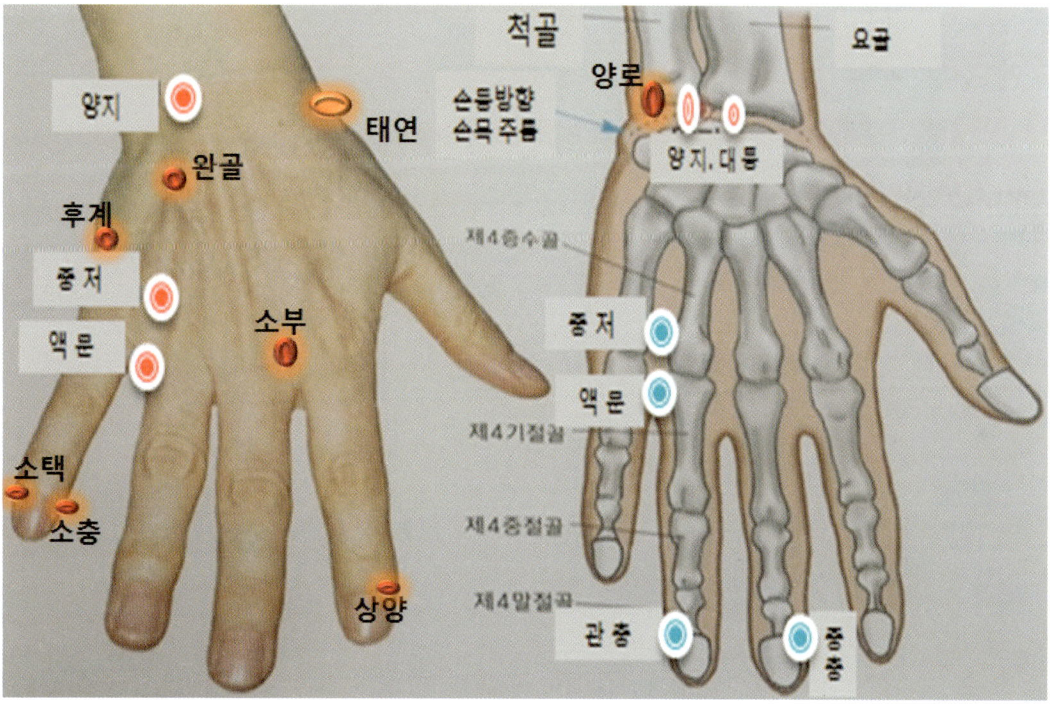
양지
태연
완골
후계
중저
액문
소부
소택
소충
상양
척골
요골
양로
손등방향
손목 주름
양지. 대릉
제4중수골
중저
액문
제4기절골
제4중절골
제4말절골
관충
중충

2) 손의 부위별 명칭 해설

(1) 외관

난청, 이명, 청각상실 등의 귀질환과 눈이 아프고 충혈되는 눈질환에 효과적이고, 아래팔이 저리고 아플 때, 상지 관절염, 손과 팔의 마비나 통증에도 효과적이다.

(2) 지구

삼초경의 경혈이며, 얼굴과 눈의 충혈이나 목구명의 충혈로 호흡곤란, 열병으로 춥거나 열이 날 때, 상지 신경통, 어깨, 등의 통증에 효과가 있다.

(3) 양로

늙고 허약해짐을 방지해 전신을 기르는 양의 혈, 뇌 출혈, 팔꿈치가 저리고 아플 때, 고환이나 음낭이 커지면서 아플 때 효과가 있다.

(4) 완골

손목뼈 중의 하나 앞에 있는 혈로서 어깨와 팔이 아프고 저릴 때, 손가락이 떨릴 때, 얼굴이 붓는 병증에 특효가 있다.

(5) 양계

호흡곤란, 기침, 냉증, 목의 통증, 이명, 삼차 신경통 가려움증 등에 효과가 있다.

(6) 합곡

몸 전체에 걸친 증상에 효과가 있고 모든 급성질환의 구급혈로 사용된다.

(7) 양지

여성의 자궁질환을 고치는데 특효이며, 손등은 양이라 하여 수소양경의 원혈이다. 어깨에서 팔에 걸친 통증과 팔 신경통, 손목, 팔뚝의 통증 등에도 크게 특효가 있다.

(8) 후계

두통, 뒷목 뻣뻣할 때, 늑간 신경통, 팔의 경련 등 주먹을 쥐면 살이 볼록해지고 눌러 보면 작은 계곡처럼 나타나는 곳, 손가락 마비나 경련에 도움된다.

(9) 중저

삼초맥의 본혈로 가운데 있어 물을 막아 옆으로 돌게 할 수 있다고 수소양경의 유혈이라 한다. 목구멍이 붓고 아플 때, 팔굽과 손가락을 구부리거나 펴지 못할 때, 시력감퇴, 녹내장, 칭력감퇴, 편두통 있을 때 중저혈에 침효과를 곧 바로 받는다.

(10) 소택

少는 소장경을 가리키며, 택(澤)은(기가모이는 우묵한 곳), 수태양경의 정혈이며, 두통, 인후병, 목과 혀의 경직, 설염, 심장마비, 젖 앓이, 열병, 인사불성 등에 효과가 ㅇ다.

(11) 관충

약지손가락 경혈자리로 심포경이 이 경락에 오는 관문이므로 수소양경의 정혈이다. 녹내장, 결막염, 눈 충혈 될 때, 인후 병, 입술이 마르고 혀가 틀 때, 가슴이 답답할 때 등에 효과가 있다.

(12) 상양

수양명 대장경이 시작되는 혈로서 수 태음맥과 교차점으로 양분되어 흐르고 폐경과 연결하는 양경의 혈이라서 상양이라 한다.

이 경혈은 명치 및 가슴이 답답할 때, 어께와 등이 켕기면서 답답할 때, 난청, 눈이 피로할 때, 손가락의 마비, 치통, 녹내장기침, 담에도 효과가 있다.

(13) 이간

대장경의 두 번째 혈로서 집게손가락 제 2기절골 끝의 바깥쪽 우묵한 곳에 위치하며, 어깨통증 및 신경통, 신열, 코피, 구안와사 등 그 밖의 삼차신경통에 특효가 있다.

(14) **삼간**

수양명경의 세 번째 혈, 집게손가락 제 2 중수골 앞의 바깥쪽 우묵한 곳에 위치하여 입술이 마르거나 천식, 감기, 코피, 치통 등에 효과가 탁월하다.

(15) **태연**

폐의 기능을 돕는 경혈, 손바닥을 향한 손목안쪽 주름살 끝 부분의 모목한곳 폐의 기능을 도와주며 천식, 기침 기관지염, 폐결핵, 소화장애, 손목관절염, 아래팔의 신경통 등에 잘 듣는다.

(16) **어제**

물고기를 닮은 혈자리, 엄지손가락 첫째마디와 손목사이 두툼한곳, 위장의 상태를 피부색으로 판단(이상시 파란 줄 생김, 간 장애 이상시 빨간색 변화, 만성질환시 검은 정맥 보임)가능하며, 가슴이 답답하거나 두통, 젖몸살, 언어 장애, 인후병 등에 특효가 있다.

(17) **소상**

음에서 양으로 나누는 혈, 엄지손가락 안쪽 손톱의 모서리를 지나는 수직선과 손톱 뿌리를 지나는 수평선이 만나는 지점에 위치, 급체, 인후병, 기침, 편도선염, 목안이 부어 음식을 삼키지 못할 때, 어린이 만성장염 등에 잘 듣는다.

2. 하지근육의 정의 및 기능

하체를 작용하는 근육은 엉덩이, 무릅, 발 관절의 움직임을 일으키는 근육들은 신체에서 가장 크고 강하며 몸의 균형을 잡는 기능을 한다. 하지의 구성은 부위에 따라 둔부, 허벅지, 종아리근육 및 족근으로 나눌수 있다.

하지는 사람 몸통아래 붙어 몸을 지탱하게 하고 서거나, 걷거나, 뛰는 일을 하며 근육으로 체중을 유지하고 움직임을 가능하게 한다.

〈그림 3-19〉 손, 팔 테크닉 요법의 실제

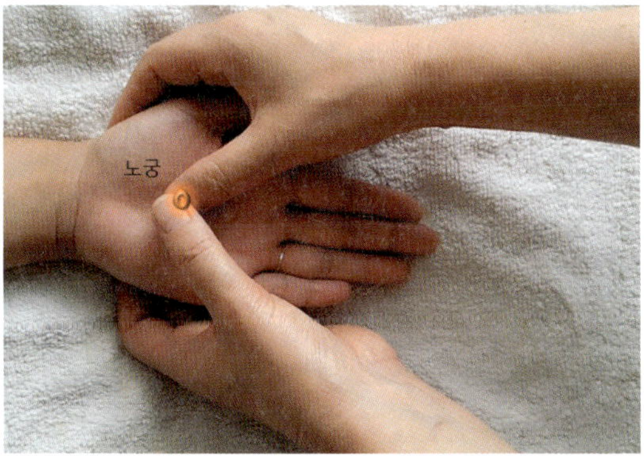

노궁혈 지압을 한다.

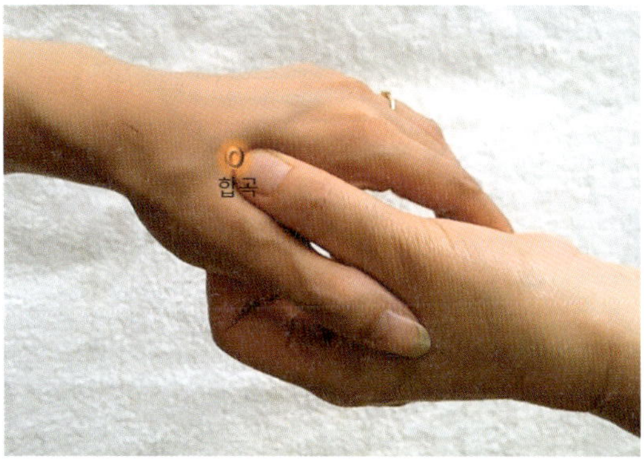

합곡혈 지압을 한다.

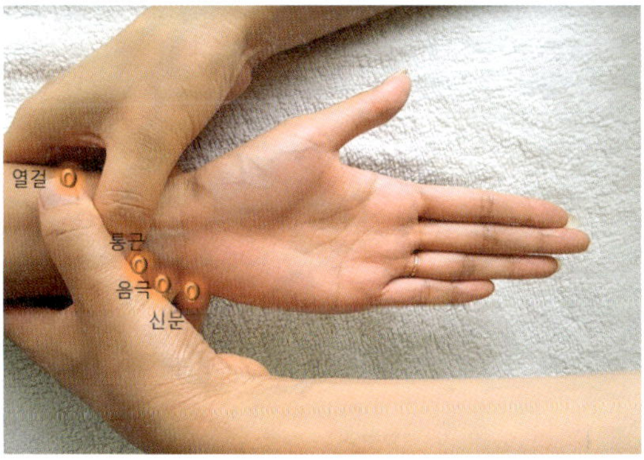

열결, 통근혈을 동시에 지그시 눌러준다.

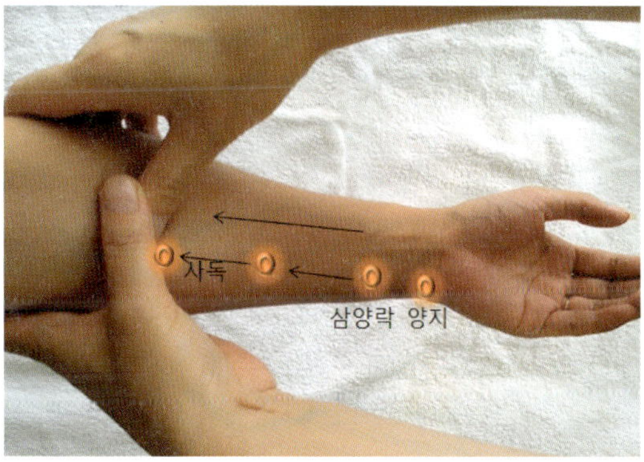

양지, 삼양락, 사독혈을 따라 3초간씩 누른다.

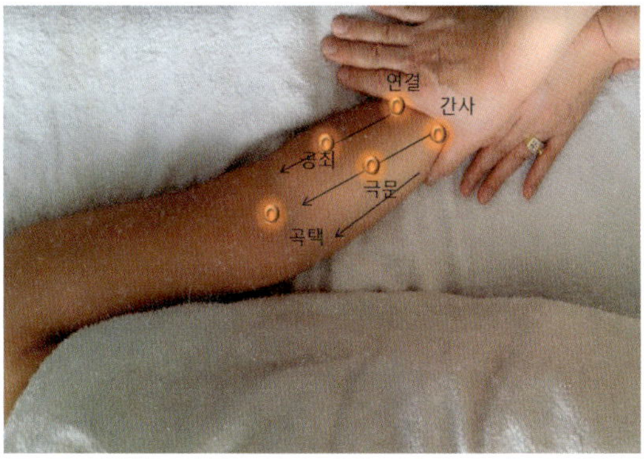

간사혈, 극문혈, 곡택혈을 수장압으로 한다.

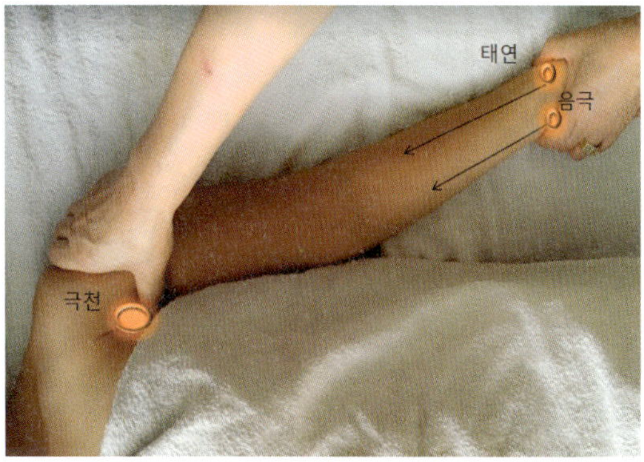

태연혈과 음극혈을 잡고 극천혈을 누른다.

1) 하지의 기능

하지근육은 둔부근육, 허벅지 근육, 종아리 근육으로 구분되어 인체를 이루는 골격 중 사용빈도가 가장 높다. 따라서 둔부근육은 고관절에서 대퇴골의 신전과 외전을 시켜주며 허벅지 근육은 넓적다리 네갈래근, 햄스트링근(허벅지 뒤쪽부분의 근육과 힘줄, 속도, 감소, 방향제시), 내전근(허벅지 안쪽) 등은 대체로 큰 근육을 이루고 있으며, 종아리 근육은 가자미근과 넙치근, 전경골근, 비골근 등의 근육으로 이루어져있다.

2) 무릎관절의 통증

관절은 뼈와 뼈 사이가 부드럽게 움직일수 있도록 연골이나 관절낭, 인대, 힘줄, 근육 등으로 구성되어 있으며, 움직임에 따라 방생하는 충격을 흡수하는 역할을 한다. 대표적인 증상은 붓거나, 열감이 동반되며 여러 가지 원인으로 퇴행성 관절염, 류마티스 간절염, 통풍 등이 있다. 음양오행설 학설과 경혈학설을 근거로 피부표면의 일정부위에 다양한 방법으로 물리적 자극을 가함으로써 생체의 반응을 일으키게 하고 질병을 예방, 치료, 완화하는 기의 치료를 실시하였을 때 각각의 통증 감소 및 증상 개선에 도움이 된다.

3. 하지 부위별 명칭 및 해설

하지를 구성하는 근육으로 체중을 유지하고 허벅지(대퇴부) 종아리, 장딴지 등 발근육을 움직이게 하는 근육이다.

1) 음곡

무릎 아래 보골 뒤쪽 큰 힘줄과 작은 힘줄 사이에 곡처럼 있다고 하여 음곡이라 칭하며, 요도염, 소변 불리, 남녀의 비뇨. 생식기 질환에 특효가 있으며, 음낭이나 음부의 부종, 생리불순, 월경출혈, 질염, 무릎관절염, 고관절이 아플 때 등에도 특효가 있다.

2) 위양

족 태양의 별락(別洛)이며, 무릎 뒤의 오금주름 바깥쪽, 두 갈래로 갈라지는 힘줄 중 바깥쪽 힘줄의 안쪽에 있는 곳이며, 이 경혈은 등, 허리의 통증, 좌골 신경통, 종아리부위 근육의 경련성 통증, 반신불수 등에 효과가 좋다.

3) 승산

장딴지 부분의 두툼한 살의 산을 타고 오르는 것 같다고 하여 승산이라 하며, 이곳에 쥐가 잘 나는 사람은 자극과 함께 비비거나 발목 돌리기 운동을 하면 좋다.
이 경혈은 승산혈과 효능이 비슷하며, 일반적으로 지압이나 테크닉을 해도 효과가 크다. 요통과 허리가 뻣뻣하거나 살이 많이 쪄서 다리가 많이 무거울 때, 무릎 관절이 부었을 때, 입냄새, 비만, 설사 등에도 특효이다.

4) 축빈

내관과 더불어 경맥이 서로 이어지고 낙맥이 서로 통하게 되어 음유맥의 극혈이다. 숙취나 멀미에 의한 구역질이나 구토, 무릎아래에서 종아리 뒤쪽의 경련에 효과가 있다. 그 밖의 정신분열증, 간질, 경련, 두통, 요통, 전립신 질환이나 여성의 내하, 자궁 출혈, 하복부 통증에 좋다.

5) 비양(궐양)

족태양의 낙이되니 비호처럼 날아가 족소음경에 이른다. 다리쪽의 비양혈을 지압하면 코 막힘, 머리의 무거운 증상도 완화시켜주는 효과가 있고, 다리가 저리거나 종아리와 무릎이 아프고 발가락을 구부릴 수 없는 증상, 류마티스 관절염, 좌골 신경통, 요통에 효과가 있다.

6) 태계(여세)

안쪽 복사뼈 뒤쪽 아킬레스건 사이의 맥이 뛰는 우묵한 곳에 있으며, 안쪽 복사뼈 정점과 같은 높이에 위치 한다. 이 경혈은 운동이나 수영중에 갑자기 생기는 종아리 경련, 다리의 관절을 삐었을 때, 발바닥이 열이나고 붓고 아플 때 등과 같은 모든 질환에 특효이다.

7) 곤륜

아킬레스건 상에 가장 함몰되는 부위로서 다른 혈보다 높고 발 뒷꿈치 뼈 위 우묵한 가운데 손을 대면 가는 맥이 뛰는 곳에 있다. 다리의 질환인 좌골신경통이나 다리관절염, 류마티즘, 아킬레스건의 염증, 각기병, 양수가 일찍 터졌을 때 등의 여러 가지 증상에 효과가 있다.

8) 경골

족태양 방광맥의 원혈로서 발의 바깥쪽 가장자리 제 5중족골이 튀어나온 부분의 뒤쪽, 살갗이 붉은색을 뛰는 경계선의 우묵한 곳에 있다. 뇌질환인 두통, 간질 등에 해당한다.

9) 음령천

음은 안쪽, 능은 언덕, 천은 기가 나오는 곳으로 깊은 샘과 같다하여 칭하게 되었으며 족태음경의 합혈이다. 무릎, 허리, 다리의 질환을 다스리며, 여성의 생식기, 비뇨기 질환 등 범위가 넓게 사용되며, 위장질환, 소화불량 등 차가운 것이 원인이 되는 배탈, 설사, 이질, 위장병에도 특효가 있다.

10) 여구

소양으로 별도로 가는 것이 마치 하나가 둘로 나누어져 서로 교류라는 것과 같다고 하여 여구라 하며, 남녀의 비뇨, 생식기 질환에 많이 사용되는 혈이다. 소변이 잘 나오지 않거나 소변을 보지 못하는 경우, 야뇨증, 배꼽아래가 딱딱하고 하복부가 붓고 아플 때, 음부가 가렵고 아플 때, 고환이 커지면서 아랫배가 아플 때, 다리마비, 정강이가 저릴 때 등에 특효가 있다.

11) 태충

발의 합곡이라고 불리는 만능 경혈로 졸음을 막는 것 뿐 만아니라 갱년기 장애와 간장의 기능을 향상시키는 효과가 있으며, 족궐음경의 유혈이다.

이 경혈은 소화기계의 질환을 치료하는 사관혈로서 기혈의 순환을 도와주며, 자궁질환, 신경계질환, 간 질환에 효과가 있다.

12) 중봉

발목의 완중 근육이 부착되어 모이는 곳이라 하여 중봉이라 칭하며, 취혈 할 때 발을 들면 요함처가 보이고 발을 펴면 뚜렷한 근육사이에 있다.

안쪽 복사뼈가 붓고 아플 때, 발이 냉할 때, 다리관절, 허리가 삐었을 때 특효가 있다.

13) 삼음교

발의 3음경맥(족태음 비경, 족궐음 간경, 족소음 신경)이 교차하는 곳이며, 3음경맥이 모이는 혈이다. 비장, 간장, 신장의 기능에 효과가 있으며, 각종생식기 질환, 월경불순, 자궁내막염, 자궁탈수, 무 월경, 요오드염, 발기불능, 갱년기 장애에 동반되는 여러가지 질환 등과 식욕저하, 만성간염, 당뇨병 청각장애, 빈혈, 탈모, 다리가 차갑고 아플 때 등에도 잘 듣는다.

14) 조혜

내와 강 이 모여드는 곳이니 수화(水火)가 혈해혈, 기해혈 등를 통해 밝게 비추므로 조혜라 하며, 월경불순, 자궁탈수, 음부가 가려울 때 등 부인과 질환에 특효이며, 부종이나 방광염, 반신불수, 발작성, 간질, 히스테리, 신경쇄약, 눈이 붓고 충혈이 심할 때, 장이 몹시 아플 때 , 가슴이 울렁거릴 때 등에 효력이 있다.

15) 은백

엄지발가락 안쪽 족태음 맥의 기가 시작하는 곳으로 족태음경의 정혈이며, 위경련이나 소화불량, 구토, 급성설사, 혈변 등에 특효가 있으며, 발의 냉증, 월경과다, 자궁경련 등에도 잘 듣는다. 정신을 잃고 쓰러진 사람의 구급혈로 사용되기도 한다.

16) 대도

대 (大)는 팔의 맥에서 엄지발가락 본절 뒤의 함요처에 위치하고, 도(都)머리위로 모인다는 뜻이다. 요통, 현기증, 중풍, 사지의 부종, 온몸이 무력해 질 때, 배 근육의 경련, 아래 다리쪽의 신경통, 손발이 차가울 때, 뼈마디가 쑤실 때, 가슴이 답답 할 때, 중풍 등에 효과가 있다.

17) 태백

족태음의 유혈로 태는 크기, 백은 흰 살갗이란 의미이며, 소화불량, 위경련, 구토, 곽란, 위통, 복통, 급성 위장염, 장출혈, 각기병, 불면증 등 몸이 무겁고 아플 때도 잘 듣는다.

18) 공손

족태음경의 별약을 통해 양명으로 들어가는 곳이며, 위통, 복통, 설사, 구토, 이질 경련, 식욕저하, 위염, 급성장염 등의 소화기계통에 효과가 있다.

용어해설

① 엉덩이 아래 배신경과 엉덩이 샅굴신경 : 배부위의 근육이나 피부 또는 바깥음부에 분포되어 있으며 남자는 음낭, 여자는 대음순이다.

② 넙적다리신경 : 허리 신경중 넙적다리 네갈래근과 넙적다리 빗근에 분포하며, 피부는 표면에 분포하고 있으며 넙적다리근과 종아리근에 운동충격을 공급하고 종아리로부터 감각충격을 받는다.

③ 음부넙적다리신경 : 고환올림근을 따라 음낭내에 연결되며 여성은 자궁의 음순에 이른다.

④ 폐쇄신경 : 넙적다리 모음근육과 넙다리 피부에 분포한다.

〈그림 3-20〉 하지부 혈위표(下肢剖 穴位俵)

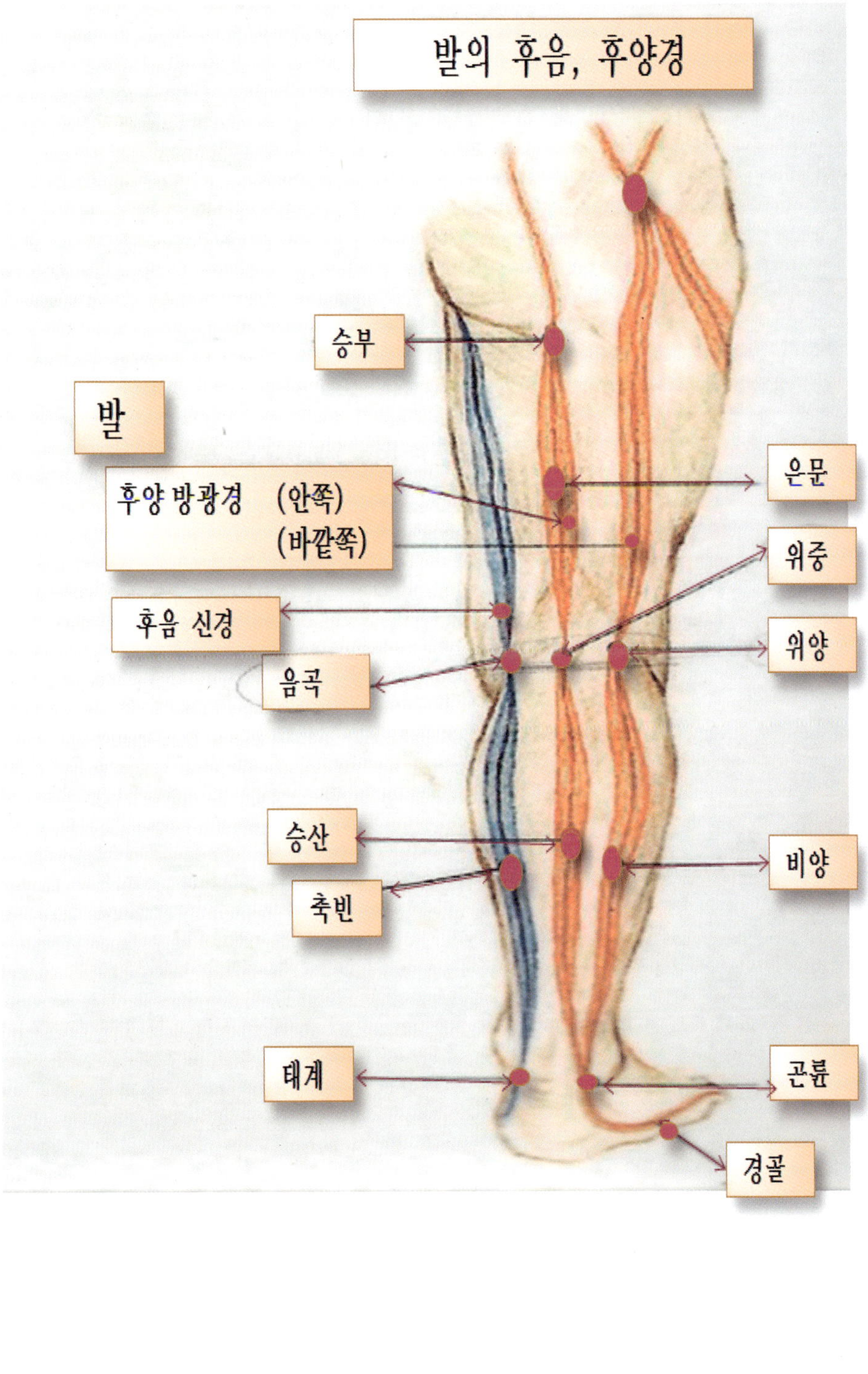

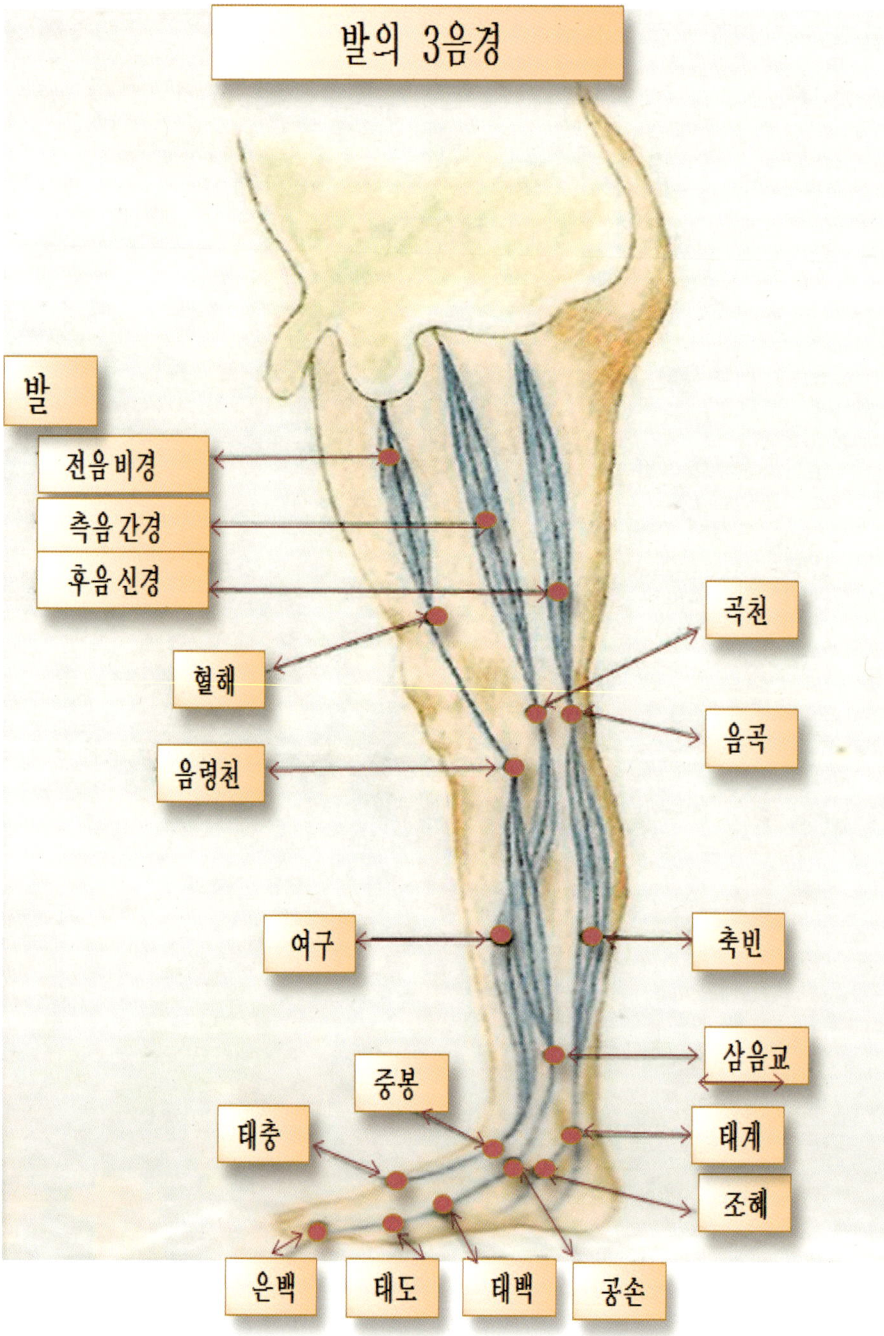
발의 3음경
발
전음비경
측음간경
후음신경
곡천
혈해
음곡
음령천
여구
축빈
삼음교
중봉
태충
태계
조혜
은백
태도
태백
공손

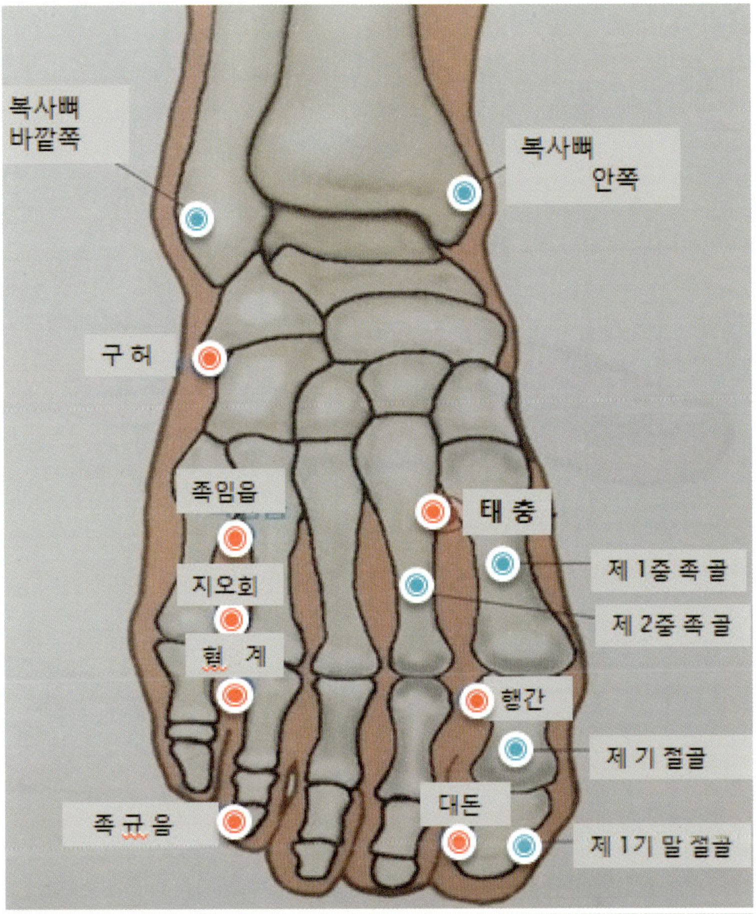
복사뼈
바깥쪽
복사뼈
안쪽
구 허
족임읍
태 충
제 1중 족 골
지오회
제 2중 족 골
협 계
행간
제 기 절골
족 규 음
대돈
제 1기 말 절골

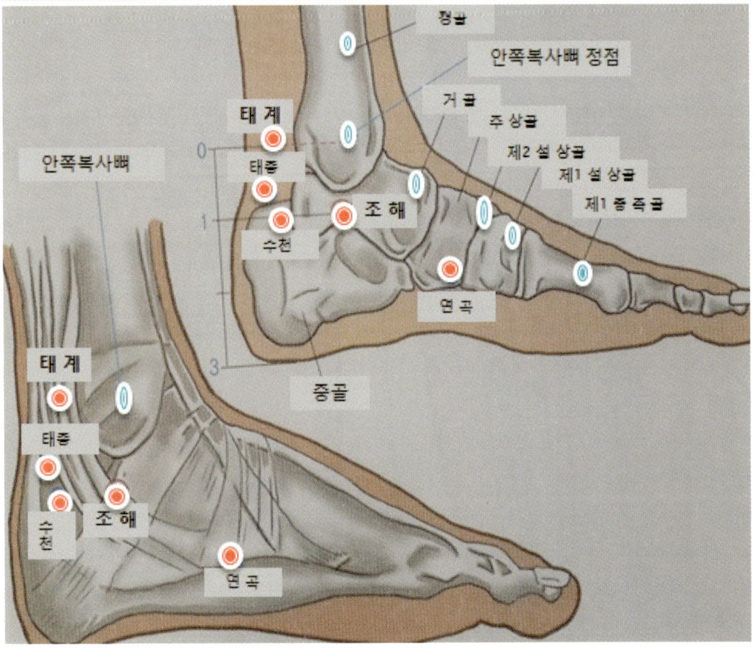
경골
안쪽복사뼈 정점
거 골
주 상골
제2 설 상골
제1 설 상골
제1 중 족골
태 계
태충
조 해
수천
연 곡
종골
안쪽복사뼈
태 계
태충
조 해
수
천
연 곡

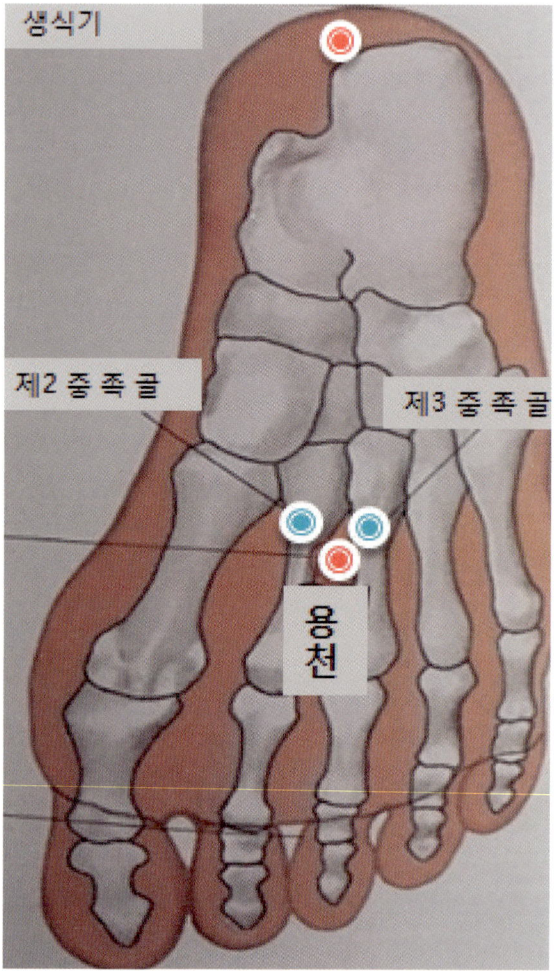
생식기
제2 중 족 골
제3 중 족 골
용천

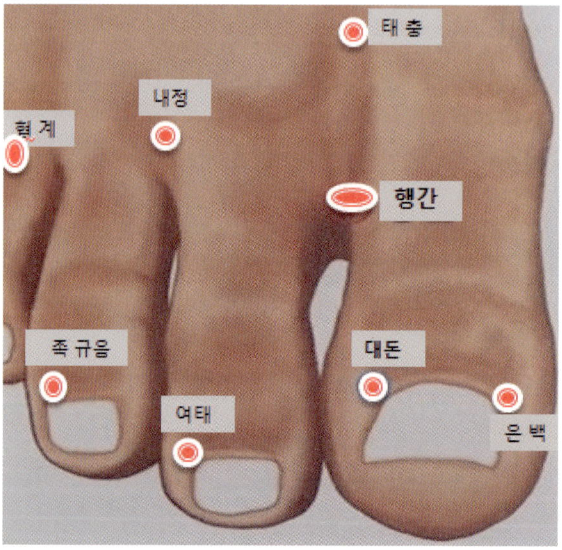
태 충
내정
협 계
행간
족 규음
대돈
여태
은 백

〈그림 3-21〉 다리 테크닉 요법의 실제

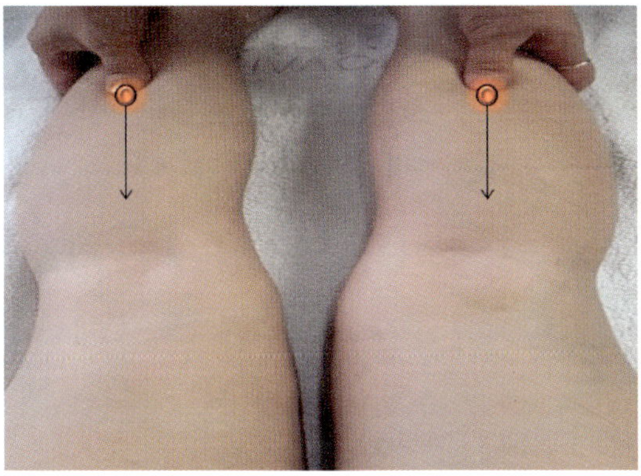

승산 혈 압을 준다.

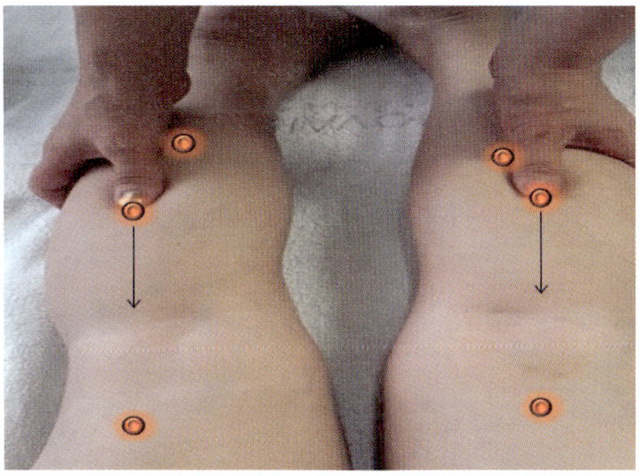

승근 혈 지긋이 누른다.

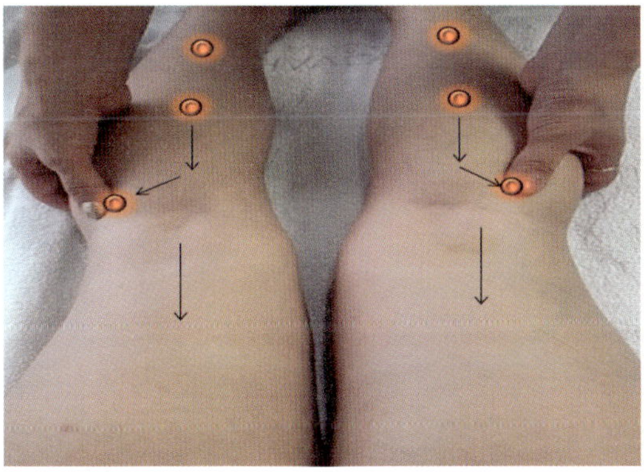

합양 혈을 누르면서 잡아당긴다.

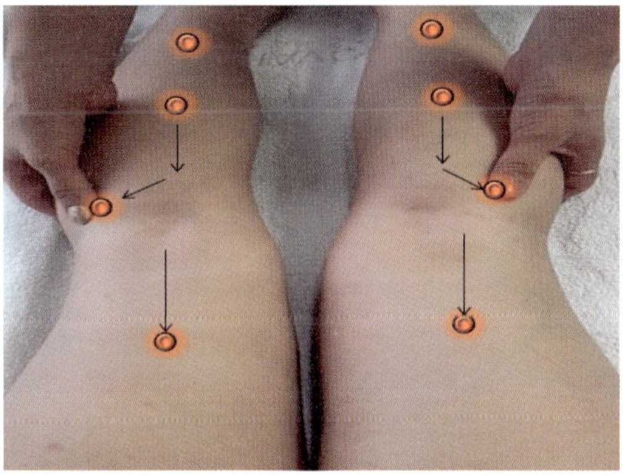

합양을 지나 위중혈을 3회 지긋이 누른다.

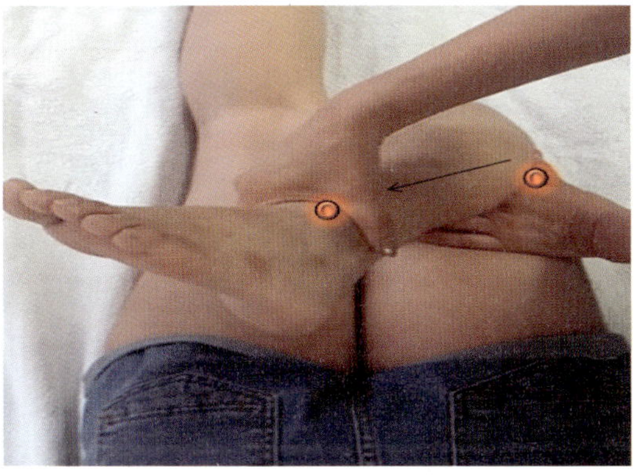

한쪽 다리 접기한다.

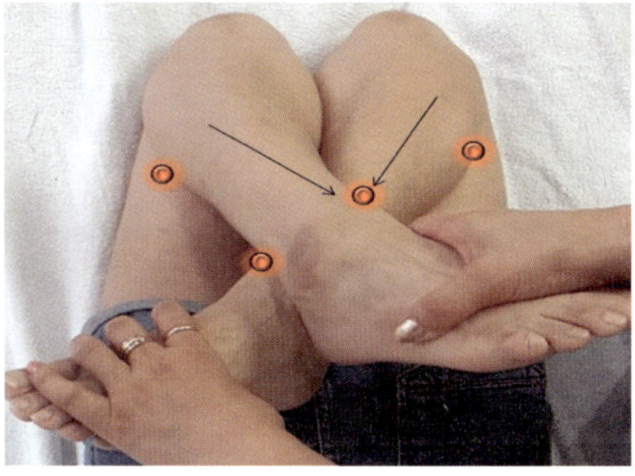

양쪽다리 교차 접어 압을 준다.

06 두피 기능과 챠크라 테라피

피부는 우리 인체의 복잡한 기능중 하나이며 외부환경과 직접 접촉하는 가장 바깥쪽을 덮고 있다. 인체의 많은 부위들은 다양한 지방을 갖고있는 피하조직층에 의해 근육과 장기들에서 분리된 느슨한 피부를 갖고 있으므로 세포들의 긴장과 지속적인 재생을 돕기 위해 테크닉을 하는 것은 매우 중요하다.

피부는 생명필수적인 기능을 수행하는 피지선과 한선이 있다. 이들은 두피를 이해하고 피부의 문제점을 구분하고 관리하는데 중요한 키워드가 된다.

〈그림 3-22〉 두개골 혈위표

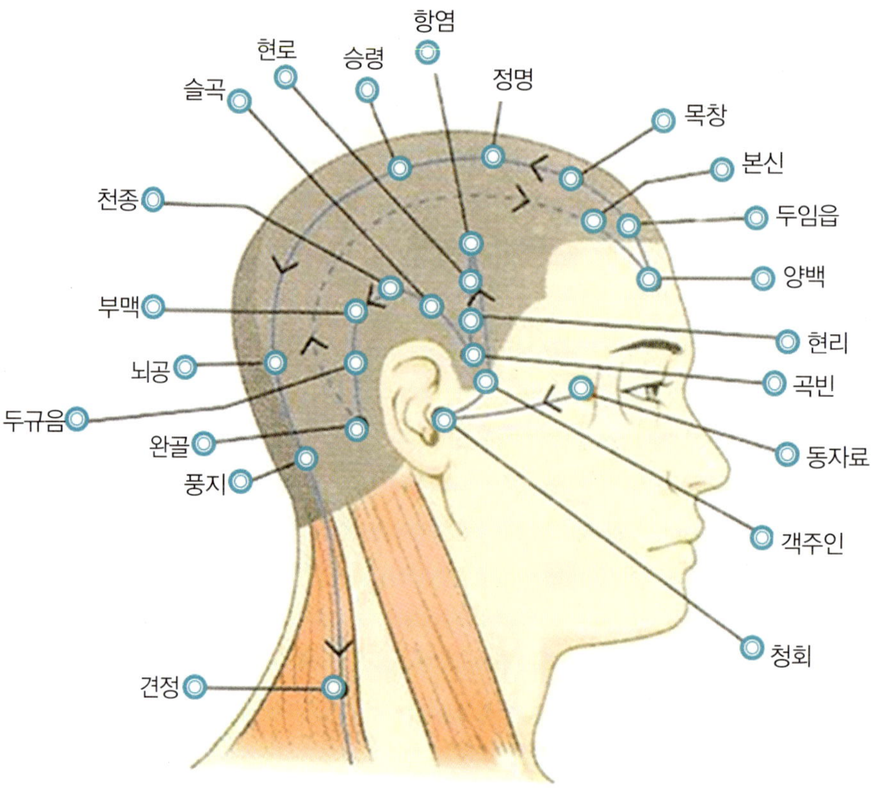

1. 두상 근막(Muscle)

인체의 움직임은 개체의 이동이나 공간적인 변화에 의해 끊임없이 일어나며, 근육은 신경조직의 반응으로 단축과 이완을 반복하면서 외관상 형태에 따라 적색근과 백색근으로 구분되어 각각의 형태에 따라 운동을 일으키며, 근막의 이완 요법에 의해 신체조직의 긴장을 완화시켜서 통증을 감소, 신체의 수직배열을 개선시켜 뼈로 된 구조물, 신경, 혈관, 내장이 적절하게 기능을 할 수 있도록 넓은 공간을 제공하는 기법으로서 적색근은 미오글로빈의 함유량이 많아 붉은 색을 띄며, 수축이 느려 지구력을 요하는 근육에 분포되어 있고 유산소 운동에서 주로 쓰이게 되고, 백색근은 미오글로빈의 함유량이 적어 빠른 수축으로 순간적인 힘과 스피드를 요하는 근육에 분포해 있고 무산소 운동에 주로 쓰이며, 쉽게 피로를 느끼게 된다. 두개골 뼈 24개, 척추24마디, 목뼈, (경추) 7개의 뼈, 갈비뼈- 12개, 양 팔, 64개, 다리 62개, 허리뼈, (요추) 5개, 엉치뼈, (천추) 원래 5개의 뼈로 이루어지나 성인이 되면 (천골), 꼬리뼈, (미추) 원래 4개의 뼈로 이루어지나 성인이 되면 미골, 발 뼈- 28개로 구분된다.

2. 두개골의 종류 및 혈

두개골(skull)은 하나의 뼈로 보이나 실질적으로 23개의 뼈로 구성되어 있다 .

두개골을 둘러싸고 있는 두피는 외피, 두 개피, 두 개피하조직의 3층으로 구성되어 있으며, 뇌를 둘러싸여 보호할 두개골은 6종의 8개로 전두골 1개, 접형골 1개, 측두골 2개이며, 톱니모양으로 되어 있다. 안면을 구성하는 안면 두개골은 비골 2개, 서골 1개, 상악골 2개, 하악골1개, 구개골 2개, 관골 2개, 설골1개, 하비갑골 2개로 9종이므로 총 15개의 뼈로 구성되어 있다. 이러한 두개골은 뇌, 기관별 평형 청각기관을 보호하며 생명유지에 필요한 소화와 호흡에 연관된 구강, 비강내의 구조물을 보호한다.

1) 전두골(Parietal bones 1개)

조개모양으로 생긴 한 개의 뼈로 앞이마를 형성하는 뼈를 나타내는 부분으로 안와의 대부분을 차지한다. 본래 한쌍의 전두봉합선이 1~2년 내에 소실되어 하나의 뼈가 된다 .

2) 접형골(Sphenoid bones 1개)

두개골의 중간부분을 형성하고 다른 두개골을 함께 연결해주는 역할을 하며 나비모양 골격으로 좌우에 큰 날개와 작은 날개로 이루어져 있으며, 날개사이 틈새로 열려있는 두 개강으로부터 안와로 빠져나가는 혈관과 신경의 통로가 된다.

3) 두정골(Parietal bones 1쌍)

두 개 폭에서 가장 넓은 부분을 차지하고 양 옆에 위치하며 두 개의 뼈로 두정봉에 의해 연결되어 있다. 두정골은 두 개강의 천정과 측면을 형성하며, 사각모양의 편평골로 시상봉합을 이룬다.

4) 후두골(Occipital bones 1개)

람다봉합을 따라 두정골과 관절하며 두개골의 가장 뒤쪽에 형성하고 두개골의 바닥을 이루는 뼈이다.

5) 측두골(Temporal bones 1쌍)

두개골의 양측면에 위치하고 있으며, 인상봉합을 따라 두정골과 관절을 이루며 외이고이 열려있고 외이도의 아래쪽은 유홍돌기와 경상돌기가 있으며, 유양돌기는 목에 있는 근육의 부착부위가 되며 결상돌기는 혀와 인두에 관련된 근육의 부착부위가 된다.

6) 사골(Ethmoid 두정골과 관절1개)

비강의 상부 외측벽 및 비중격의 일부를 이루는 함기골로서 사판과 수직판으로 되어 있다. 두개골 중 하악골과 설골 이외의 뼈는 모두 봉합에 의해 부동적으로 연결되어 있으며, 천정을 형성하는 십자모양의 뼈로서 10~20개의 작은 구멍이 있어 후각신경의 통로가 된다.

7) 봉합과 천문

하악골과 설골 이외의 뼈는 봉합에 의해 부동적으로 연결되어 두정골과 전두골 사이의 관상봉합, 좌·우 두정골 사이를 시상봉합, 좌·우 두정골과 후두골 사이를 인상봉합이라 하며, 두개골의 움직임은 안정적으로 운동, 휴식, 감정의 기복상태에서 심박이나 호흡수에 변화되지 않는다. 천문은 뼈에 중심에 있는 골화 중심으로부터 서서히 일어나는데 출생시 아직 골화가 완성되지 않고 각각의 뼈 사이에 결합조직성 막이 나와있게 되어 천문이라 한다. 천문은 관상봉합과 시상봉합사이에 있으며, 생후 만 2년에 폐쇄되는 대천문, 시상봉합과 인자봉합사이에 있으며 생후 3개월에 폐쇄되는 소천문, 관상봉합과 인상봉합사이에 있는 생후 6개월~1년에 폐쇄되는 전 측두 천문, 인자봉합과 인상봉합사이에 있는 생후 1년~1.5년에 폐쇄되는 후 측두부 천문이 있다.

8) 방광경을 다스리는 혈

(1) 정명 : 눈 주위의 통증, 두통, 편두통, 뇌빈혈

(2) 찬죽 : 눈의 질환, 전두통, 야맹증

(3) 미충 : 각종 눈병질환, 현기증, 두통, 후각의 감퇴 정신이상 등

9) 위경을 다스리는 혈

(1) 승읍 : 눈 주위의 통증, 각막염, 두통

(2) 사백 : 빰의 통증, 두통, 현기증

〈그림 3-23〉 두상골격 및 부위별 명칭

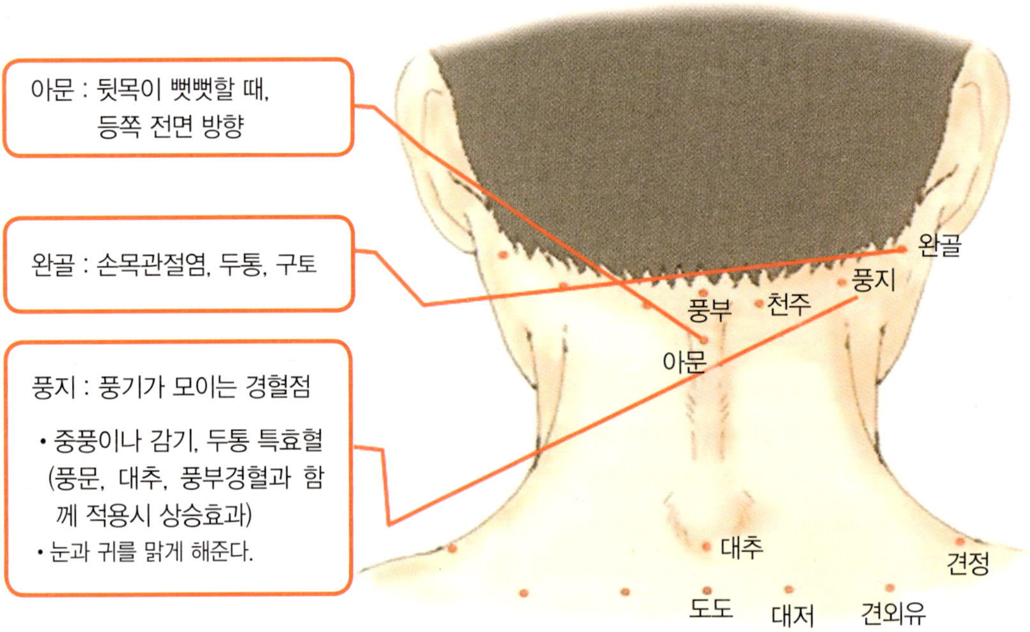

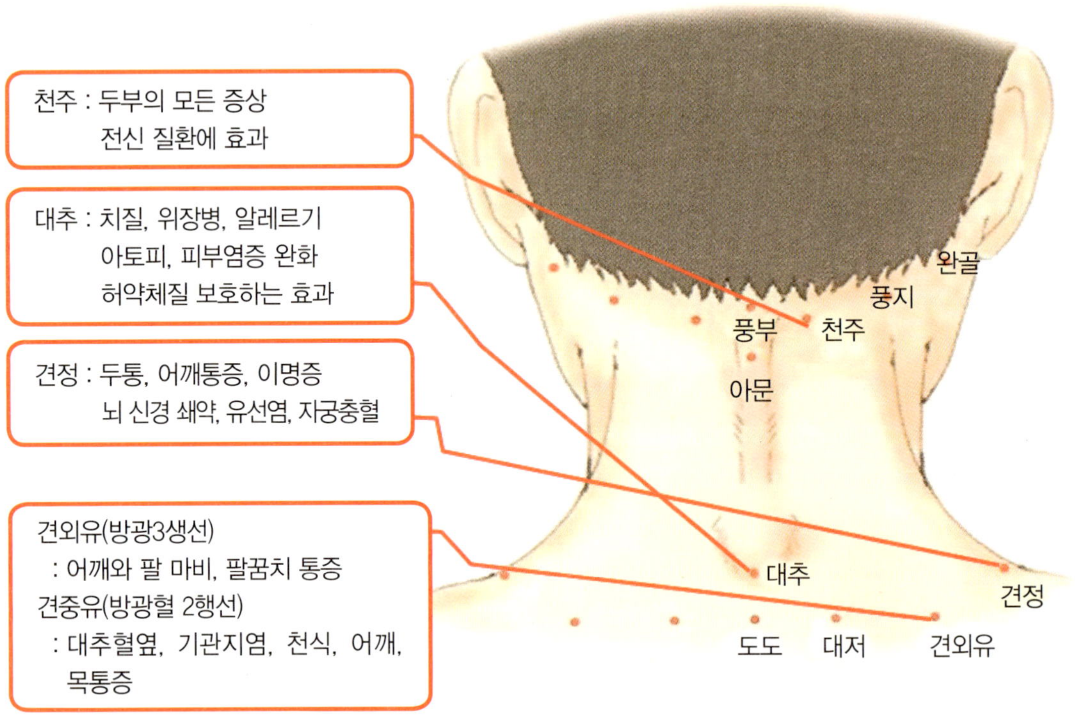

(3) 거료 : 콧물, 코피, 축농증, 치통

(4) 지창 : 치통, 구완하사, 중풍

(5) 두유 : 안면신경통, 편두통

10) 족소양 담경을 다스리는 혈

(1) 동자료 : 눈 질환, 두통

(2) 항염 ; 편두통, 이명, 비염, 어지럼증, 경련

(3) 승령 : 두통, 편두통, 감기, 기관지염, 발열

(4) 현로 : 편두통, 안면부종, 신경쇄약, 삼차신경통, 안질환

(5) 곡빈 : 두통, 눈의 피로, 안면통

(6) 솔곡 : 측 두통, 숙취 후 두통, 경련, 구토, 횡경막 통증

(7) 정영 : 치통, 편두통, 현기증, 구역질

(8) 뇌공 : 정신과질환, 두통, 후두신경통

(9) 두규음 : 이명, 귀의통증, 삼차신경통

(10) 완골 : 얼굴부종, 안면신경마비, 이하선염, 불면증, 뇌출혈, 이명, 류마티즘, 손목 관절

(11) 풍지 : 두통, 시력감퇴, 콧병, 뇌 신경질환, 불면증

(12) 견정 : 목, 어깨결림, 고혈압, 뇌신경 쇄약, 견 배똥, 견 관절주위염, 유선염, 자궁 출혈

(13) 천충 : 어지럼증, 잇몸염증, 두통, 편두통

(14) 부맥 : 두통, 치통, 이명, 편도선염

(15) 두임읍 : 눈의 질환, 청각장애, 뇌출혈

(16) 본신 : 두통, 현기증, 소아경풍

(17) 양맥 : 미간과 콧날의 통증

(18) 목창 : 얼굴 부종, 두통, 현기증

〈그림 3-24〉

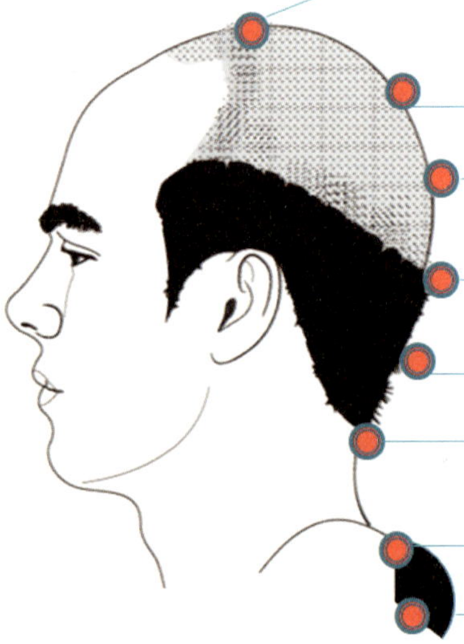

백회 몸의 기능에 관하여 여러 가지 통로가 한 곳에서만 나는 경혈점, 뇌의 열을 없애주고 두통, 고혈압, 신경쇄약, 정신적 질환, 신경성 등 인체의 전기가 들어오는 곳

후정 두정부의 통증 완화, 두상의 모든 증세의 효과

강간 두정부의 통증 완화, 다른 경혈과 함께 사용

뇌호 강간, 백회, 전정, 신회, 상성

풍부 양기조절, 중풍 예장

아문 뒷 목 뻣뻣할 때, 등쪽 신경통, 언어 장애, 두통

견정 목 어깨결림, 고혈압

승모근 스트레스, 근육이라고 할 정도로 스트레스에 민감, 신경쓰고 스트레스 받는 상황이 지속되면 승모근이 긴장하게 되고 이런 상황이 반복 되거나 심하면 뒷목이나 어깨에 통증을 유발

〈그림 3-25〉

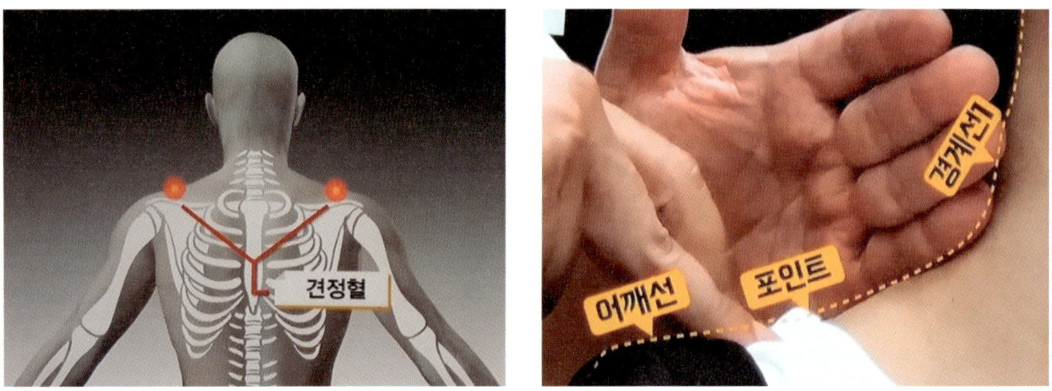

• 견정은 사악한 기(氣)를 몰아내고 정기를 도구는 혈로서 어깨뼈아래 두 뼈의 관절사이에 움푹하게 들어간 곳으로서 어깨 통증, 목이 아플 때, 결분부근이 아프고 열이 날 때, 겨드랑이에서 땀이 많이 날 때 등 특효가 있다.

3. 얼굴 경혈의 효과

얼굴의 혈락, 세락, 낙맥이 모인 양경의 집합소이며 볼 부위는 폐경혈과 관계가 있어 예민한 부분이다. 얼굴 테크닉 기법을 활용할 혈은 위경, 대장경, 담경, 소장경, 방광경, 삼초경, 승읍, 사백, 거료, 지창, 대영, 하관, 두유, 권효, 청궁, 화료, 영향, 동자료, 청회, 정명, 찬죽, 인영, 수돌, 기사, 부돌 등의 압을 자극하였을때 얼굴 피부 미용에 효과가 있다.

4. 얼굴 경혈의 특징과 기능

1) 머리와 얼굴은 마음을 진정시키고 긴장을 풀어주는데 가장 효과적이다.

2) 여러 경혈은 얼굴에서 시작되고 끝나기 때문에 장부의 이상이 있으면 여드름, 주름살, 잡티 등 늘어진 피부 등의 장애가 나타난다.

3) 머리와 얼굴에서 시작하는 경혈은 방광, 담, 위이다.

4) 머리와 얼굴에서 끝나는 경혈은 독맥, 임맥, 대장, 소장, 삼초경이다.

5) 얼굴 앞면의 경락 혈은 눈 주위의 정명, 찬죽 혈에서 시작하여 방광경 혈의 동자료, 양백 혈 을 지나 담경 혈에서 끝난다.

6) 입 주위 영향은 대장경 혈의 지창, 거료, 사백, 승읍, 협거 혈을 지나 위경 승장 혈 임맥의 수구, 신정, 상선, 신회, 전정, 백회혈 독맥으로 나간다.

7) 얼굴 옆면의 경혈은 태양혈(관자놀이) 담경 혈의 청궁, 거료혈 소장경으로 끝난다.

07 미용학적 측면에서 챠크라 테라피

좁은 의미의 미용은 얼굴과 오관(五官)을 아름답게 꾸미는 것을 말한다.

넓은 의미의 미용은 얼굴을 포함한 모발, 신체, 사지 및 정신상태 등 전신을 아름답게 꾸미는 것을 말하며, 한마디로 건강미(健康美)라 할 수 있는데, 즉 건강과 미학(美學)은 연령, 성별(性別) 등의 특징에 기준을 두고 인체의 얼굴과 오관(五官), 모발과 손·발톱, 피부상태, 신체자세와 동작 정도, 정신면모 등을 종합적으로 평가를 한 결과라 할 수 있다.

건강상태는 신체건강과 심리건강 이 두 가지를 포함 할 수 있다. 한 사람이 신체가 건강하고 장 부 기능이 정상적이면 피부가 윤택하고 신체동작이 활발하게 되어 다른 사람들에게 외형상으로 아름다움을 느끼게 하고, 심리가 건강하다면 정신이 유쾌하고 사고가 활발하여 다른 이들에게 일종의 기질상(氣質上)의 아름다움을 느끼게 한다.

1. 두피와 챠크라 테라피

두개골은 표피는 단단하지만 뼈속은 물렁체로 외강내유라 한다.

두피에 열이 많아지면 머리숱이 줄어들기도 하지만 뇌의 물기가 말라버리는 것으로 얼굴의 피부노화를 촉진시키고 뇌신경의 순환장애가 누적 될 수 있다.

따라서 꾸준한 모상근막의 자극을 통해 두피에 모인 열을 발산시켜주면 경락과 신경의 순환을 도와주므로 얼굴피부 노화가 지연되고, 안색이 밝아지게 된다.

두피신경과 스트레스는 이마, 뺨, 턱과 두개골이 있는 작은 구멍을 통해서 뇌신경부터 제공되고 자율신경계의 영향을 받은 피부는 노르아드레날린의 생성을 증가시켜 대

머리건선과 같은 증상이 발생되므로 스트레스에 의한 현대질병의 70~90%로 추정하고 있는 실정이다.

스트레스에 의한 반응은 자율신경이 균형을 잃게 되며, 혈관에 영향을 미치게 되며, 오감을 통해 두뇌에서 시상하부를 자극하게 된다.

1) 챠크라(Chakra)

에너지 센터 형태의 바퀴와 같다는 의미에서 산스크리스트어로 부터 유래되었다.

우리 몸안에는 21개의 주 챠크라가 있으며, 그 중에서 내면의 연금술은 5개의 주요 챠크라에 집중하게 된다. 젊었을 때의 챠크라 에너지는 힘이 있고 활동적이며, 나이가 들수록 파장이 늦어지고 감소되는 현상이 나타난다.

티벳의 연금술사이자 요가 수행자인 Yeshe Tsoguial은 젊음을 유지하며, 225년을 살았다고 전해지며, 영국 명작의 부인, 귀공녀 등의 상류층 여인들은 에너지 센터를 활성화시키는 연금술적 제품인 화장품을 사용하여 챠크라 에너지를 증가시켜 노화과정을 지연시킬 수 있었다.

2) 챠크라의 7가지의 기능

(1) 사하스라라 챠크라(정수리, 송과선)

초월 무의식 속에서 일체의 상응기능과 해탈의 근원이 되므로 총명한 지식과 직관적, 영적 조화, 우주와의 일체감으로서 무한의 무색을 띄우기도 하지만, 붉은색을 가진 연꽃으로 묘사되며, 정신질환, 불안정, 죽음에 대한 공포 등의 정신을 심신 종합 조절 기능을 한다.

(2) 아즈나 챠크라(미간, 뇌하수체)

의(意)는 생각하는 모든 활동들을 이해하고 편견의 영지적 기능을 가졌으며, 제 3의 눈, 지혜의 눈, 내적, 직관적의 눈이라고 한다. 은백색의 색깔을 띄우고 사랑과 집착, 기쁨과 슬픔, 승리와 패배, 자각의 통찰의 정신기능을 통하여 명령, 권위, 무한한 힘, 내면의 에너지를 받는다.

(3) **바슈다 챠크라 (목, 인후, 갑상선)**

공(空)영구 불변의 실체가 없음의 뜻으로 창의력과 모방기능이 뛰어나며, 청색과 소리기능을 가졌으며, 불안과 질투, 성급하고 조급함, 관용이 없고, 기억력 장애, 언어장애, 외로움에 대한 공포, 슬픔과 우울 등 정신을 감정표현능력, 창조력, 기쁨과 꿈의 컨트롤함은 에너지로 정화, 청정, 순수로 승화시키며, 열린 마음을 나타낸다.

(4) **아나하타 챠크라 (심장흉선)**

풍(風) 정신기능은 믿음과 의식, 사랑이며, 회색을 지니며, 생리적 기능으로 심폐기능에 작용한다. 정신세계는 감정적 고통, 미움과 불안, 초조, 놀람, 공포, 스트레스, 히스테리 등이며, 에너지의 氣는 순수한 사랑, 조화, 아름다운 인식, 친절, 관용에 도움 준다. 그러나 아나하타가 심장센터로 알려져 있지만 가슴안의 근육펌프인 생물학적 심장을 의미한다.

(5) **마니푸라 챠크라 (배꼽 부신, 홀몬선)**

화(火)의 정신기능은 긍정적이고 안정감, 적색을 띄고 생리적 기능은 소화기능에 속한다. 우울, 정신질환, 자신감 부족, 느낌과 감정 억제 등 정신적 장애를 가지며, 평화, 조화, 대인관계 원만, 바른 선택 능력 등과 동시에 보석으로 된 연꽃과 같다는 의미로 체내의 소화와 열을 조절하는 태양 신경총과 해부학적으로 연관이 있어 좋은 에너지가 필요하다.

(6) **스바디스타나 챠크라 (방광부신, 홀몬선)**

수(水)는 생존욕구와 죽음의 공포의 정신과 생명력을 지녔으며, 자기자신의 자리라는 의미이다. 백색을 띄며, 체액조절과 배설기능의 생리적 기능에 속하며, 시기와 질투, 서투른 감정 표출, 두려움, 죄의식 등의 질환에 의해 수분대사 주관, 내면의 창조적 에너지 소통, 성적 에너지, 창조적 생명의 에너지 등 몸의 에너지를 원한다.

(7) **물라다라 챠크라 (황문 회음부, 생식선)**

지(地)는 땅을 지배하는 원소이며, 챠크라들의 근원이 되기도 하지만 토대 또는 지주를 의미한다. 성심리가능선, 억압과 수치심으로 정신기능을 지녔으며, 색은 황색, 생리기능은 생식기능에 속한다. 두려움과 공포심, 육체적 쾌락, 분노짜증, 이기적 방법으로 성 에너지에 사용하는 정신질환은 인생의 근원이 되는 순수한 창조적인 성적에너지와 지구에너지와의 유대감을 느끼는 내적인 힘의 좋은 에너지로 승화한다.

2. 챠크라의 테라피의 효과

개개인의 영생을 개발 시키며, 광범위한 치유의 효과가 있다.

(1) 영적 수행은 민감하고 개안적인 문제는 이과정의 목적은 아니다.
(2) 광범위한 지식을 관리에 이용하면 관리효과가 두드러지게 나타난다.
(3) 챠크라의 에너지가 막혔을 때 생명력에너지(氣)는 잘 순환하지 못하며, 인체기관은 온전하게 활동하지 못한다.
(4) 관리를 통하여 막혔던 챠크라의 氣를 통하게 해 주고 정화시킬 때는 가끔 챠크라가 막혔을 때의 현상을 다시 느끼게 된다.
(5) 과거의 부정적 행동, 정화과정의 슬픔, 혹은 고통을 느끼게 된다.
(6) 테라피스트는 막힌 챠크라를 통하게 해 주는 과정에서 나타나는 고객들의 감정적 측면을 이해하고 대처할 수 있어야 한다.

〈그림 3-26〉 챠크라

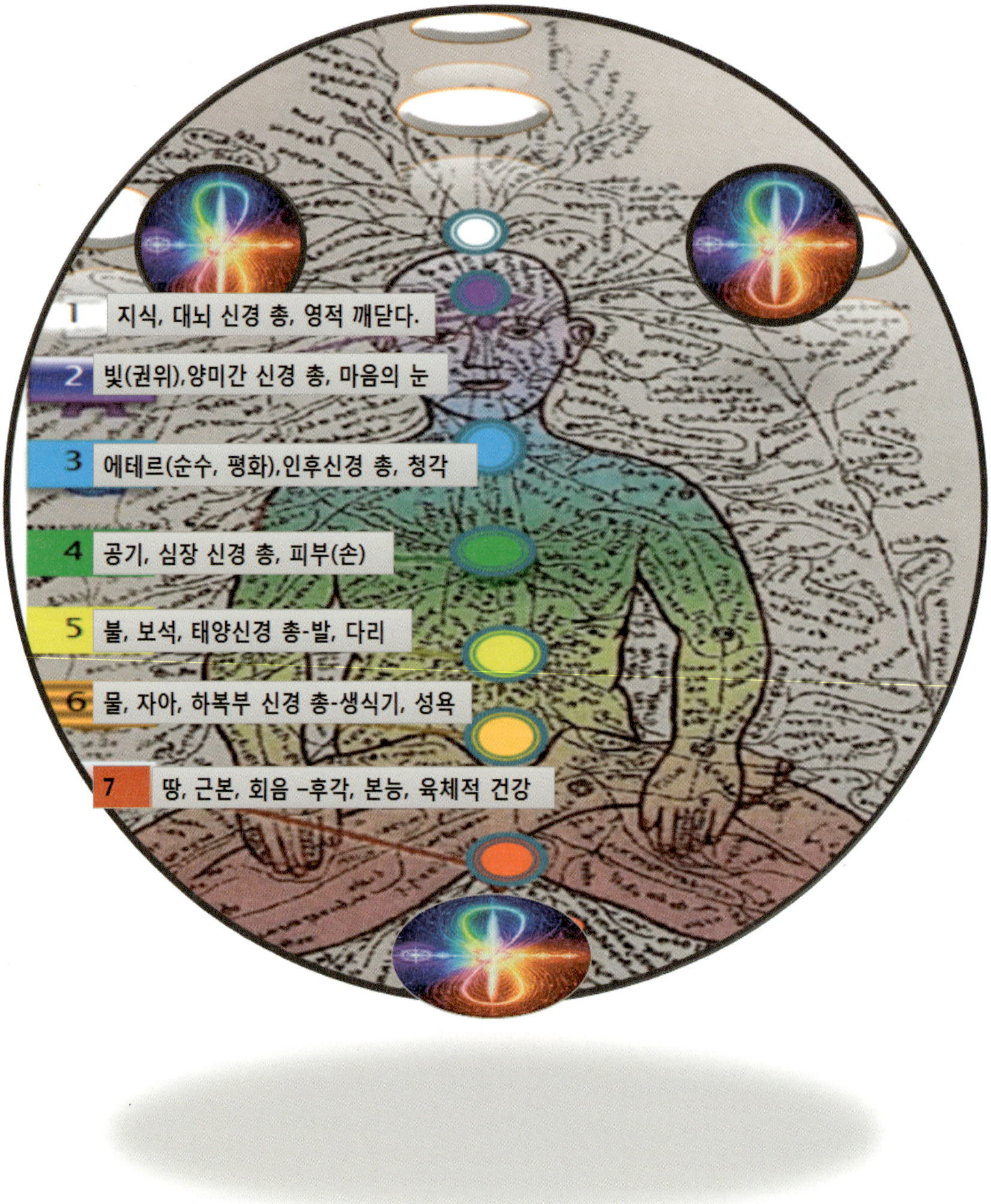
1 지식, 대뇌 신경 총, 영적 깨닫다.
2 빛(권위),양미간 신경 총, 마음의 눈
3 에테르(순수, 평화),인후신경 총, 청각
4 공기, 심장 신경 총, 피부(손)
5 불, 보석, 태양신경 총-발, 다리
6 물, 자아, 하복부 신경 총-생식기, 성욕
7 땅, 근본, 회음 -후각, 본능, 육체적 건강

PART

04

테크닉 기법 시행

01 테크닉 기법 순서 및 방법

1. 테크닉 단계

힐링 테크닉은 기(氣) 정리를 한 후 손을 따뜻하게 비벼서 3초간, 백회에서 머무르고 견정으로 내려온다. 스트레칭 이완을 위해 목 풀기, 좌·우, 전·후, 안면 테크닉 요법으로 승모근과 견갑골까지 쓸어내려 오면서 적당한 간격으로 압을 주고 테크닉을 진행하여 심신을 안정시켜 준다.

1) 힐링 테크닉 준비

(1) 시술자는 위생적 측면에서 정갈한 가운을 착용하고 청결을 위해 손을 따뜻한 물로 세척한다.

(2) 시술자는 피 시술자의 심신 안정을 위해 따뜻한 음료나 음악을 통해 심신 안정을 취하게 한다.

(3) 시술자는 힐링 테크닉 요법을 극대화 하기 위하여 깊은 호흡으로 에너지를 모은다.

(4) 피시술자를 위해 시행 방향, 박자, 리듬, 호흡 조절, 감정 조절 등으로 내공에 집중한다.

(5) 갑상선 질환, 만성질환 등 질환이나 보균자 임신 상태 등을 고려하여 충분한 상담을 한다.

〈그림 4-1〉 힐링 테크닉 진행 과정

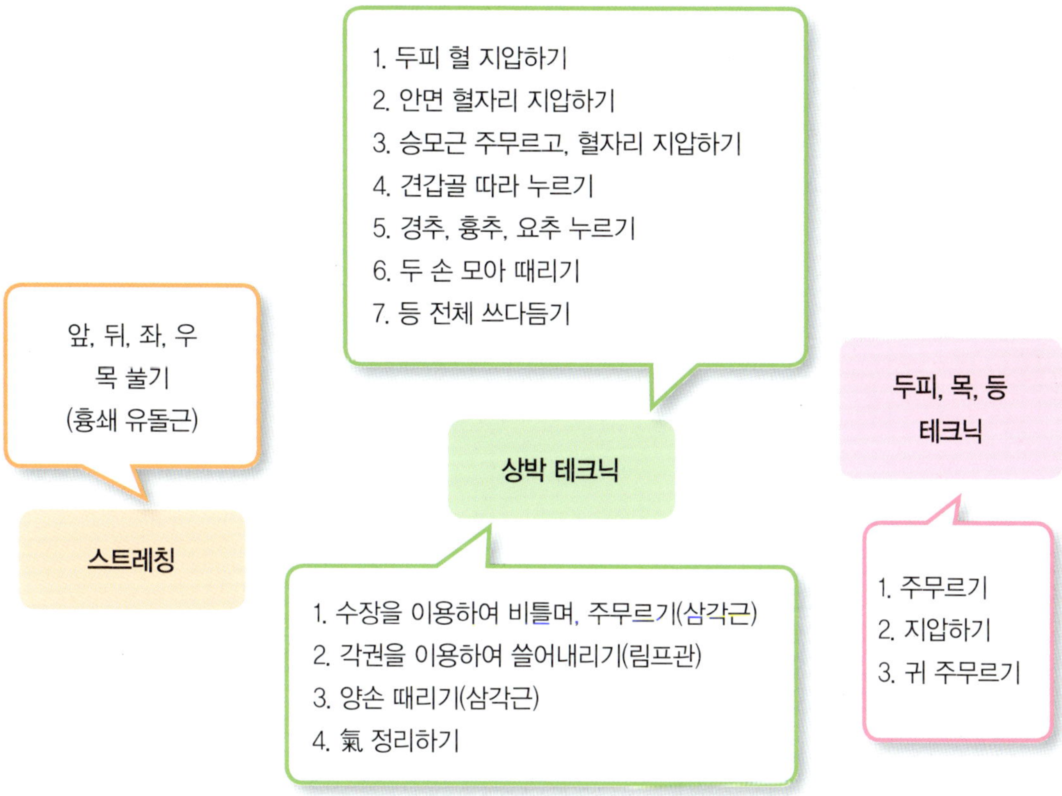

2) 힐링 테크닉시 준수 규칙

(1) 피 시술자의 몸의 상태에 따라 테크닉 방법 및 순서는 달라질 수 있다.

(2) 안정된 분위기에서 심신을 안정시킨다.

(3) 편안한 호흡으로 리듬있게 밀착되도록 한다.

(4) 손을 깨끗하고 따뜻하게 한다.

(5) 동작은 3초간 3회 반복으로 행한다.

(6) 부분 동작 과정을 충분히 습득한다.

(7) 시술자는 피 수술자에게 불쾌감을 주어서는 안된다.

(8) 테크닉시 강·약의 힘조절을 잘 할 수 있어야 한다.

〈그림 4-2〉 안면 스트레칭

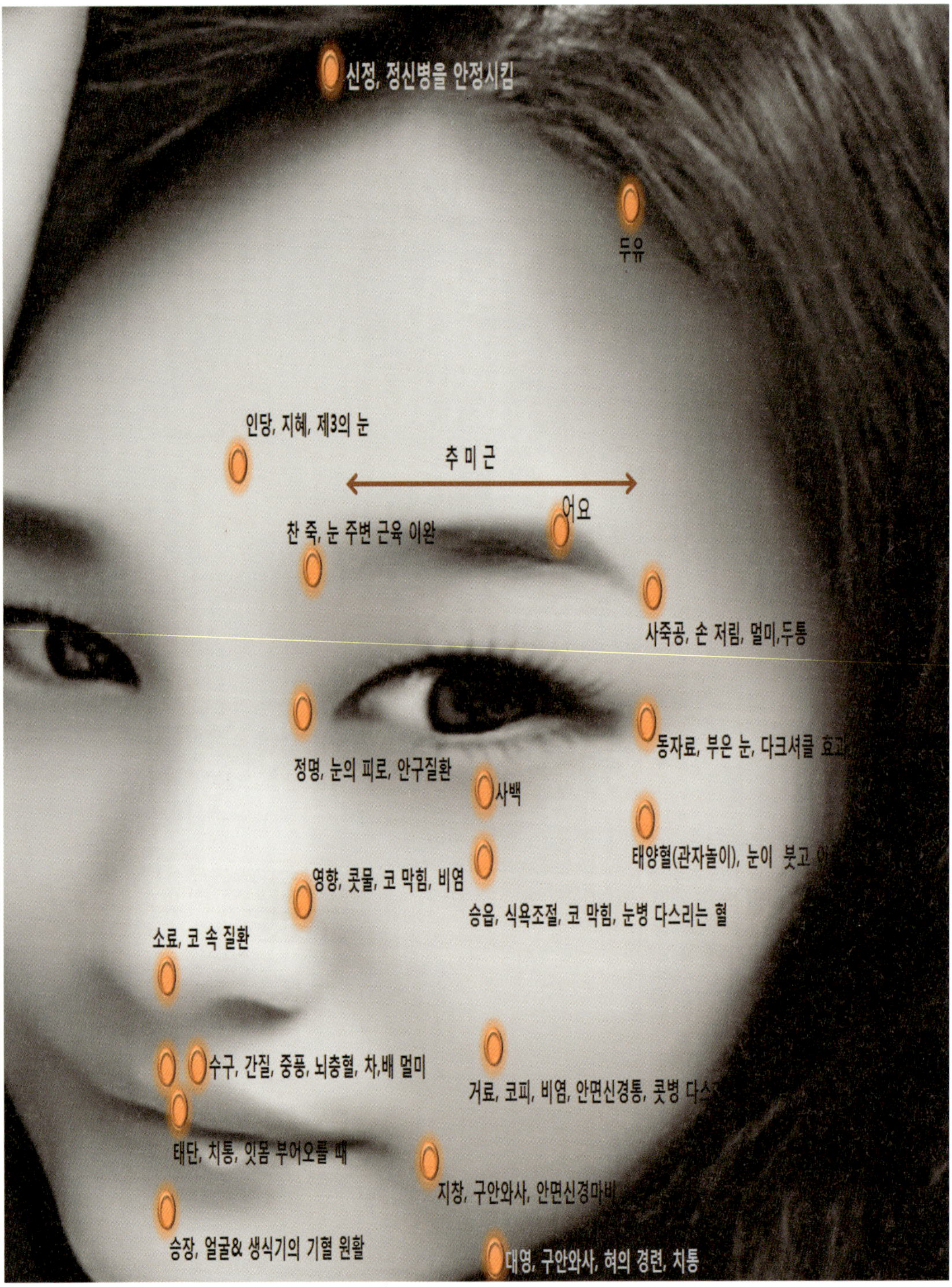
신정, 정신병을 안정시킴
두유
인당, 지혜, 제3의 눈
추 미 근
어요
찬 죽, 눈 주변 근육 이완
사죽공, 손 저림, 멀미,두통
동자료, 부은 눈, 다크서클 효
정명, 눈의 피로, 안구질환
사백
태양혈(관자놀이), 눈이 붓고
영향, 콧물, 코 막힘, 비염
승읍, 식욕조절, 코 막힘, 눈병 다스리는 혈
소료, 코 속 질환
수구, 간질, 중풍, 뇌충혈, 차,배 멀미
거료, 코피, 비염, 안면신경통, 콧병
태단, 치통, 잇몸 부어오를 때
지창, 구안와사, 안면신경마비
승장, 얼굴& 생식기의 기혈 원활
대영, 구안와사, 혀의 경련, 치통

2. 안면 경혈 요법

얼굴스킬기법을 활용하기위해 우선 의복정갈, 위생청결 등 외에 피시술자는 몸을 따뜻하게 해야 한다. 상호관의 심신안정을 위해 인사를 나누고 안면 스트레칭을 행함에 있어 거부감이 일어나지 않도록 세심한 배려가 필요하다.

〈그림 4-3〉 안면 경혈 요법 실제

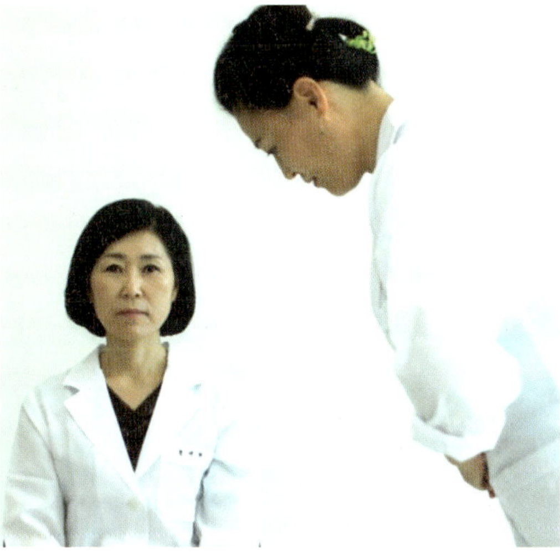

오늘테크닉 스킬을 수행할 000입니다.
지기소개를 통해 시술자의 심신안정에 도움을 준나.

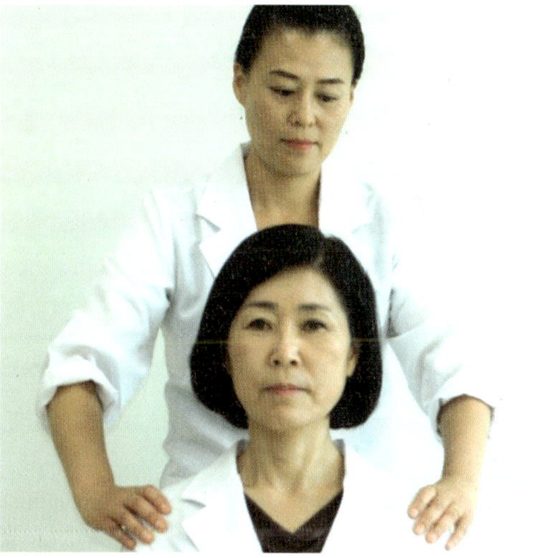

상호간의 밀착 스킬을 위해 편안한 제세로 기를 부여한다.

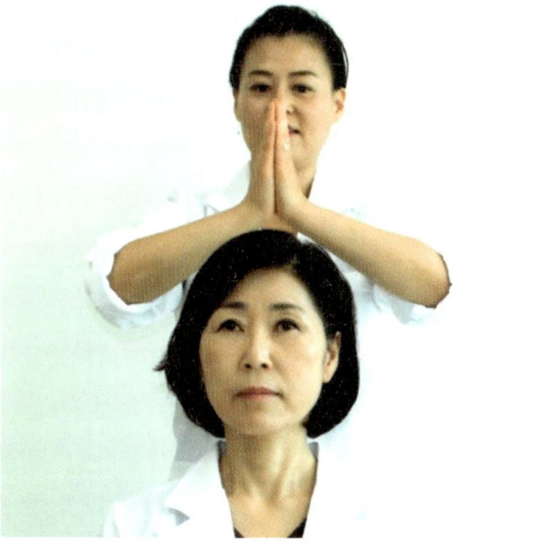

氣전달을 위해 손을 따뜻하게 비벼서 한다.

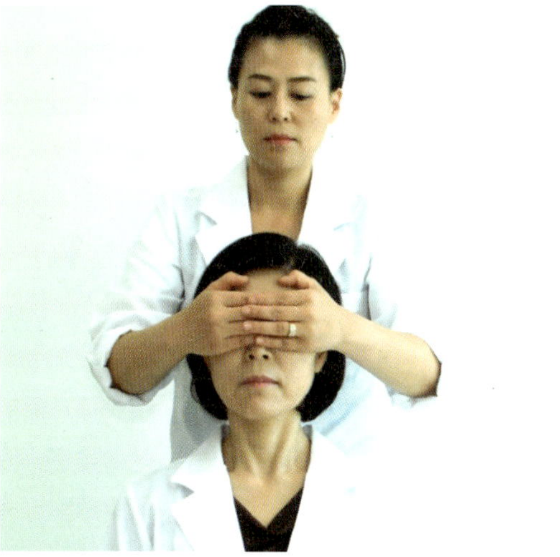

현대 질병 중 스트레스로 오는 눈의 피로를 위해 에너지를 부여한다.

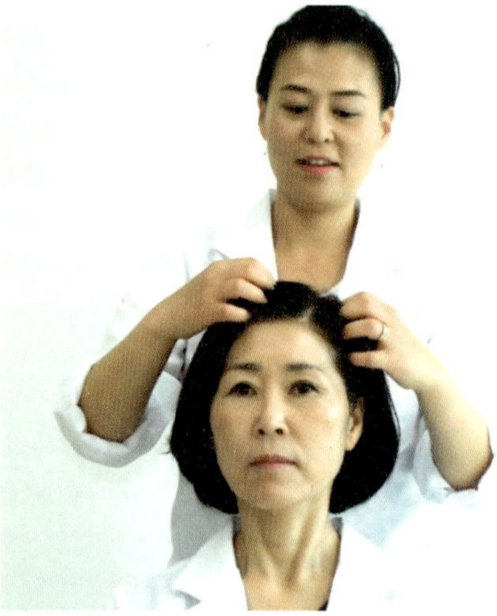

기정리를 마치고 안면 스트레칭을 위해 모발정리를 한다.

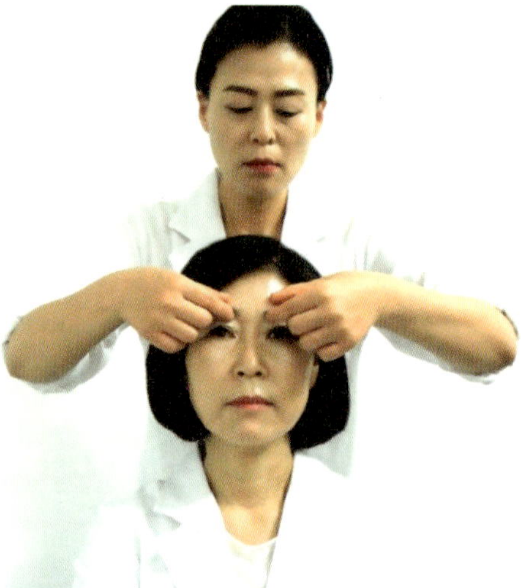

추미근을 3회 반복으로 집어준다.

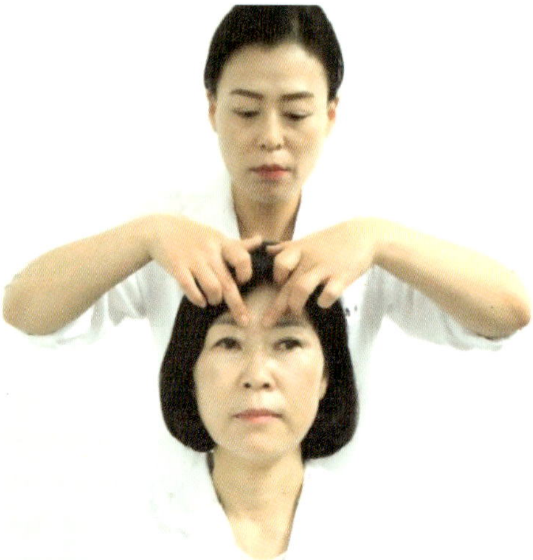

찬죽 : 눈썹의 안쪽 끝 뼈가 끝나는지점

효과 : 눈을 맑게하는 혈로서 사물이 흐리게 보일 때, 눈의 충혈, 급성결막염, 각막염, 야맹증, 눈의 피로, 눈물이 흐를 때 등 특효가 있다.

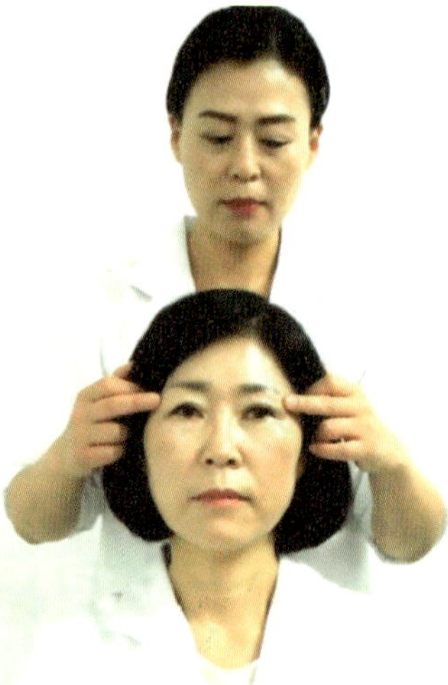

동자료 : 눈의 바깥 눈꼬리쪽에 위치하며, 모서리에서 0.5촌에 있다.

효과 : 눈을 다스리는 혈, 눈을 맑게, 머리부분의 질환이나 녹내장, 백내장, 구안와사 특효,

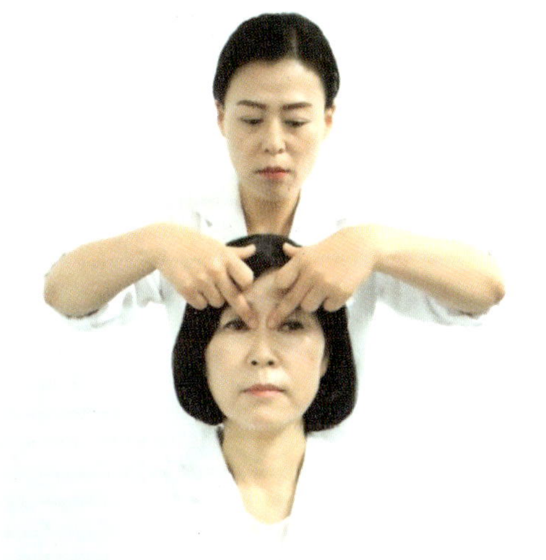

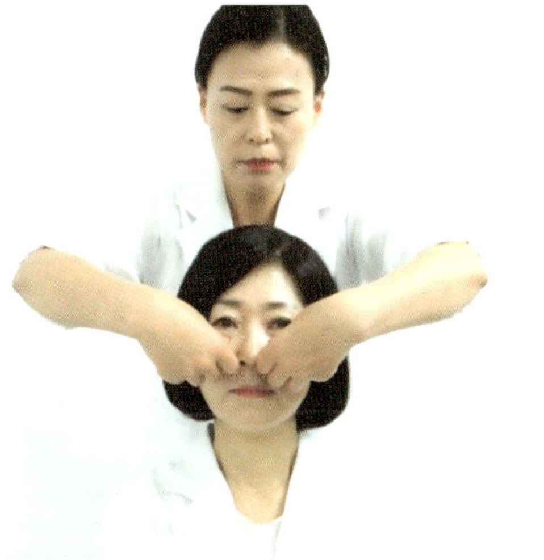

정명 : 혼신이 머무는 곳으로서 3회 반복 지압력을 준다.

효과 : 편두통, 뒷머리가 뻣뻣할 때, 얼굴 부종, 시신경 유두가 창백해지고 시력 감퇴되는 눈의 질환에 효과

승읍 : 눈동자 중심아래에 있는 곳에 있으며, 눈물이 떨어지는 곳

효과 : 비위, 장을 강화시키는 역할과 氣의향기를 받아들이는 곳으로서 백내장, 녹내장 등 각종 눈의 질환에 효과가 있다.

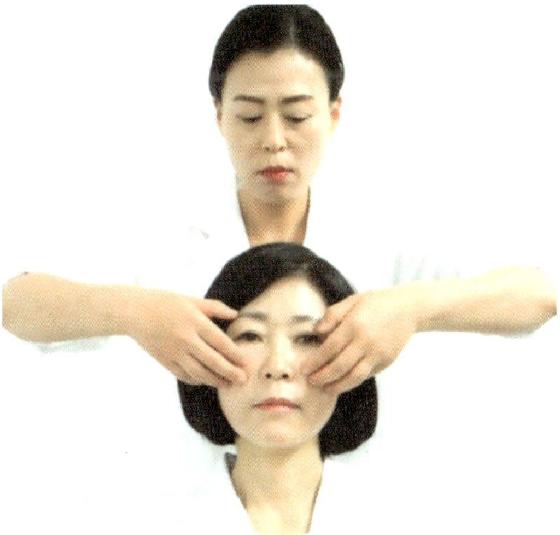

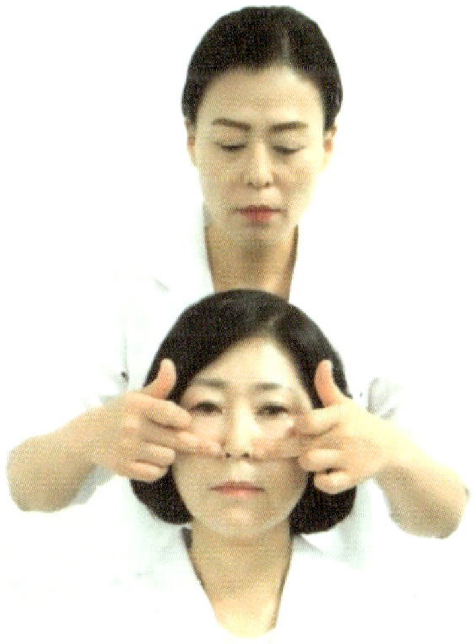

거료 : 콧병을 다스리는 혈로서 승읍. 영향혈을 지나 거료를 지긋이 위로 당겨준다.

효과 : 코의 염증이나 눈꺼풀이 떨릴 때, 입술이나 빰이 부어 있을 때, 안면마비, 축농증 등 효과

영향 : 향기를 받아들이는 혈로서 콧구멍옆 0.5촌에 있으며, 코가 막혀 냄새를 맡지 못할 때 압을 준다.

효과 : 후각감퇴, 비염, 코피, 축농증에 특효이다.

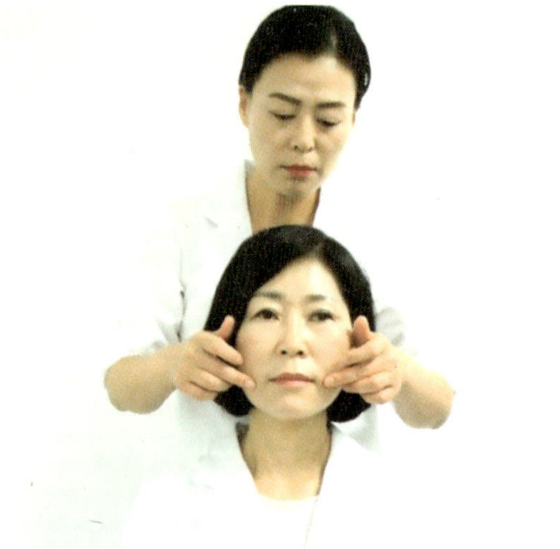

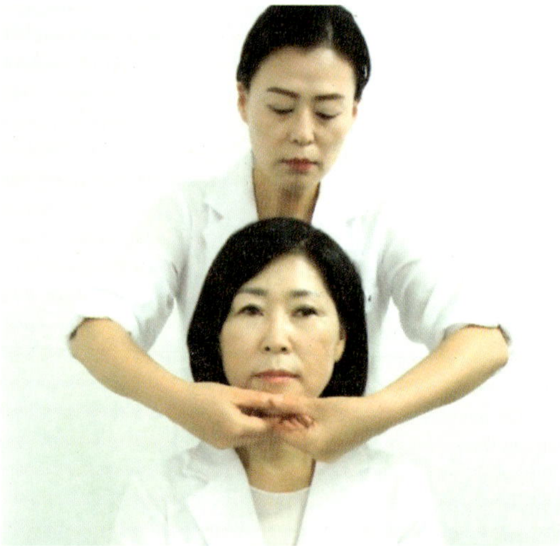

지창 : 입꼬리에서 각각 0.4지촌 떨어진 곳

효과 : 고혈압이나 중풍에 의한 언어장애, 구완와사, 눈꺼풀이 떨릴때, 입주위에 주름이 생길 때 잘 듣는다

승장 : 마음이 올라갔다가 내려오는 자리이며, 정중선 턱 중앙부위에 위치한다.

효과 : 구완하사, 치아통증, 안면부종, 언어불능의 중풍환자에게 도움이 된다.

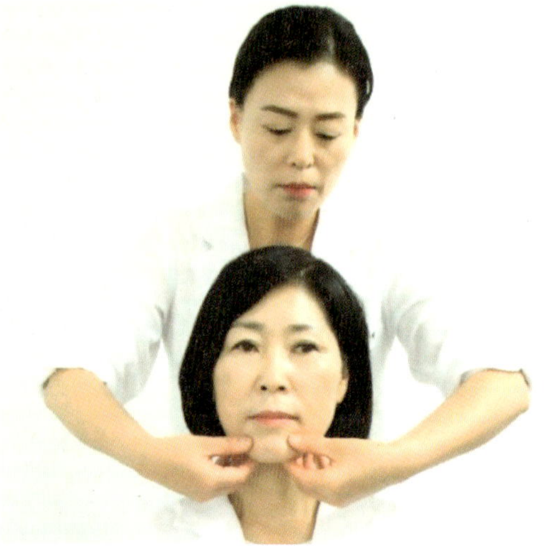

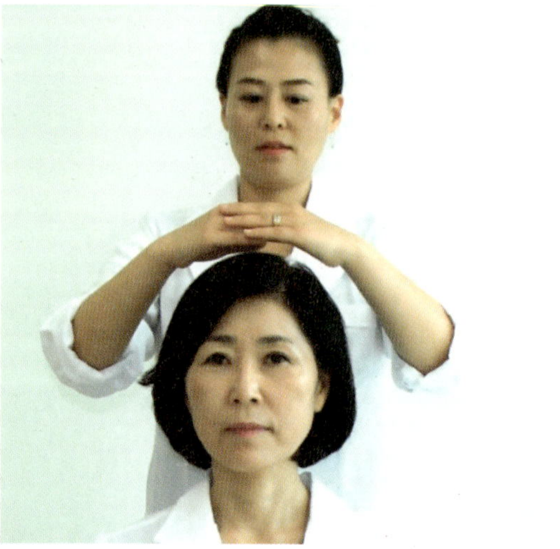

대영 : 수족 양명이 만나는 혈이며, 턱모서리의 오목하게 들어간곳

효과 : 얼굴이 화끈거리거나 차가운 증상, 얼굴이 붓는 증상, 입, 혀, 안면 경련, 잇몸이 아플때 효과있다.

백회 : 백가지 경혈이 모이는 곳이라 하여 만능경혈점이라 한다.

효과 : 고혈압, 뇌빈혈, 뇌신경쇄약, 건만증, 실어증, 눈의 피로, 중풍 등 각종질환에 특효

02 스톤테라피 개념 및 효과

자연의 에너지를 응축하고 있는 원적외선을 이용한 온·냉 요법으로 피부속 깊숙이 침투시켜 노폐물 배농과 미네랄공급으로 혈액순환을 원활하게 하여 면역력을 증진시킬 뿐만아니라 모공을 열어 인체의 노폐물 배출을 돕고 체온을 유지시키는 동시에 조직세포의 대사적용을 촉진시켜 피부재생과 노화예방 및 스트레스에서 오는 질병을 예방할 수 있다.

〈그림 4-4〉 현무암 스톤테라피와 자수정 챠크라 스톤테라피

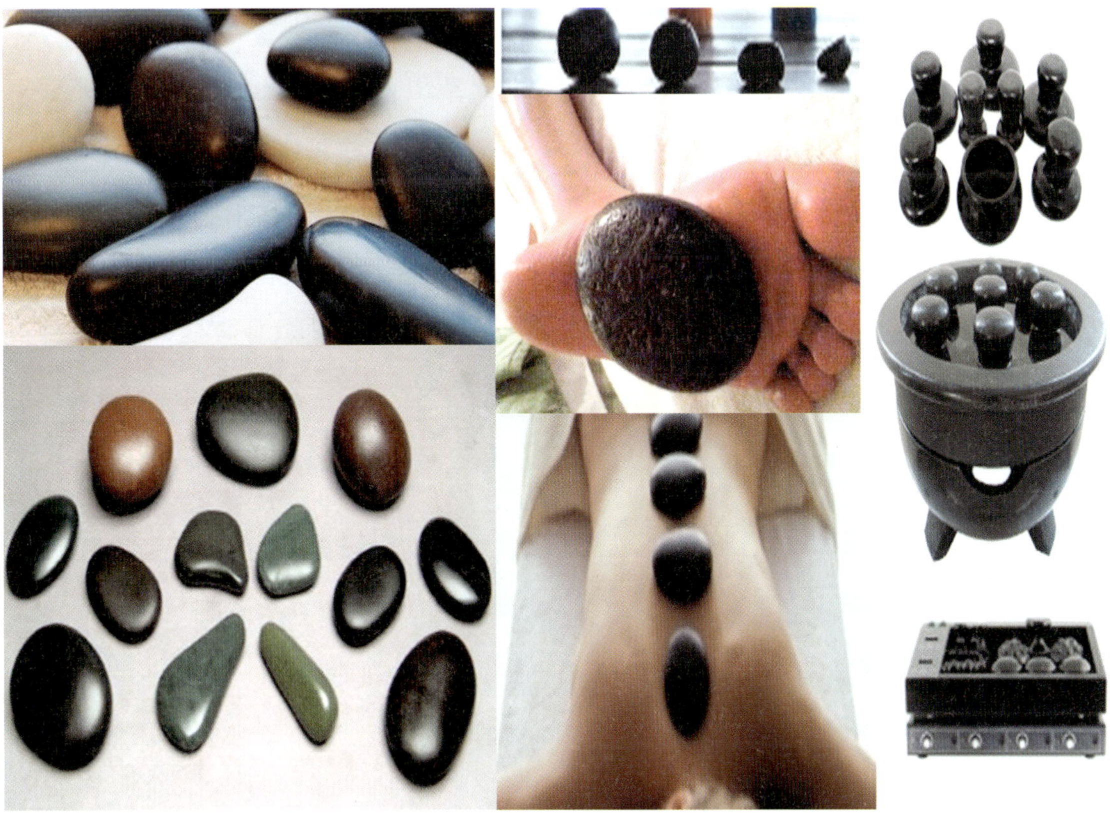

1. 스톤테라피의 적용

스톤 테라피는 돌에 물, 공기, 흙 그리고 불의 에너지를 담아 몸속 깊숙이 침투시켜 신체의 균형과 리듬을 원활하게 해주는 기법으로 고대 하이테크시대부터 시작되었다. 돌을 이용한 스톤 테라피는 주로 연적인 에너지가 강한 핫스톤(현무암)의 재료인 변성화석암의 성질을 활용하여 스트레스와 피로에 지친 현대인들에게 몸과 마음, 영혼까지 일체로 보는 자연적 치료요법이다. 스톤의 따스한 온도유지는 섭씨 26.6℃에서 43.3℃ 사이가 적당하고 핫스톤의 온도는 섭씨 48.8도에서 57.2도 사이가 적당하다. 에너지가 응축된 돌의 원적외선을 이용하여 신체의 영기와 냉기를 흡수시켜 신진대사 및 노폐물 제거를 증가시켜 감염을 예방하고 면역성을 높여준다.

2. 스톤테라피의 효능 효과

열과 냉 요법의 원리로 온 스톤과 냉 스톤이 가지고 있는 특성을 적용시켜 건강에 도움을 주는 요법으로 자연적인 치유력을 증가시켜 72시간 동안 체내에 지속적인 시스템 변화에 따라 근육과 근막을 이완시키고 통증 및 피로를 풀어준다. 또 림프의 흐름을 원활하게 하여 노폐물을 제거하는데 도움을 주며, 피부에 조사된 원적외선은 모세혈관을 확장시켜 피부 햡류량을 증가시키고 생리작용의 안정 및 교감신경과 부교감신경간의 균형을 유지시킨다. 온열 스톤은 자율신경계의 균형촉진 및 뇌파를 안정시키며, 차가운 스톤응급성념좌나 통증의 경우 염증을 가라앉히는 역할을 하는 효능 효과가 있다.

3. 스톤테라피의 적용

정가영(2013) 논문에서 12주 관리(복와위법)의 여대생 80명을 선정하여 근. 체형조사에서 어깨뼈 윗부분과 엉덩이부분보다 허리부분에서 불균형이 높게 나타난 결과로 최종 10명의 대상자도 다음과 같다.

〈그림 4-5〉 몸의균형

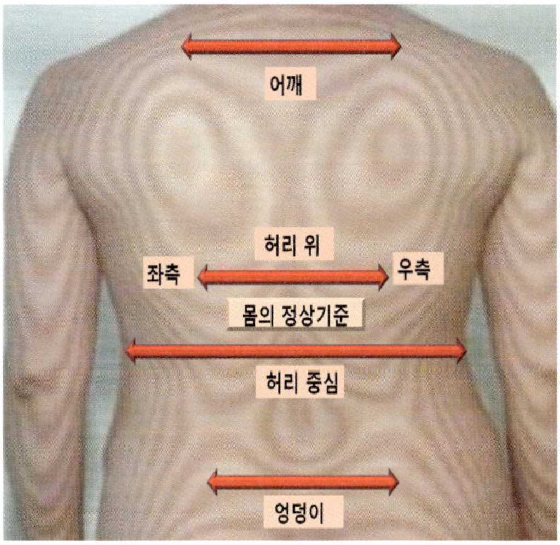

몸의 정상균형

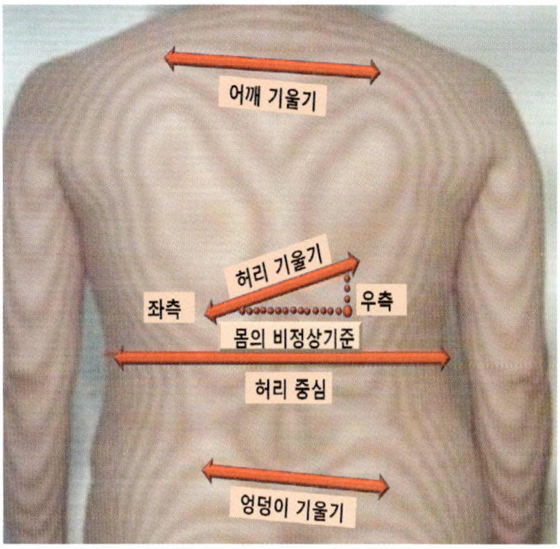

몸의 비정상균형

1) 어깨 관리

〈그림 4-6〉 어깨 관리

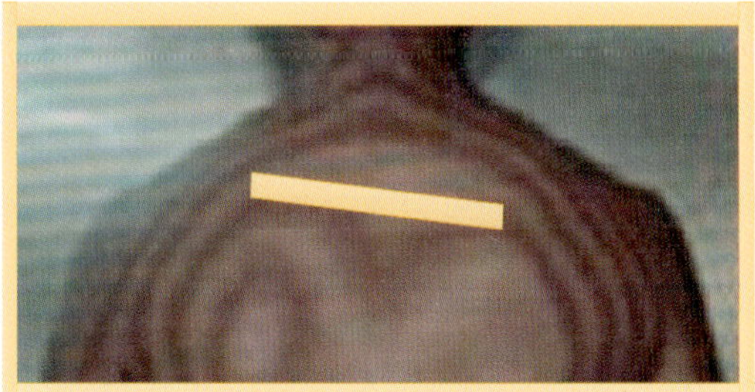
어깨 근의 불균형

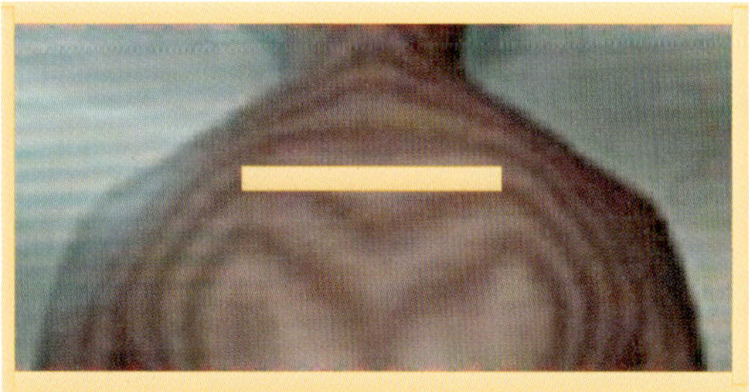
어깨 근의 5회 테라피 관리

1회 관리시 0.002, 2회 0.062, 3회 0.163, 4회 0.000, 5회 0.189의 유의미한 차이를 나타나지 않았으나 3회부터 5회시에는 관리 전후의 변화되는 기울기가 변화의 양상이 나타났다.

2) 허리 관리

〈그림 4-7〉 허리 관리

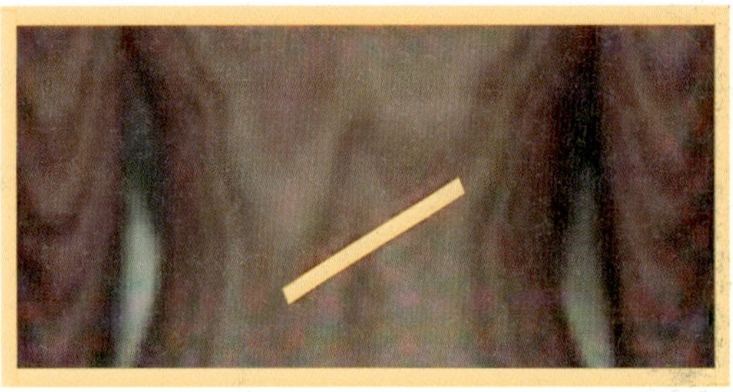

허리 근의 불균형

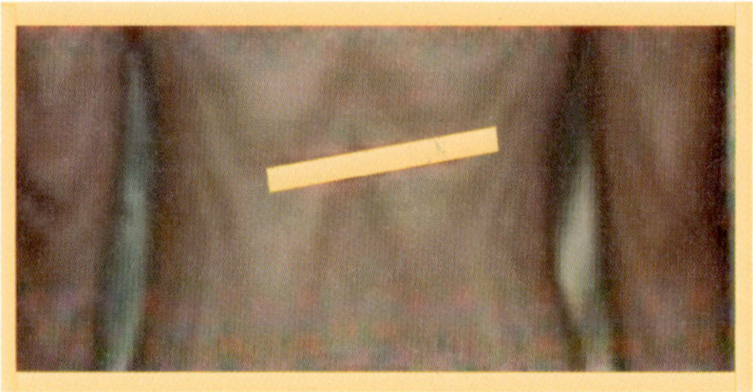

허리 근의 5회 테라피 관리

1회 관리시 0.004, 2회 0.016, 3회 0.018, 4회 0.52, 5회 0.056의 유의미한 차이를 나타내었으나 2회부터 5회시에는 관리 전후의 변화되는 양상이 높게 나타났다.

허리통증의 다양한 원인은 오랜 시간동안 반복되어지는 허리구부님, 앉은 자세, 회전동작, 잘못된 잠자리 등의 습관적 자세는 허리통증을 일으키는 중요한 원인이 된다.

3) 엉덩이 관리

〈그림 4-8〉 엉덩이 관리

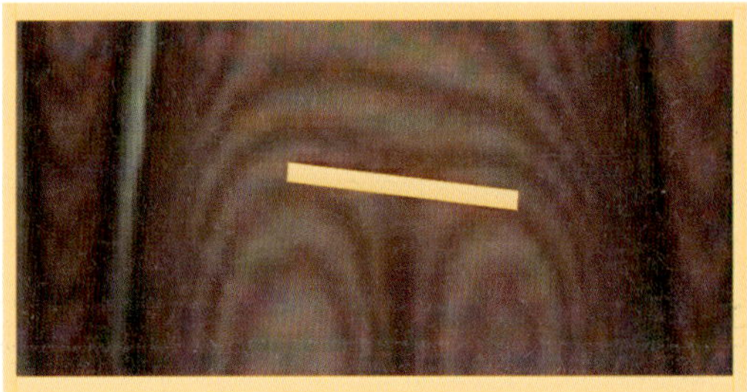

허리 근의 불균형

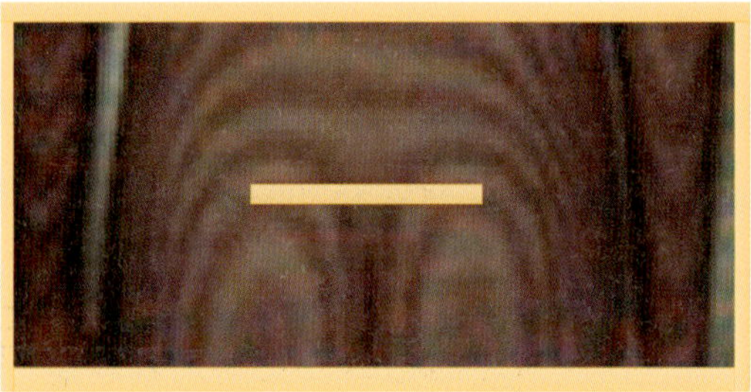

허리 근의 5회 테라피 관리

1회 관리 전0.058, 2회 0.063, 3회 시 0868, 4회시 0.230, 5회 후 0.101의 유의미한 차이를 나타났으나 2회부터 5회시에는 관리 전후의 변화는 시술대상자 10명의 근. 체형조사에서 어깨뼈 윗부분과 엉덩이 부분보다 허리부분에서 불균형이 높게 나타났다. 여성의 요통은 환경적 요인, 심리사회적 요인 등이 있으나 특히 여대성들의 허리통증은 생리통에 의한 근육통 영향을 미치게 된다. 따라서 결과는 엉덩이 부분의 기울기는 어깨뼈 위, 아래 부분과 허리부분보다 낮음을 알 수 있고 엉덩이부분 전, 후의 변화는 스톤테라피 수기요법에 의해 효과가 나타났다.

3. 테이핑 요법

허리테이핑 방법은 대상자의 기립 자세에서 척추 만곡을 유지된 상태에서 골반을 중립위치에서 약간 편 상태로 만든 후 부착하였다. 12번째 등뼈의 가시돌기를 수평면상으로 지나가는 상부테이프를 좌. 우측 하부 테이프 길이와 같이 부착 하였다. 비탄력 테이프를 부착하기 전 피부저자극성 테이프를 부착하였고 그 위에 비탄력 테이프를 부착하였다. 탄력테이프는 비탄력 테이프와의 역학적인 효과를 비교하기위해 동일한 방법으로 부착하였다. 허리통증을 감소시키기 위하여 테이프 요법은 연부조직과 관절에 대한지지 및 보호 작용으로 급성기에 있어서 발생하는 통증과 부종을 최소화 할 수 있게 하여 추가적인 손상을 예방하고 치료, 재활 스포츠 등에 많이 이용되고 있다. 비탄력 테이프를 이용한 연구에서 무릎관절의 연부조직 이상과 잘못된 발의메커니즘을 바꿀수 있음을 증명하였다. 탄력 테이프의 적용이 몸통을 전방 굽힘을 증가 시킨다는 연

〈그림 4-9〉 테이프 부착 방법

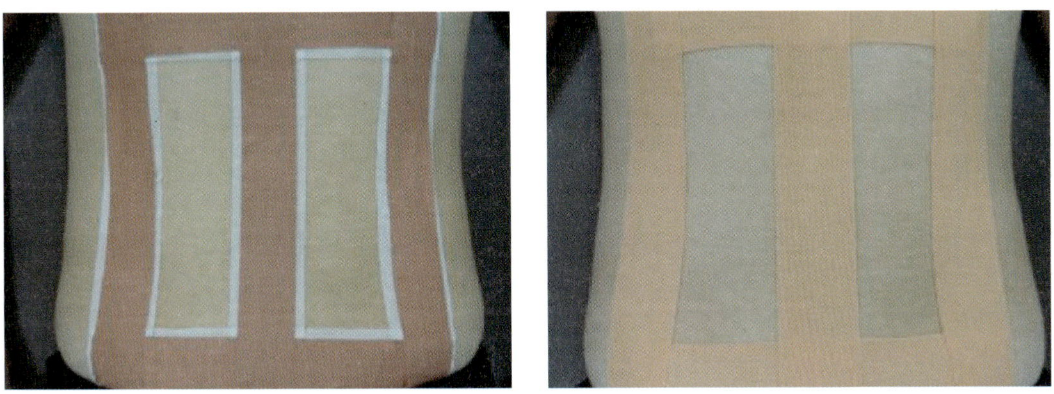

비 탄력 테이프부착 방법 　　　탄력 테이프 부착 방법

구 결과와 골반 전방기울임 테이핑이 골반의 움직임에 긍정적인 영향을 미쳤다는 선행 연구가 있다.

1) 테이프 종류

〈그림 4-10〉 비탄력 테이프와 탄력테이프의 차이

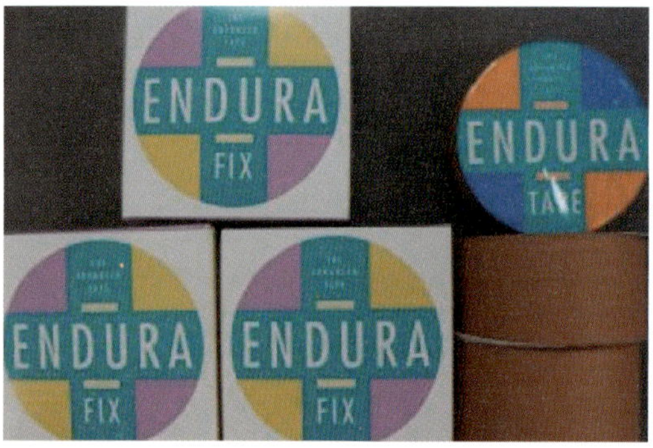

비 탄력 테이프는 무릎, 넓적다리 통증, 팔, 다리 허리 등에 사용 한다.

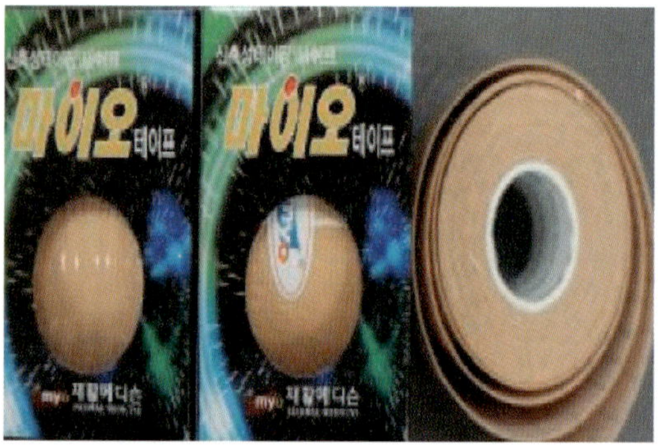

탄력테이프는 통증치료와 상해예방의 목적으로 사용 된다.

차이점	비 탄력 테이프
장점	흰색의 Endur-Fix 테이프는 알러지 반응이 적게 나타나록 제작되었다. EndurSports 테이프는 강한 소재의 비탄력 테이프로서 인체의 정렬을 돕기 위한 수단으로 사용되며, 부착하고자 하는 부위 아래에 부착한다.
	탄력 테이프
장점	5cm x 5m규격의 황토색 탄력테이프는 근육의 신장성과 가장 유사한 탄력성160~180%의 아크릴계 접착제가 도포된 테이프이다.

(1) 밸런스 테이핑

테이핑 요법은 1920년경 영국의 도수목차요법에서 출발하였으며, 일본에서는 1970년대에 타나카의 스파이랄 테이핑과 1980년대 초반에 시작된 소켄조의 키네시오 테이핑으로 구분되어 발달되어 왔다. 테이핑은 단순한 근육의 고정이 아닌 근육과 피부, 내부 장기의 상호기전에 의한 치료방법으로 근육, 관절의 기능 이상의 치료 및 통증예방,

근력강화의 목적으로 갑작스런 외상이나 장기적인 운동에 의해 약화, 손상된 근육, 관절 등을 제한하고 고정하여 더 큰 부상을 예방하기 위함과 통증 경감, 근 수축 유도로 근력, 순발력, 지구력 등을 증진하여 운공 수행 능력을 향상시키고 자세 균형을 조정하여 신체 평형력을 향상시키기 위함이다.

(2) **무릎통증과 관절 가동 범위**

어르신들에게 나타나는 만성적으로 지속되는 통증의 가장 흔한 원인은 근골격계 통증이며, 노화로 인해 퇴행성 변화의 진행은 무릎관절, 대퇴관절과 같은 체중부하 관절에서 관절가동범위의 감소를 가져오게 됨으로써 대상자는 매우 불편함을 느끼게 된다.

어르신들에게 흔히 발생하는 무릎통증은 대부분 골관절염으로 인한 것으로 원인은 확실하지 않으나 나이, 성별, 비만 및 유전적 요인과 기계적 장애 등의 요인이 복합적으로 발병하여 관여하는 것으로 알려져 있다. 무릎관절의 정상 관절가동범위는 135~140° 정도이지만 어르신들의 경우는 근육 탄력감소로 근신장성이 제한되며 관절 연골의 변화로 유연성이 감소되기 때문에 어르신들에게는 관절가동범위의 10~20%의 감소는 정상 범위라 할 수 있다.

〈그림 4-11〉 무릎 테이핑

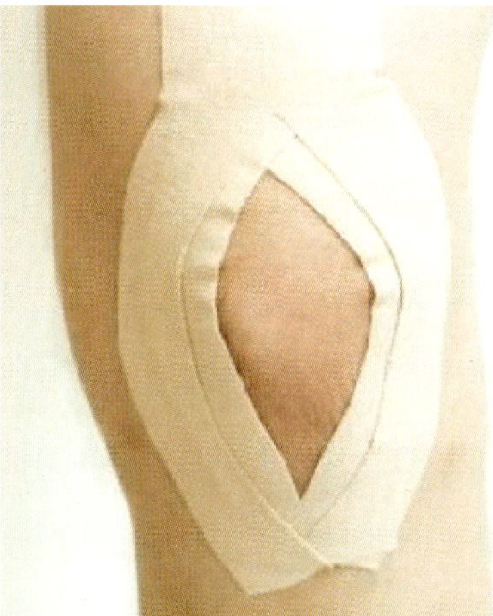

무릎 테이핑 앞

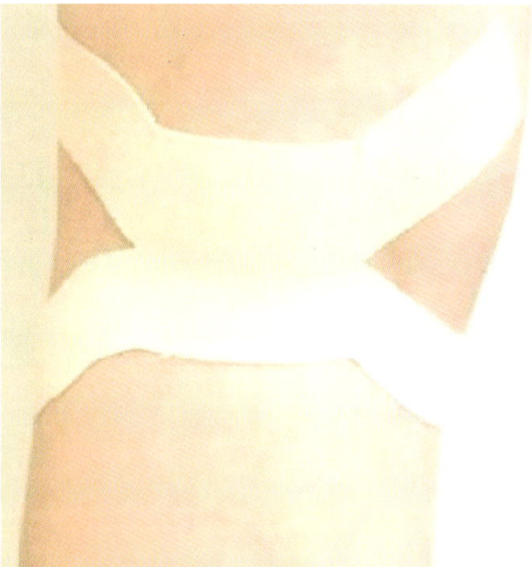

무릎 테이핑 뒤

(3) 족관절 회선 테이핑

스파이럴 테이핑요법의 기본 이론은 균형이다.

몸의 중심의 경계로 근육과 골격이 좌·우 대칭적으로 존재하며, 서로 균형을 잡기위해 환부에 힘을 더하거나 보호하는 과정에서 특정한 부분에 긴장이나 근육 통증이라는 반응점이 나타나면 반응점 부분에 나선형 모양으로 감아 균형을 잡아 줌으로써 신체를 보다 안정적인 상태로 유지할 수 있다.

〈그림 4-12〉 족관절 회성 테이핑

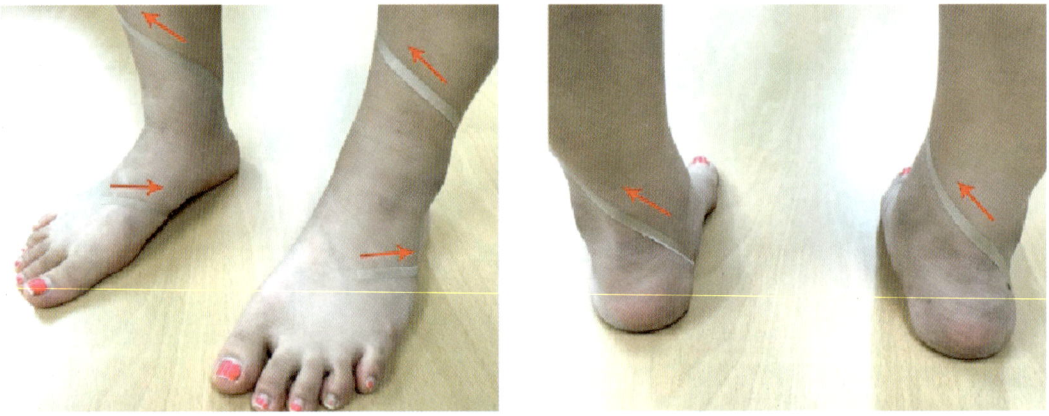

족관절 前, 後 스파이럴 요법

PART

05

힐링 테크닉 요법의 실제

01 상부·하부 테크닉 요법

1. 복와위(엎드린 자세) 테크닉 요법

뒷머리는 시신경이 모여 있는 곳으로 과도한 스트레스를 받게 되면 두통을 느끼게 되므로 머리를 부딪치지 않도록 보호해야 한다. 뒷목이 뻐근하게 뭉치게 되면 어깨와 뒷머리 부분에 영향이 미치게 될수 있으므로 세안시 또는 테크닉시에 뒷목을 따뜻하게 닦아주는 것이 좋다. 어깨는 추위에 장시간 노출하게 되거나 과다 업무 시에 단단한 근육 뭉침이 나타나게 되는데 이때 무리한 기법을 사용하는 것 보다 2~3회 나누어서 꾸준히 테크닉 기법을 사용해 주는 것이 좋다.

〈그림 5-1〉 두상 혈위표

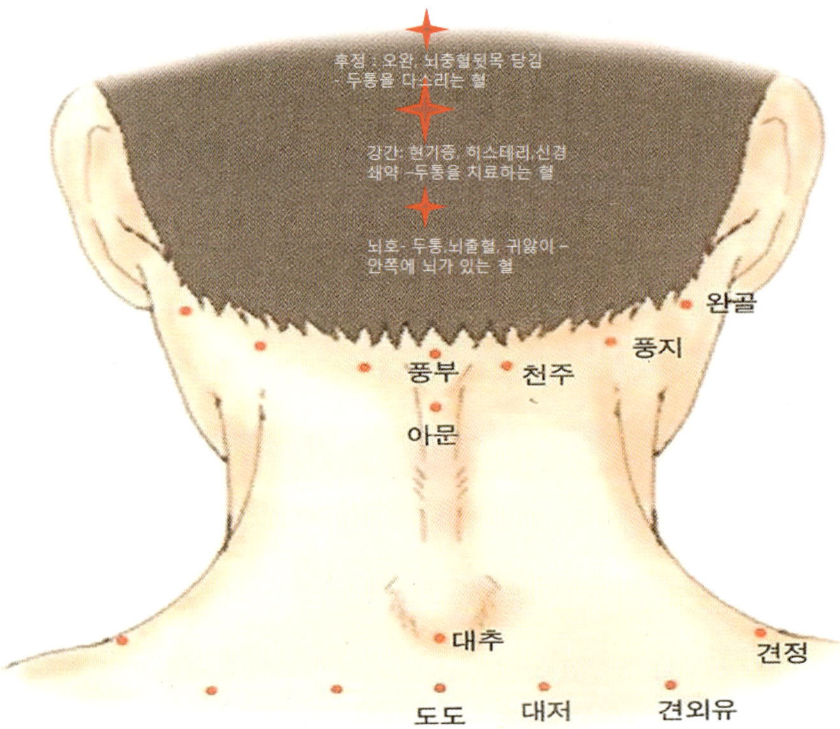

〈그림 5-2〉 두피, 견갑골, 경추 테크닉 요법 실제

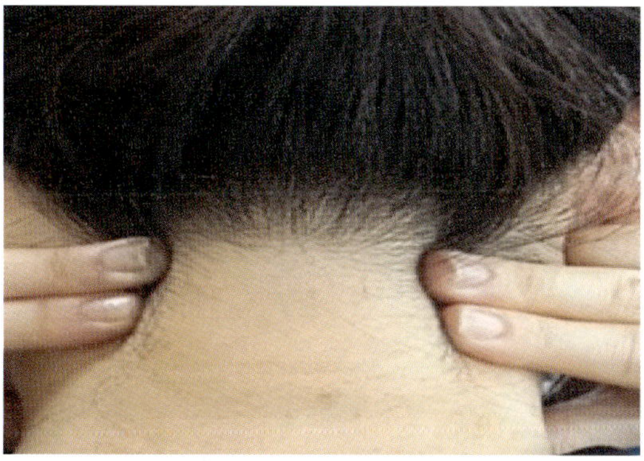

풍지 혈 눌러주기
감기로 인한 두통, 중풍, 열병, 월경통, 안면 신경 효과

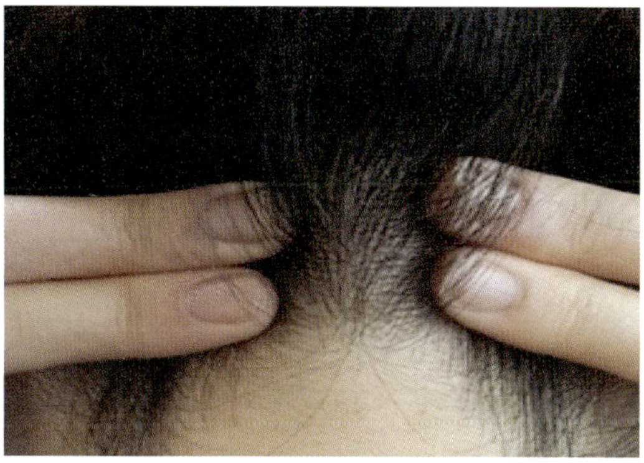

천주 혈 눌러주기
안면통, 목 경직 등에 효과

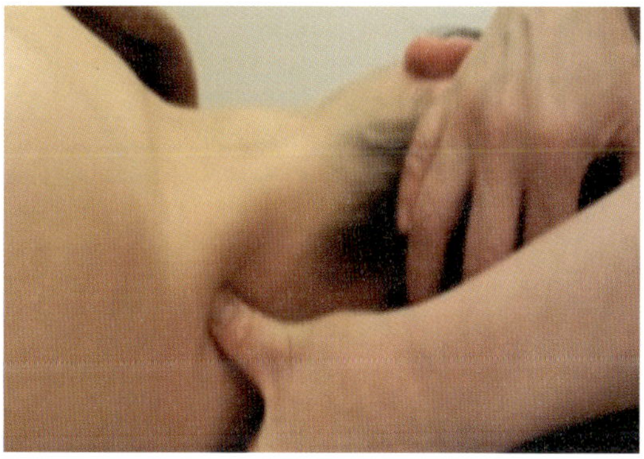

견중유 압 주기
눈의 피로 어깨 결림에 효과

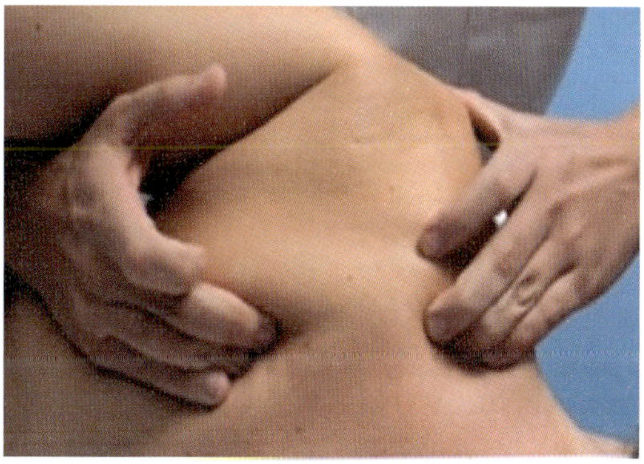

견갑골 파 주기
오십견 또는 어께결림에 효과

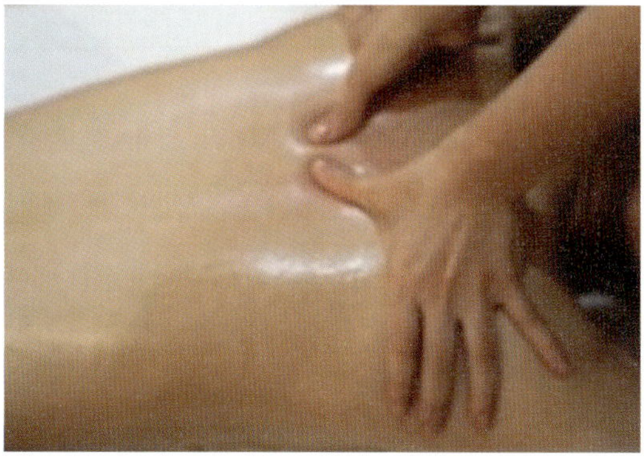

폐수 압 눌러주기
척추에서 두마디 떨어진곳,(폐렴, 기침, 천식, 구토) 효과

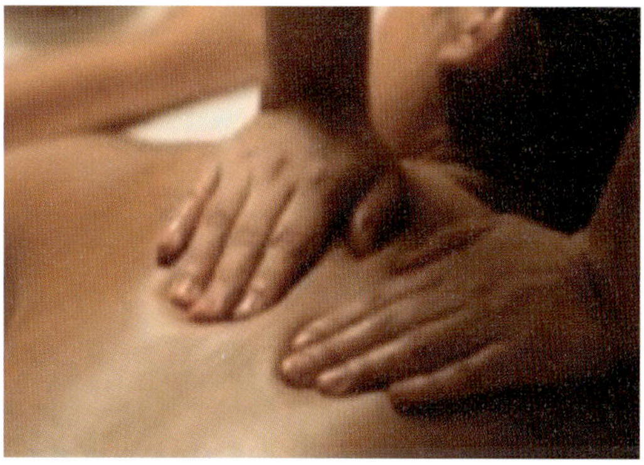

독막 압 쓸어주기
손끝 또는 손바닥으로 지긋이 교차로 눌러 준다.

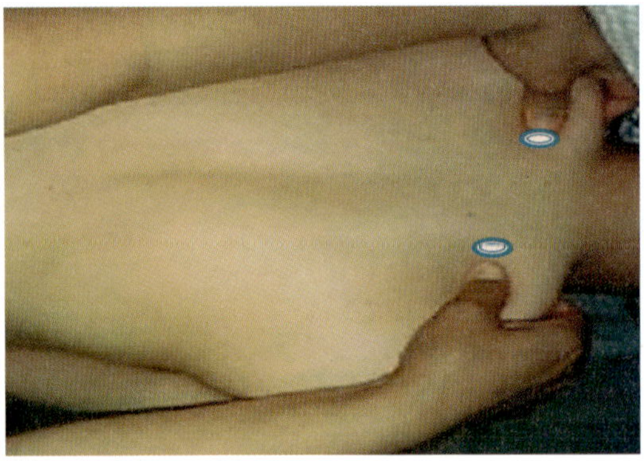

수소양 삼초경 천료, 견료를 교차로 지긋이 압을 준다.

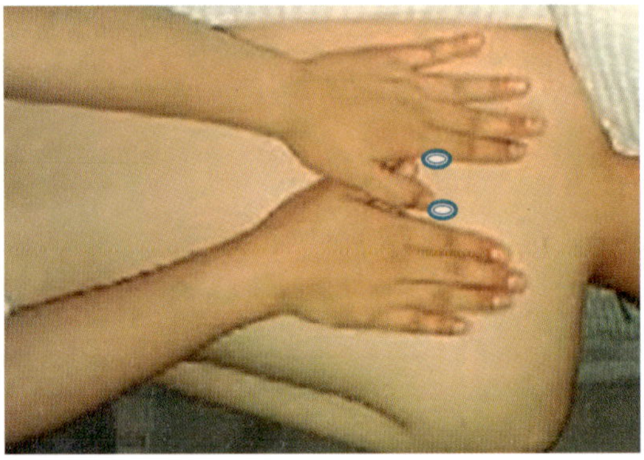

견외유, 견중유, 곡원, 병풍, 노유 혈을 강찰법으로 압을준다.

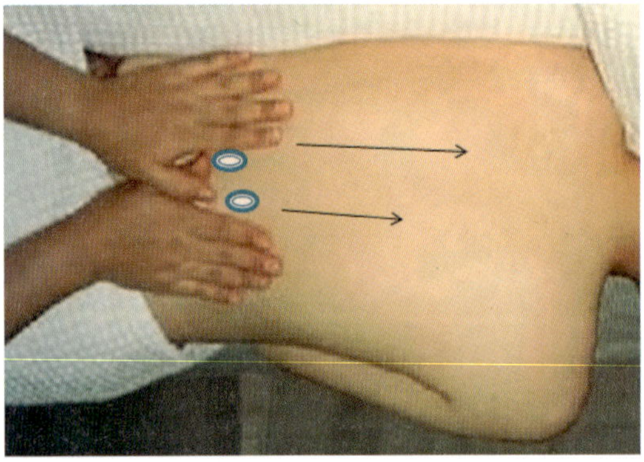

경추, 중추, 요추를강찰법으로 상하 강찰법으로 마무리 한다.

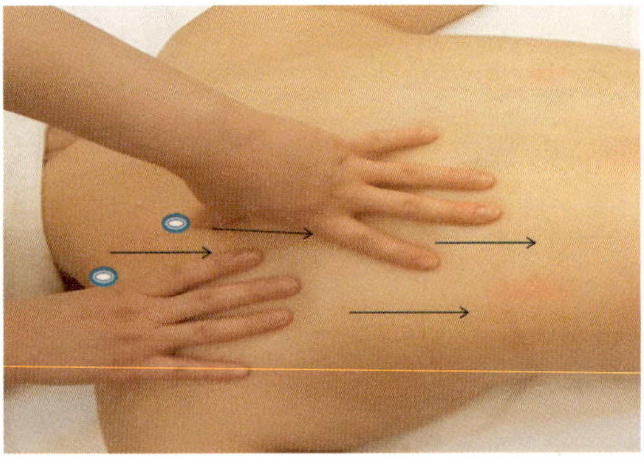

2. 귀 경혈 요법

귀는 인체의 축소판이다. 귀는 얼굴 이목구비에 영향을 미치는 중요한 부분으로 얼굴형이나 피부에 절대적 존재로서 얼굴의 조종사 역할을 한다.

귀의 요법을 통해 신장과 방광의 물기가 얼굴로 올라 갈 수 있으므로 피부와 인상도 밝아진다. 귀는 이문과 아문, 귀 바퀴, 이곽, 귓불 그리고 상부, 중부, 하부로 나누어 각각이 상부는 하늘(지혜)이고 나 자신은 중부(의지), 하부는 땅(정)의 원리를 담고 있다.

또한 귀는 크고, 둥글고, 두텁고, 밝아야 복이 있으며, 귓바퀴가 꽃 봉우리처럼 겹으로 둘러싸야 장수한다.

〈그림 5-3〉 귀의 부위별 명칭 해설

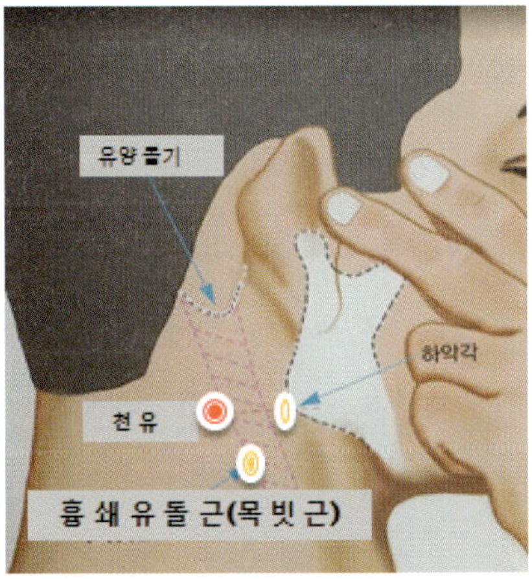

천유 : 목을 치료하는 혈로서 머리가 무거운 증세가 나타나며, 얼굴이 붓고 아플 때, 뒷목이 뻣뻣할 때, 눈의 통증, 인후염, 청각장애, 치통 등에 효과 있다.

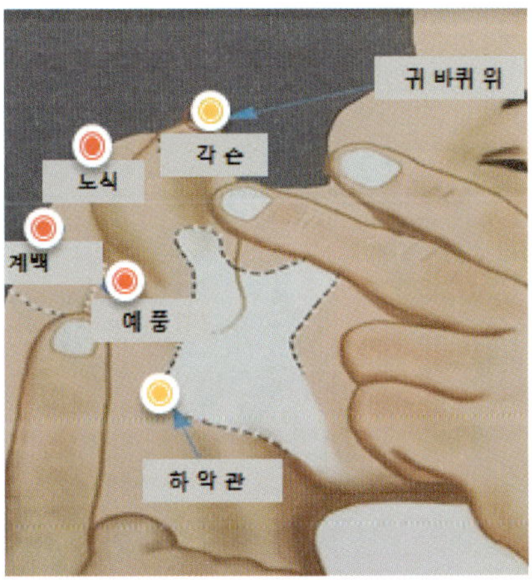

각손 : 몸의 기능과 같은 혈
눈, 귀, 치과 질환에 탁월하며, 귀의 부종, 귀앓이, 이하선염, 현기증 증세 등 에 탁월

노식 : 천식을 치료하는 혈
청각장애, 천식, 귀의 질환에 효과

계백 : 광란질환을 치료하는 혈
청각상실, 난청, 시력장애, 뇌충혈 등에 특효

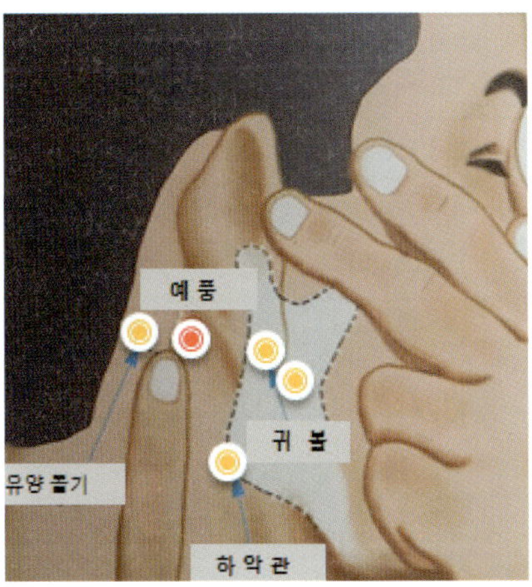

예풍 : 귀의 중풍을 막아주는 혈
중풍으로 인해 생기는 안면마비나 경련, 빰의 부종 및 안면신경뿐만 아니라 입을 벌리지 못할 때, 목과 어깨가 결릴 때 효과

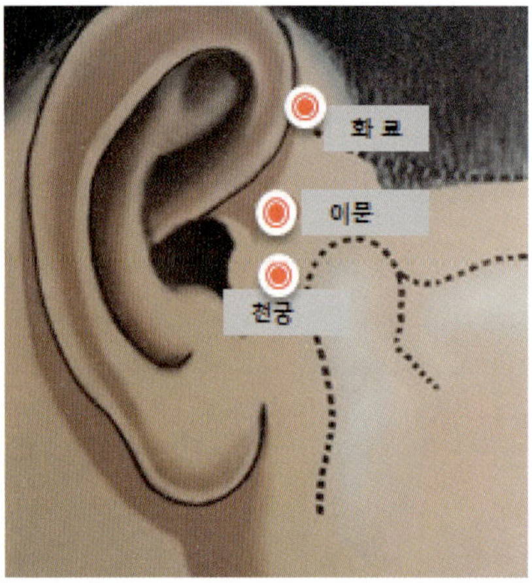

화료 : 콧병을 다스는 혈

이명, 귀 질환, 안면신경마비, 턱 부종이 있을 때, 코끝이 부어오를 때 특효

이문 : 귀 질환을 다스리는 문

귀앓이,청각장애, 신경안면마비, 삼차신경통이며, 입이 잘 벌어지지 않을 때 효과

천궁 : 소리를 듣는 문

청력감퇴, 귓병, 안면근육, 건망증, 시력감퇴, 주름예방, 피부가 검어 질 때 효과

〈그림 5-4〉 수(水) – 귀

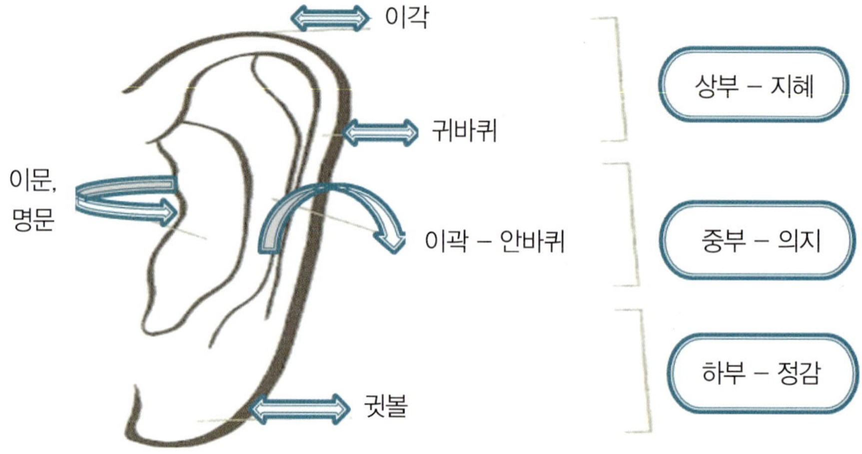

귀는 상부, 중부, 하부로 나누어 각각이 하늘(지혜),
나 자신(의지), 땅(정)의 원리를 담고 있다.

3. 목 경혈 요법

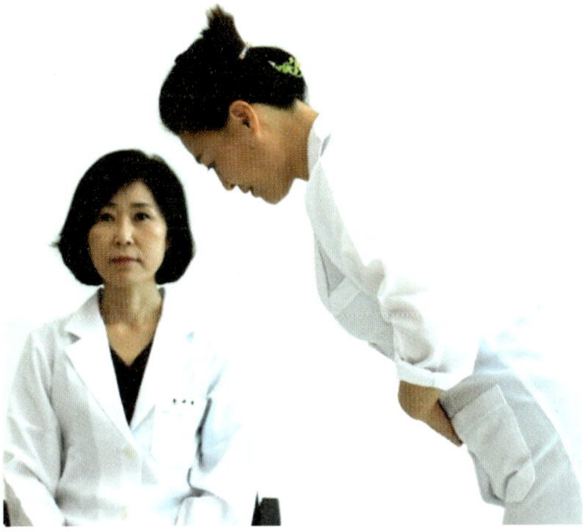

트리콜로지리스트로서의 오늘테크닉 스킬을 수행할 000입니다.
자기소개를 통해 시술자의 심신안정에 도움을 준다.

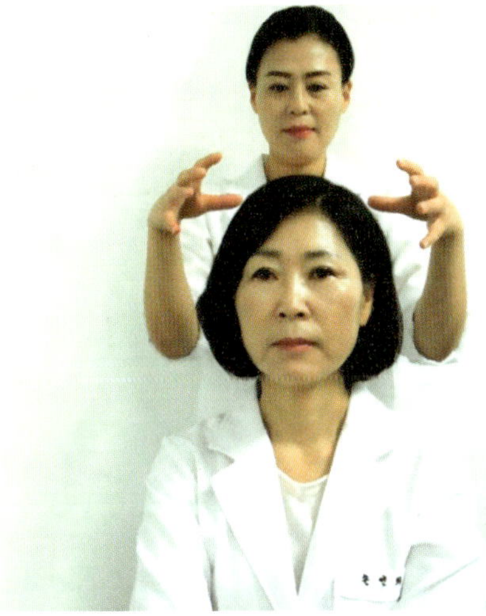

기 동작시작을 위해 준비과정으로 시술자의 두피스킬과 모발정리를 함께 한다.

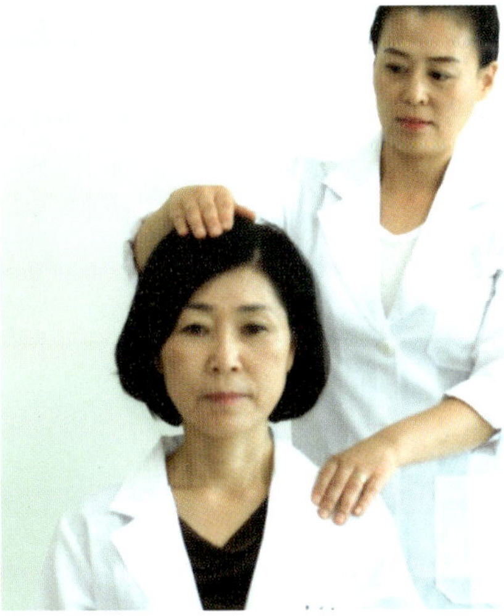

목의 스트레칭을 위해 두피와 어깨에 기를 전한다. 좌.우 반복 동작한다.

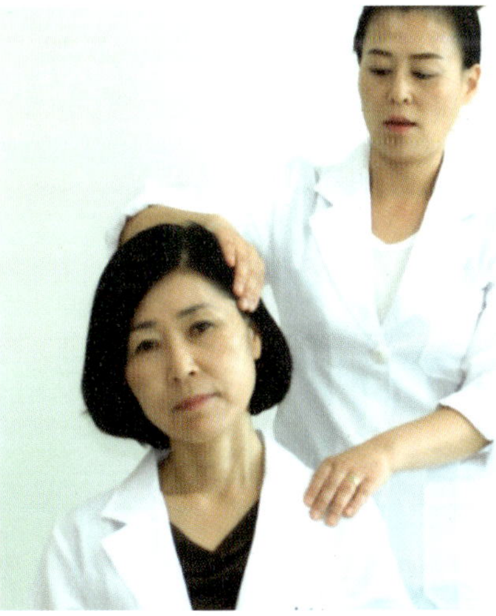

좌우 3회 동작으로 두피는 밀어주고 어깨는 당겨주는 반복 연결동작을 취한다.

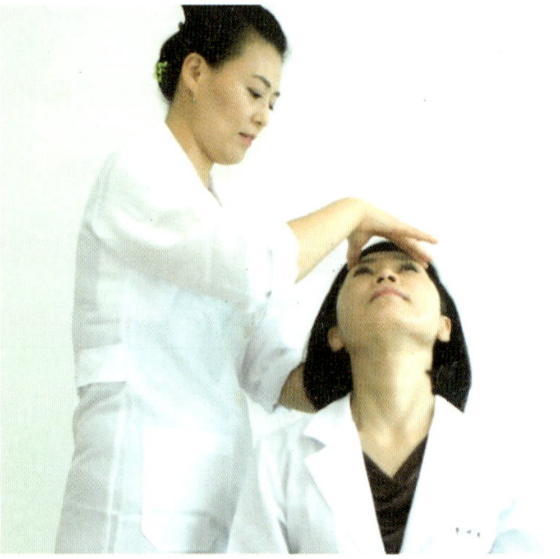

전. 후 3회 반복으로 두부 부분은 밀어주고 목덜미는 받쳐주는 스킬동작을 취한다.

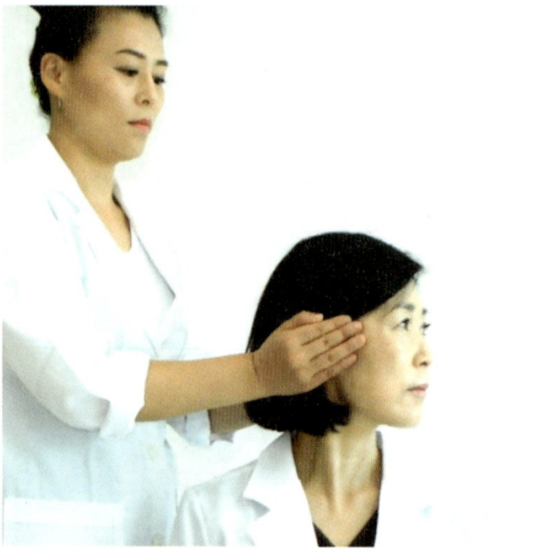

좌.우 목 근육이완을 위해 3회반복 회전동작을 한다.

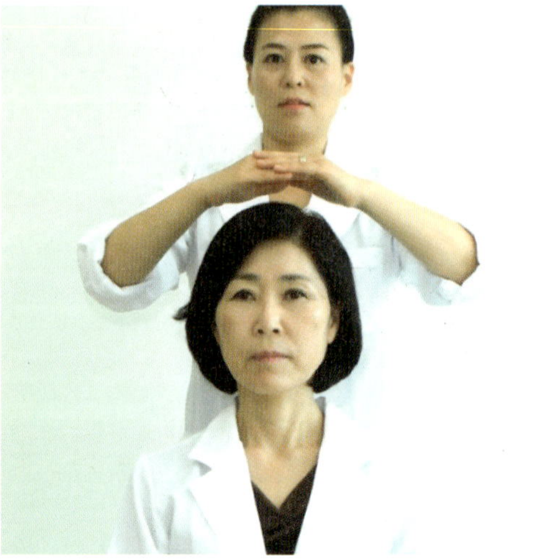

모든 스킬동작을 마무리한 후 백회에서 기(氣)정리를 한다.

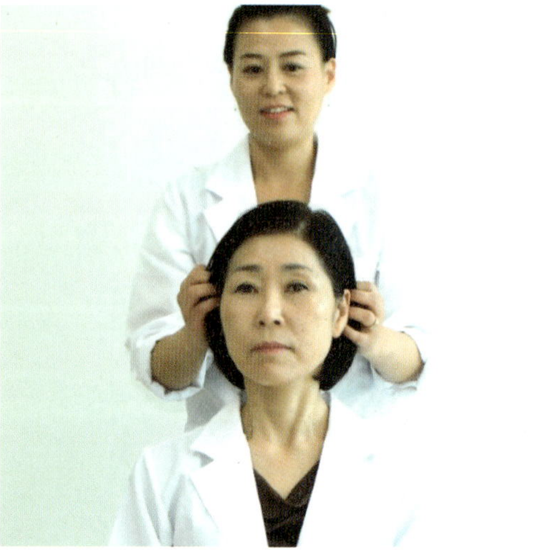

다음 동작을 위해 모발 정리한다.
여러번 반복 동작을 취할 때 두피이완 작용에 도움이 된다.

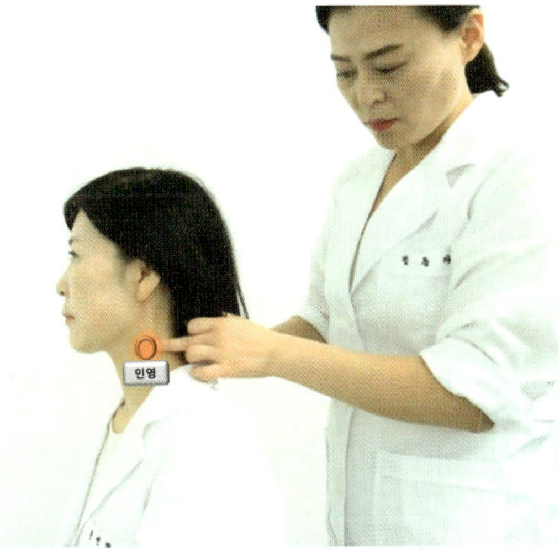

인영 : 목병을 다스리는 혈이며, 목 근육의 앞쪽의 동맥이 뛰는 곳

효과 : 만성기관지염, 목이 부었을 때, 인파선 결핵, 언어장애, 호흡곤란에 특효

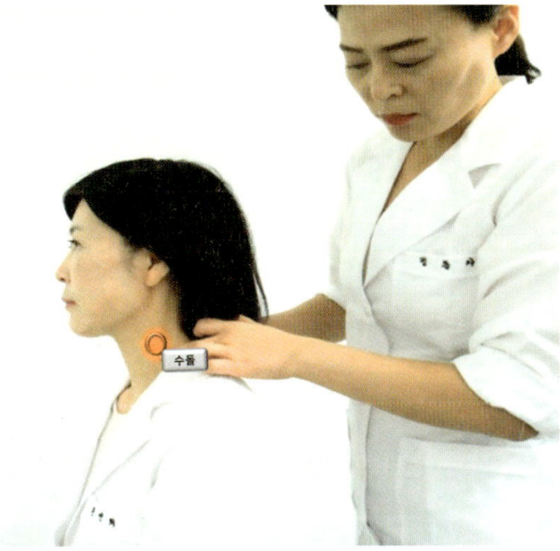

수돌 : 목 근육과 모서리의 바로 앞쪽에 있으며, 물을 마실 때 돌출된다.

효과 : 얼굴이 붉어질 때, 목이 부어 숨쉬기 곤란할 때, 갑상선이 부어오를 때 잘 듣는다.

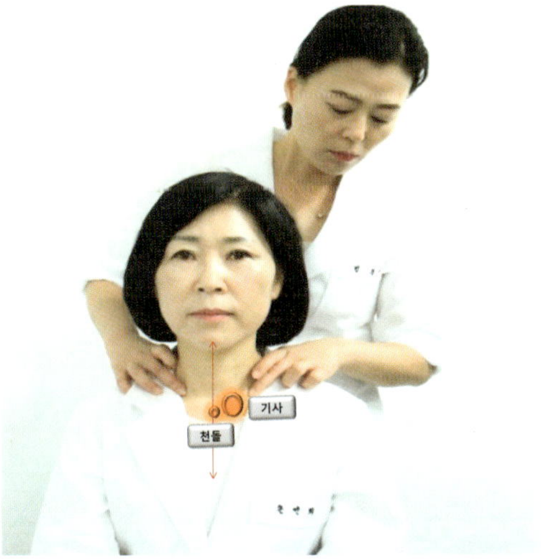

기사 : 목의 질환이 모이는 혈자리이며, 천돌 혈에서 양 옆으로 1촌 지점 들어간 곳

효과 : 기침과 천식이 같이 나타나는 증상 일때, 목 덜미가 뻣뻣하고 아플 때, 인파선 염 등에 특효

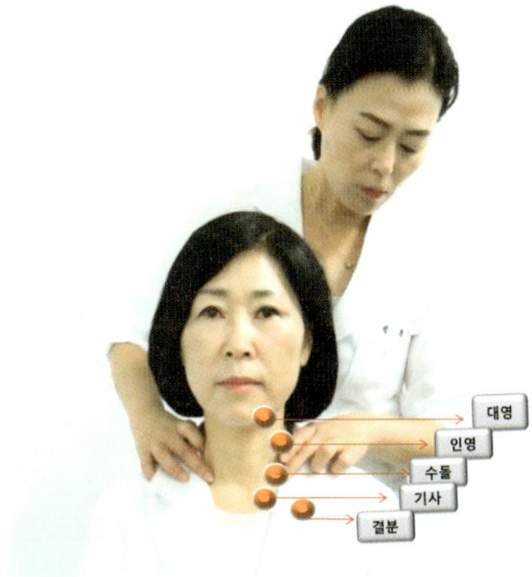

결분 : 가슴 질환을 다스리는 혈, 쇄골 위쪽 우묵한 곳의 한가운데 위치한다.

효과 : 기침, 천식, 호흡곤란, 늑막염, 인후병, 편도선염, 가슴이 아프거나 답답 할 때, 오한이 날 때, 만성열병에 효과 있다.

4. 팔 경혈 요법

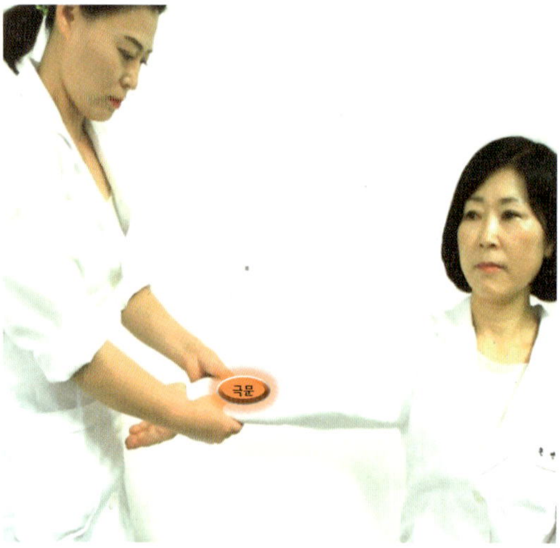

극문 : 뼈와 살을 돕는 경혈로서 손목주름에서 위로 5촌 지점에 위치하며, 손이저리거나 아플 때, 팔꿈치가 아플 때, 신경통, 심장병 등에 탁월하다. 심장 질환에 이상이 생겼을 때 5초간 강한 압으로 여러번 반복한다.

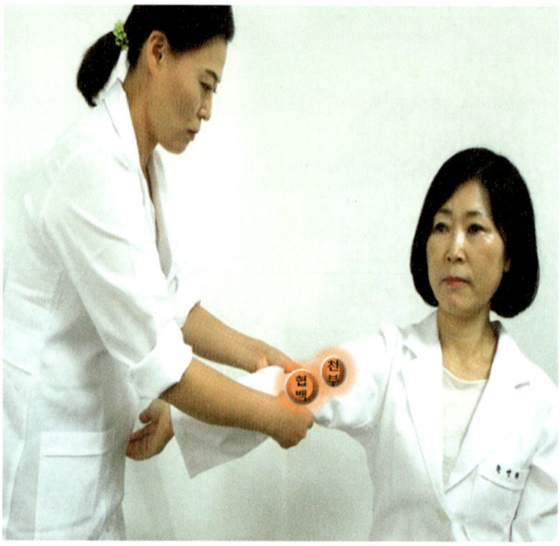

협백 : 천부혈에서 1촌 아래위치하며 호흡기 질환에 탁월하다. 명치에서 가슴 통증이나 천식,가슴이 두근거릴 때, 코피, 헛구역질 등에 효과

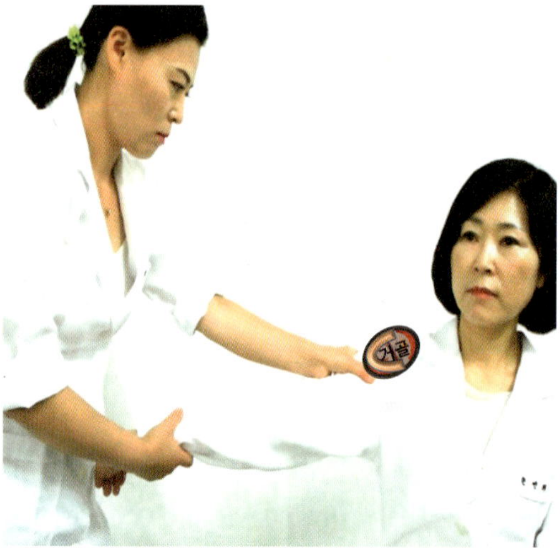

거골 : 쇄골의 봉우리끝과 견갑골 사이에 위치하며, 어깨결림, 어깨통증, 팔의 통증, 팔을 펴거나 구부리기가 어려울 때 효과

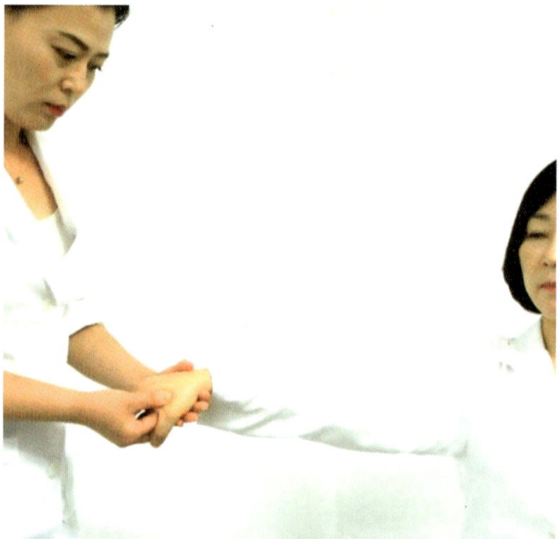

합곡혈은 몸의 순환을 돕는 혈로서 응용범위가 광범위하다. 증상에 따라 3회 반복으로 강 · 약으로 압을 준다. 두통, 생리통, 월경불순, 시력장애, 언어장애, 급체 등에 탁월하다.

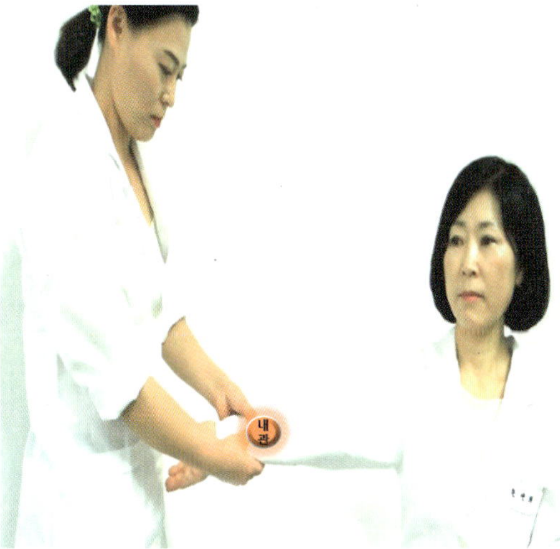

내관 : 심장발작, 만성위염, 불면증, 당뇨병, 저혈압 등에 특효
노궁혈을 지나 태릉, 내관, 간사, 극문혈을 3회 반복 지긋이 지압한다.

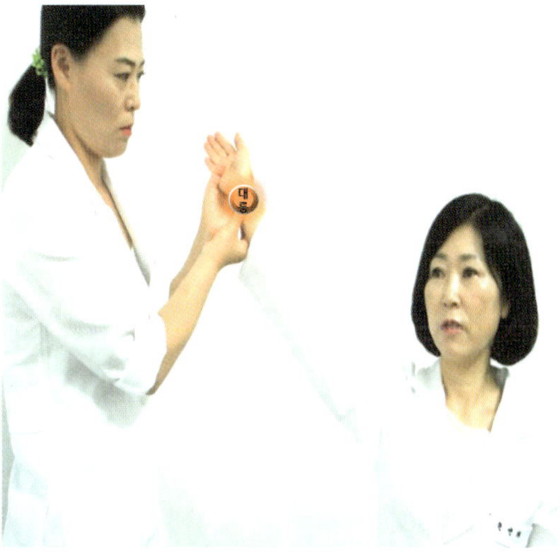

대릉 : 팔의 통증과 저림, 만성 관절류머티즘, 심장질환에 효과

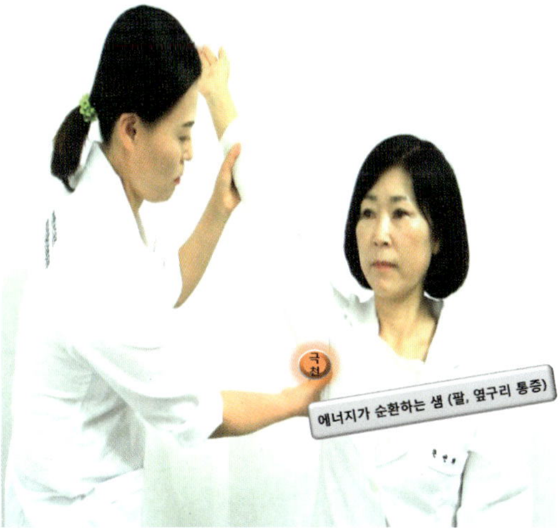

극천 : 에너지가 순환하는 혈자리이며, 겨드랑이 안쪽 힘줄사이, 겨드랑이 중심에 위치
팔에서부터 옆구리까지 통증을 느낄때, 목구멍이 건조할 때, 우울증, 히스테리에 효과

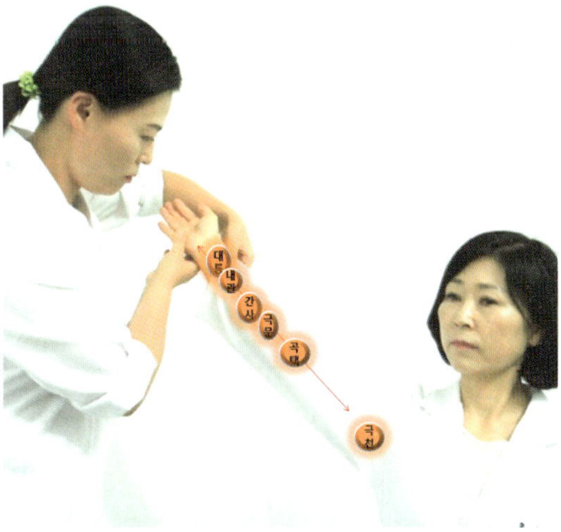

노궁혈을 지나 태릉, 내관, 간사, 극문혈을 지나 극천혈에서 마무리하며, 상하 3회반복 스트레칭 하듯이 지압과 병행한다.

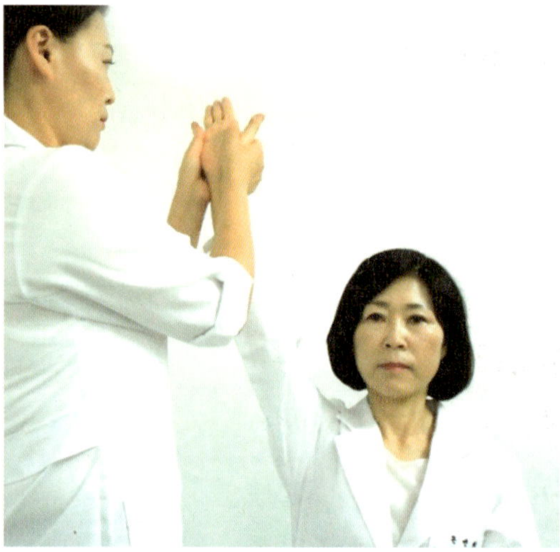

팔을 높이올린 다음 소부와 노궁을 지압한다.
옆구리 통증해소에 도움이 된다.

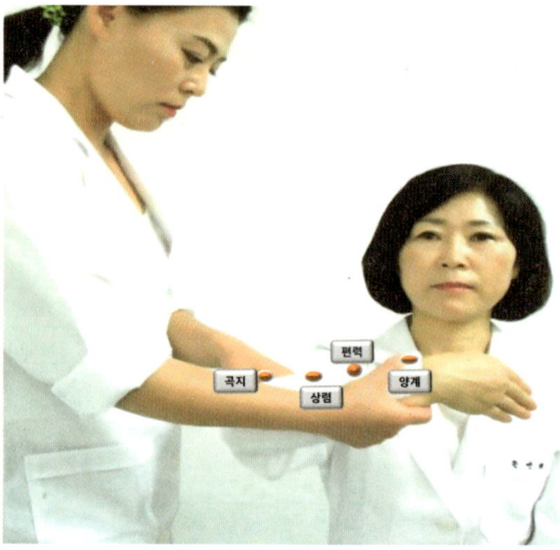

양계, 편력, 상렴, 곡지혈을 따라 3회반복 당겨 준다.
양계, (치통, 인후병) 편력, (시력장애, 부종)
상렴, (방광염) 곡지,(설사,변비, 근육통) 등에 효과 있다.

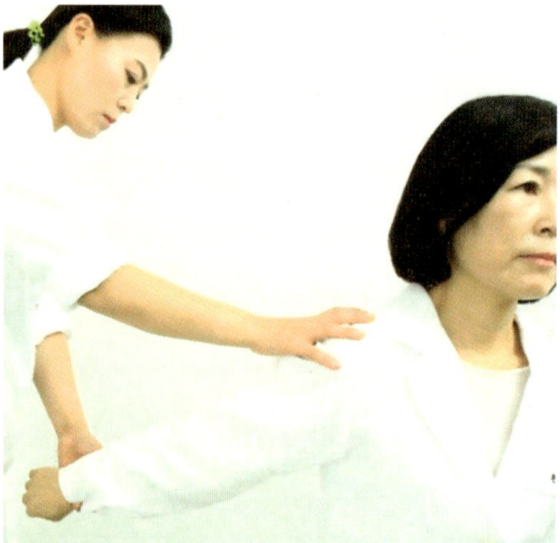

왼손은 양계. 어제를 잡고 뒤로 당기고 오른손은 거골을 밀어 올려 주는 반복 동작을 한다.
오십견과 심장질환에 도움이 된다.

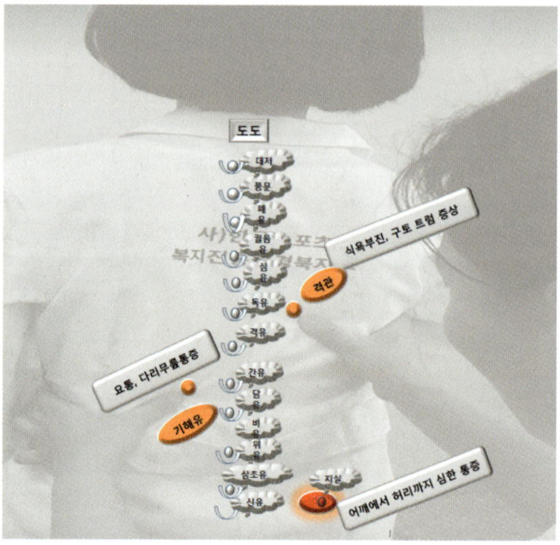

심신안정을 위하여 독맥혈을 다스린다.

5. 등 경혈 요법

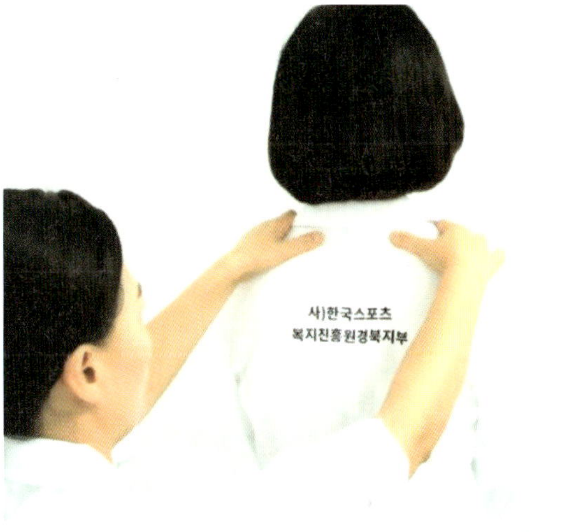

승모근 풀어주기

대추혈을 지나 견봉까지 3등분을 나누어 3회 반복 지압한다.

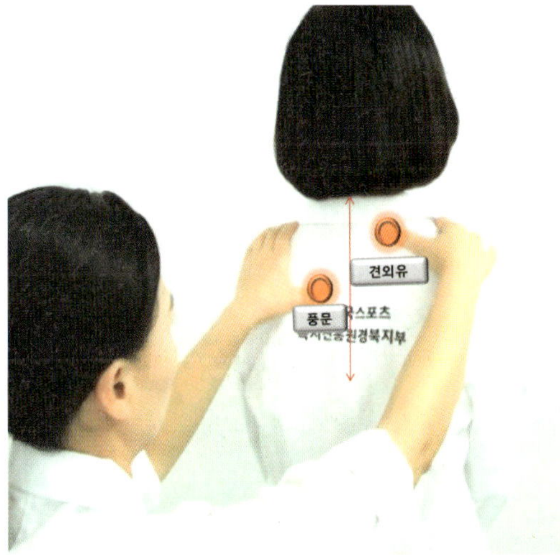

견외유와 풍문혈을 교차하여 압을 준다.

견외유 : 어깨바깥쪽의 혈로서 어깨에서 등까지 결림이나 통증, 뒷목이 뻣뻣할 때, 근육의 경련, 팔이 아플 때 효과

풍문혈 : 바람으로 생긴 병에 탁월하며 감기로 인한 열과 기침, 천식, 발열, 오한, 가슴과 등에 통증이 심할 때 특효

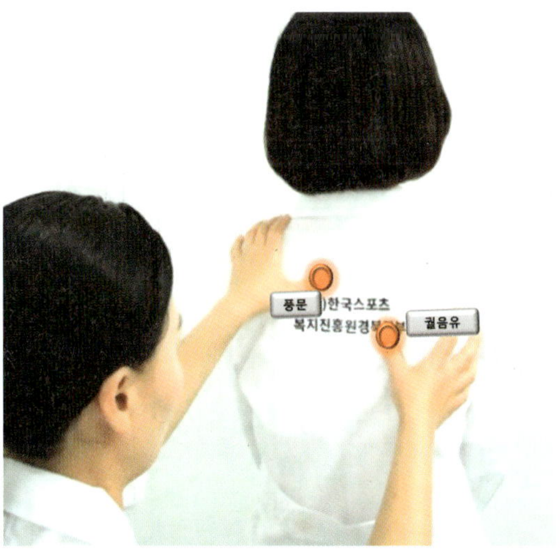

풍문혈과 궐음유를 교차하여 반복 누른다.

궐음유 : 냉증 퇴치에 효과 있으며, 늑간신경통이나 심장내막염, 심장염, 가슴이 두근거리거나 답답할 때, 심장질환에 특효

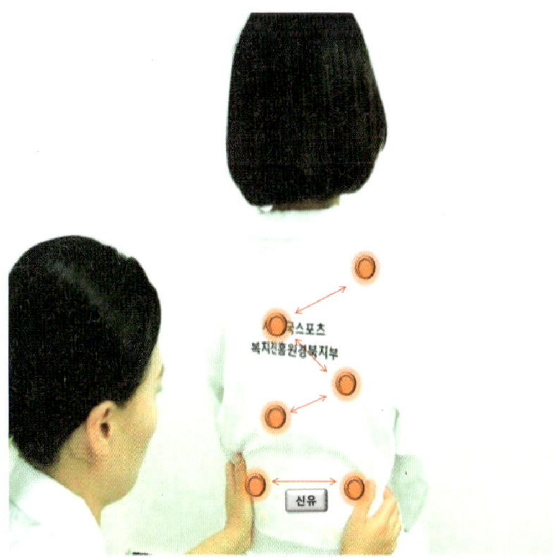

신유 : 시장을 다스리는 경혈이며, 신장과 연관된 질병인 혈뇨, 신장염,신장 결석 등에 잘 듣는다.

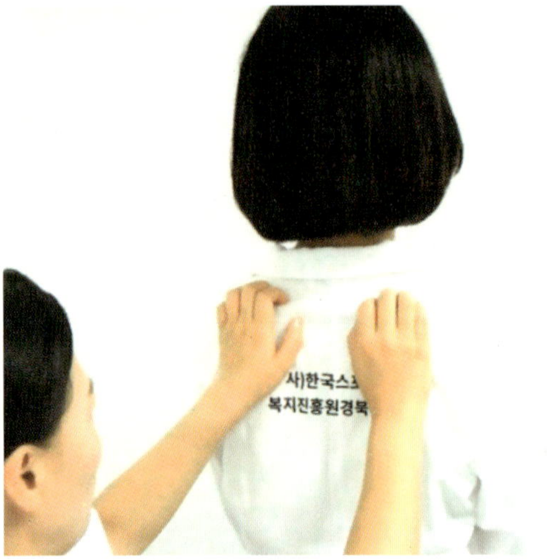

반주먹을 살짝 쥐듯이 하여근육을 집어 올리듯이 유념법을 사용하여 상.하 3회 반복 한다.

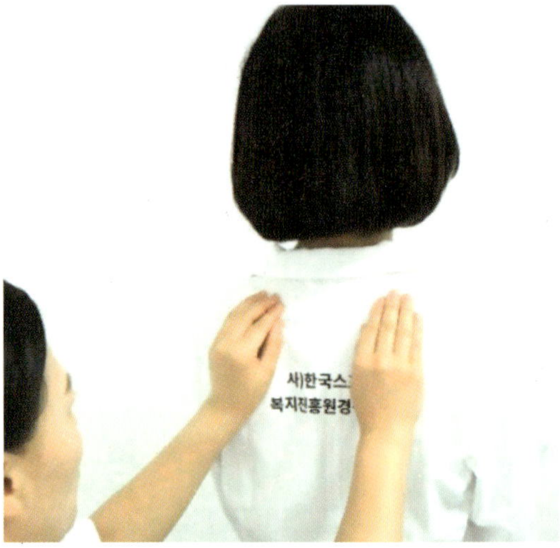

고타법을 이용하여 위. 아래로 리드미컬하게 두드리는 방법으로 컵핑요법을 적용한다.

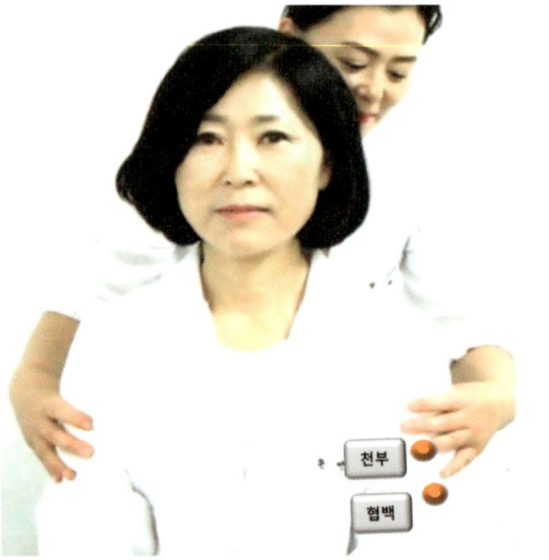

천부 : 겨드랑이 주름에서 아래쪽으로 3촌 매려와서 팔쭉지 안쪽에 있다.
열로 인한 비 출혈에 효과 있으며, 천부혈과 척택혈을 같이 사용하면 좋다.

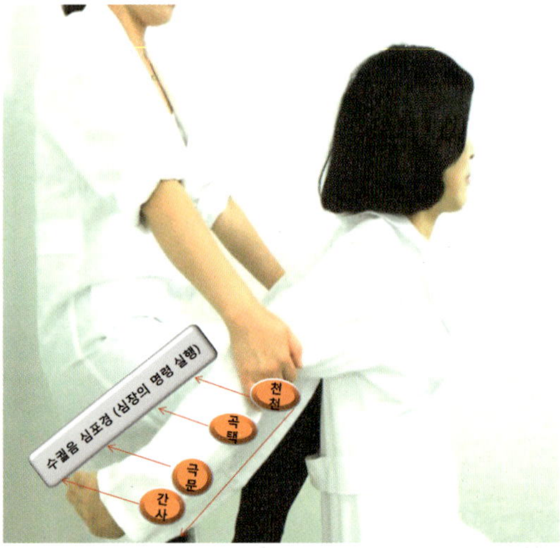

마무리 단계에서 천천, 곡택, 극문, 간사혈을 다스리면서 심장의 기능을 원활하게 도와준다.

6. 다리 경혈 요법

다리근육은 골반의 요추 안정을 도와주는 궁둥신경(좌골신경)은 골반 뒤벽의 큰 궁둥 구멍에서 넙적다리 뒤쪽으로 나와 하행하여 다리오금 윗쪽에서 안쪽의 정강신경(경골신경)과 바깥쪽의 종아리 신경으로 갈라진다. 정강 신경은 다리 신경을 지배 한 다음 발바닥 근육과 피부에서 끝난다.

1) 다리 부종의 원인

부종은 노폐물이 배설되지 않거나 체액이 정체되어 붓는 것을 말한다. 원인으로 장거리 여행이나 장시간 걷거나 서 있는 자세, 생리적인 현상, 임신 원인, 비만 등 조여드는 느낌이나 무거운 느낌을 받는다.

2) 부종의 효과

두 다리를 심장 높이보다 높게하여 피가 거꾸로 흐르게 하고, 따뜻한 물에 족욕을 통해 혈액순환을 촉진시키는 등 원인 제거를 통하여 붓기를 해결하고 피로감을 경감시켜 준다.

3) 압박 요법의 특징 및 정도

(1) 압박 요법의 특징

① 연령에 제한이 없다.

② 진단이 곧 바로 치료에 연결이 된다.

③ 언제 어디서나 가능하다.

④ 기계나 기구가 없어도 할 수 있다.

(2) 압박 요법의 정도

① 강압 : 눌러서 으악하고 신음소리를 낼 정도

〈그림 5-5〉 다리 테크닉 실제

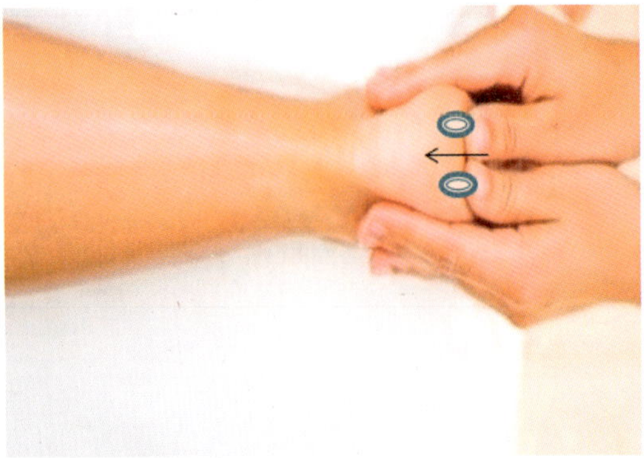

양 엄지를 이용하여 생식선을 밀어준다.

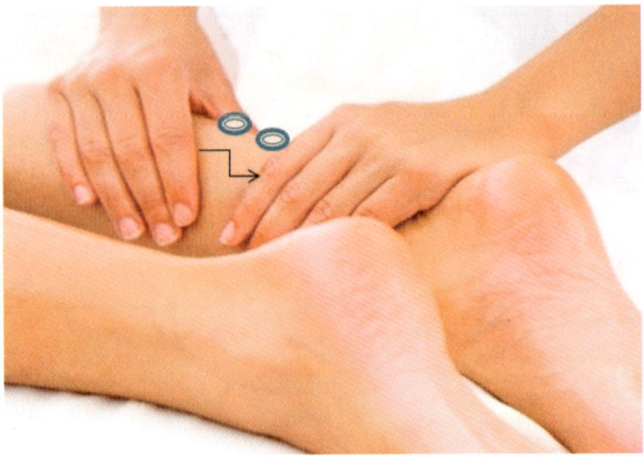

수근부를 이용하여 승근혈을 주무른다.

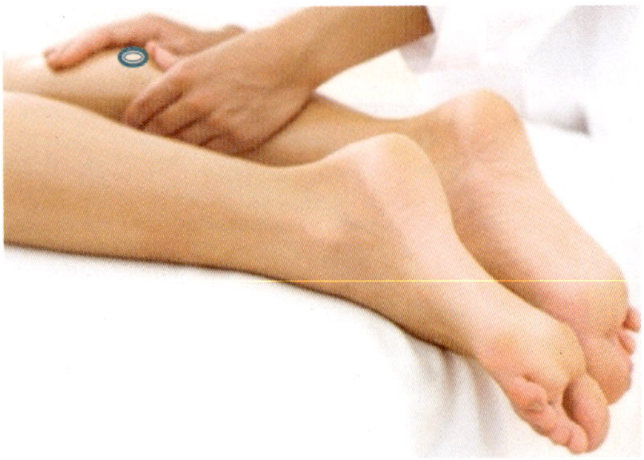

양 모지를 이용하여 위중까지 쓸어 올린다.

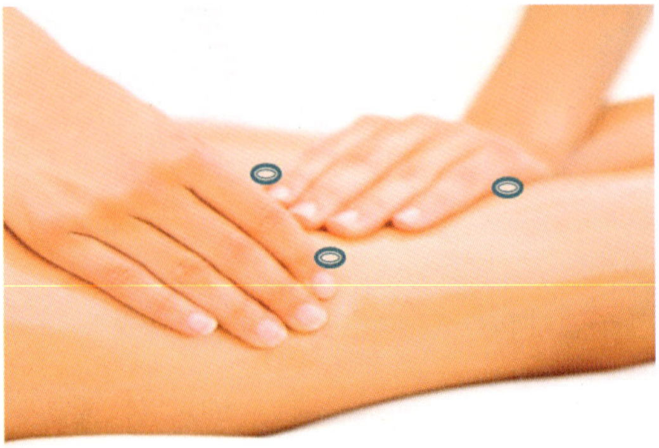

승산을 지나 승근, 위중까지 오지를 교차하여 상 . 하로 압을 밀어준다.

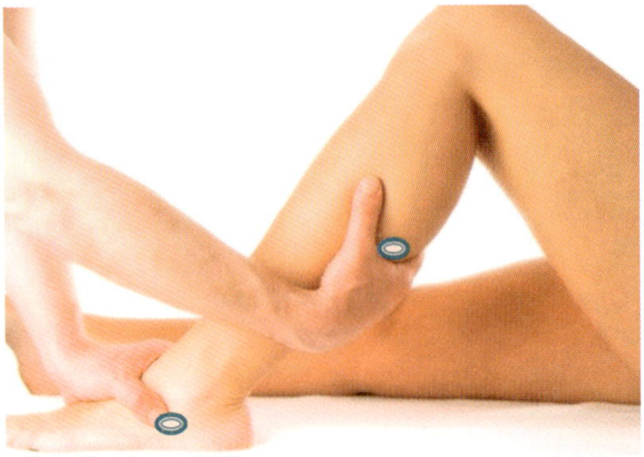

한손은 발등을 잡고 한손은 승근혈을 엄지를 이용하여 부채살 모양으로 쓸어내린다.

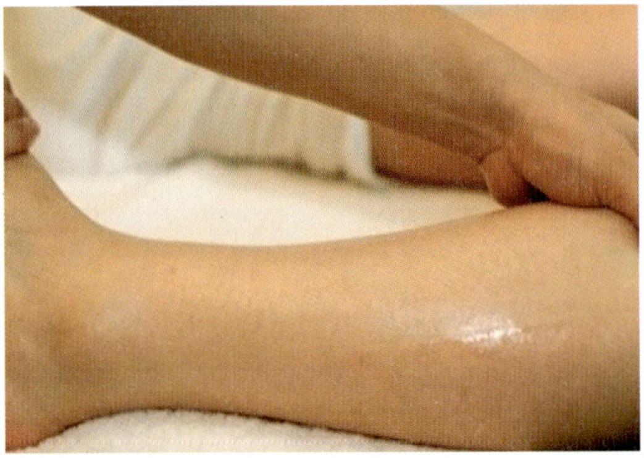

엄지로 비복근의 위중, 함양을 향하여 가볍게 쓸어 올린다.

② 약압 : 몸에 손을 가만히 대고 있는 상태

③ 쾌압 : 시원하다는 쾌감을 느끼는 상태

④ 안정 지속압 : 힘을 가하여 누른 후 일정시간 1~5초간 그대로 유지한 후 서서히 힘을 빼 주는 상태

4) 발 건강 요법

발은 인체의 뿌리이며, 제 2의 심장이다. 24절기 변화와 24시간 변화 반응 낮에는 양기를 넣어주고, 밤에는 음기를 기른다. 인체 12경락과 오대양 육대주 1년 12달 우주 조화를 이루므로 자연은 대우주라 하고 몸은 소우주라 한다.

발에는 20여 종류의 근육과 수 킬로미터에 해당하는 혈관이 분포되어 있어 테크닉의 효과에 따라 혈관과 림프관의 내강이 넓어져 모세혈관과 정맥, 동맥, 그리고 림프액의 순환에 영향을 미치게 된다. 발 테크닉 요법은 무리한 운동으로 손상된 근육이나 신체 부위의 신경계에 자극을 줌으로써 체내의 혈액 순환과 림프액의 흐름을 증가시켜 근육 조직을 부드럽게 해 주고 근육의 경련을 풀어주며 고통을 안정화시키는 역할을 하며, 혈액공급의 증가와 혈액운동 및 체액교환의 촉진은 신체 각 부위에 영양공급과 온도를 높여주는 상승효과가 있다. 또한 전문적인 발 테크닉 요법은 피부의 생리적 상태를 적정수준으로 유지하게 하고 혈액순환과 림프순환을 활성화시켜 산소공급을 촉진하고 림프의 체액교환을 가속화시켜 노폐물을 제거하는데 도움을 준다.

① 신경계에 미치는 효과

발 테크닉 요법은 말초신경계통과 중추 신경계통에도 많은 영향을 미치게 된다. 이것은 발에 분포된 반사구에 테크닉을 할 때 주어진 내·외적자극이 신경로를 통해 중추신경계에 전달된다는 원리로 특정기관을 지배하는 반사구를 자극하면 그 효과는 크게 나타난다.

② 근육조직에 미치는 영향

신체 각 조직의 근육의 혈액순환과 대사작용을 활발하게 하고 활동에 필요한 산소공급을 원활하게 하여 근육의 피로를 빨리 회복시킬 수 있으며, 대사산물의 유출을 유도하여 이산화탄소도 정맥환유의 증가에 의해 제거되며 수소이온 농도의 감소로 통증수용기의 자극도 줄어든다.

③ 소화기에 미치는 효과

발 테크닉 요법은 자의 활동 및 소화기관의 활동을 자극함으로써 소화를 촉진시키고 소화관의 이상 운동을 반사적으로 억제시킨다. 장 운동 내 항진을 주면 변비를 없애주는 작용과 소화액의 분비를 왕성하게 하여 소화촉진과 혈액순환에 도움을 줌으로 위장 등의 모든 복강장기의 기능을 조절하여 소화흡수를 촉진시키는 역할을 한다. 그러므로 발 테크닉 요법의 효과는 체표의 통증완화의 효과, 혈액순환 촉진 효과, 림프순환 촉진 효과, 신경계 자극의 효과, 근 조직의 효과, 피부와 신진대사에 미치는 효과가 있다.

〈그림 5-6〉

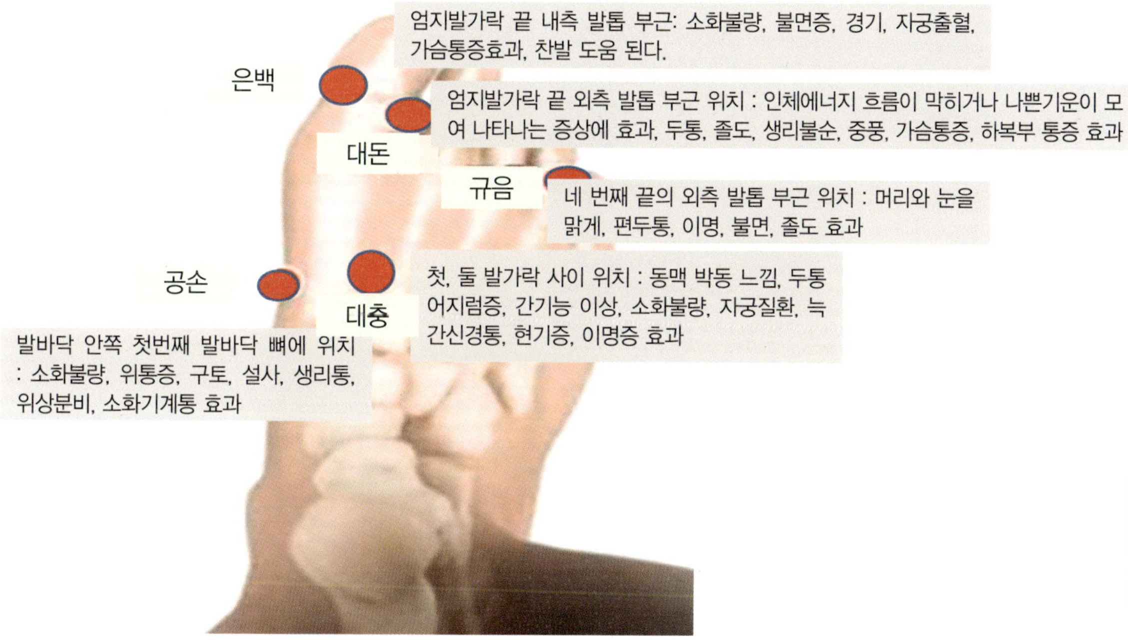
엄지발가락 끝 내측 발톱 부근: 소화불량, 불면증, 경기, 자궁출혈, 가슴통증효과, 찬발 도움 된다.
은백
엄지발가락 끝 외측 발톱 부근 위치 : 인체에너지 흐름이 막히거나 나쁜기운이 모여 나타나는 증상에 효과, 두통, 졸도, 생리불순, 중풍, 가슴통증, 하복부 통증 효과
대돈
규음
네 번째 끝의 외측 발톱 부근 위치 : 머리와 눈을 맑게, 편두통, 이명, 불면, 졸도 효과
공손
대충
첫, 둘 발가락 사이 위치 : 동맥 박동 느낌, 두통 어지럼증, 간기능 이상, 소화불량, 자궁질환, 늑간신경통, 현기증, 이명증 효과
발바닥 안쪽 첫번째 발바닥 뼈에 위치 : 소화불량, 위통증, 구토, 설사, 생리통, 위상분비, 소화기계통 효과

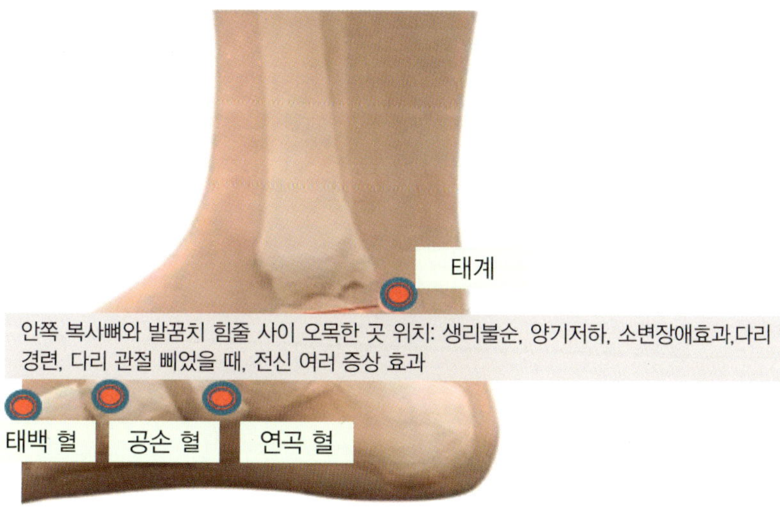
태계
안쪽 복사뼈와 발꿈치 힘줄 사이 오목한 곳 위치: 생리불순, 양기저하, 소변장애효과,다리 경련, 다리 관절 삐었을 때, 전신 여러 증상 효과
태백 혈
공손 혈
연곡 혈

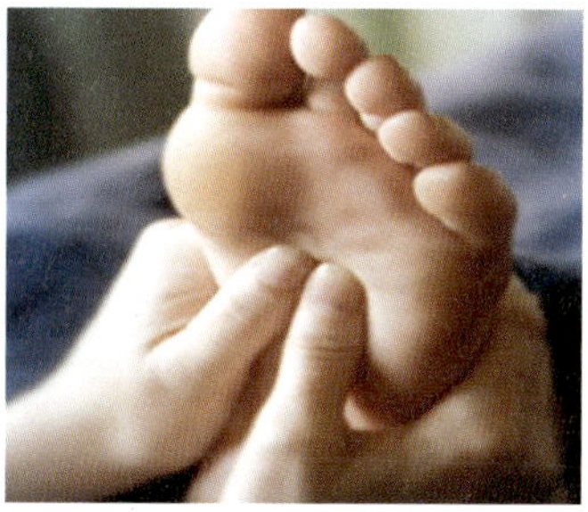

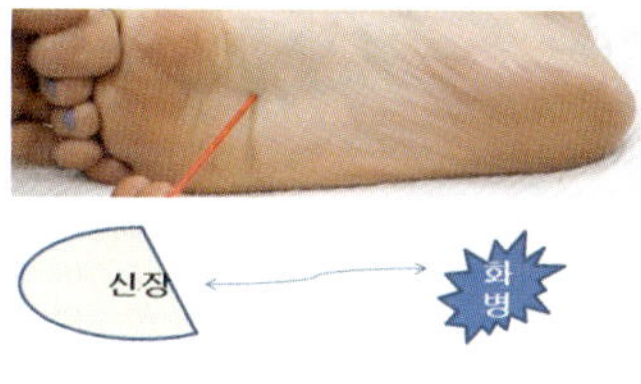
신장
화병

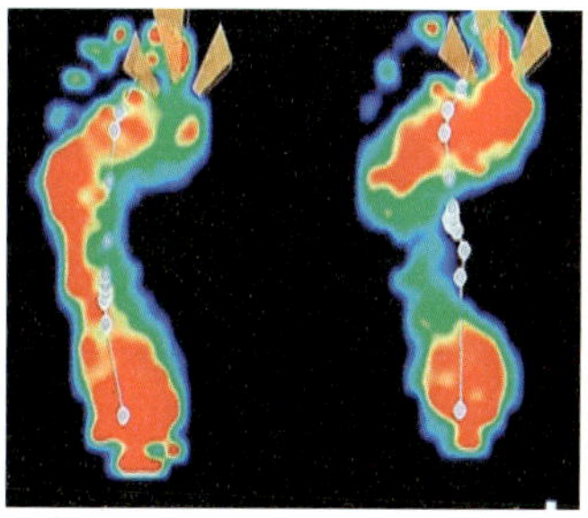

02 부록 : 유형별 자격시험

A 유형

1 다음 중 술기방법으로 적용되지 않는 것은?

① 흥분억제 ② 순환증진

③ 유연성의 에너지 증가 ④ 재활유지

2 기와 혈의 순환을 위해 뼈, 근육, 힘줄, 피부를 포함한 그 외 장기, 팔다리 및 신체의 모든 부분을 질병예방과 건강, 신신 안정을 위한 치유효과라고 볼 수 없는 것은?

① 회복, 유지 ② 피부미용

③ 자기 관리 ④ 자아불안증, 우울증 해소

3 경락에 활용되는 4가지 기능이 있다. 적용 기능이 맞는 것은?

① 자동대응 기능, 통증, 불안 완화 기능, 림프배수 기능

② 생리적 작용 기능, 병리적 작용기능, 진단 능력 기능, 자동대응 기능,

③ 생리적 작용 기능, 장부기능, 병리적 작용기능

④ 장부기능, 병리적 작용기능, 연부조직기능, 진단능력 기능,

4 우리의 몸 안에서 기(氣)와 혈(血)이 운행하는 통과 연결하는 길로서 기와 혈은 우리 생명의 근원 활동을 이루는 통로이다. (○, ×)

① ○ ② ×

5 힐링 테크닉은 경혈점을 작용하여 각 조직의 발란스를 위한 것은?

① 부종완화와 근육통증, 생리통 완화

② 혈액순환 활성화, 긴장완화, 혈액순환 활성화

③ 부종완화와 근육통증 완화, 혈액순환 활성화

④ 혈액순환 활성화, 근육통증, 통증감소

6 힐링 테크닉 기법으로 복하위의 경부, 배부, 요부, 둔부, 하지 순으로 시행한다. (○, ×)

① × ② ○

7 테크닉 기법 활용시에 나타나는 효능 효과와 맞지 <u>않는</u> 것은?

① 혈액순환 촉진 및 호르몬의 작용

② 체내의 노폐물을 제거, 반사 신경작용, 혈액순환 촉진 및 호르몬의 작용

③ 온도를 상승, 집중력 향상 기능, 근육이완 기능

④ 반사 신경작용, 혈액순환 촉진 및 호르몬의 작용

8 테크닉을 금기해야 할 사항에 맞는 것은?

① 황달, 정맥염, 정맥류, 임산부, 암환자, 고관절 통증환자

② 정맥염, 정맥류, 임산부, 암환자, 당뇨병

③ 황달, 정맥염, 정맥류, 임산부, 암환자, 당뇨병

④ 암환자, 당뇨병, 두피 질환자, 얼굴부종

9 테크닉의 기법 중 힐링요법으로 가장 많이 활용하는 지압법은?

① 압박법 ② 고타법

③ 경찰법, 강찰법 ④ 유념법, 고타법

10 갱년기 장애를 환화 시키는 지압 혈은?

① 독맥, 승부, 대추, 승장
② 대추, 아문, 풍부, 찬죽, 풍지
③ 풍부, 찬죽, 정명, 승읍혈
④ 독맥, 승부, 대추, 아문, 풍부, 찬죽, 정명혈

11 편두통을 해결해주는 중요한 혈이며, 스트레스로 인한 두통과 눈의 피로까지 풀어주는 데 특효인 혈 자리는?

① 사죽공, 찬죽
② 태양혈
③ 찬죽혈, 정명
④ 승읍혈

12 다음 중 얼굴경락의 특징과 기능이 아닌 것은?

① 머리와 얼굴은 마음을 진정시키고 긴장을 풀어주는 효과가 없다.
② 머리와 얼굴에서 시작되는 경락은 방광, 담, 위이다.
③ 머리와 얼굴에서 끝나는 경락은 독맥, 임맥, 대장, 소장, 삼초경이다.
④ 얼굴 앞면의 태양혈은 청궁, 거료, 소장경으로 끝난다.

13 십사 경맥 중에서 편두통, 귀, 눈, 인후, 옆가슴 질환에 해당하는 것은?

① 수양명 대장경
② 수궐음 심포경
③ 수소양 삼초경
④ 수태양 소장경

14 십사 경맥 중에서 머리, 안면, 코, 입, 치아, 인후 등 위장 과열성 질환에 관여하는 것은?

① 족양명 위경
② 족소양 담경
③ 족태음비경
④ 수태양 소장경

15 몸의 영양분을 흡수하고 찌꺼기를 대장으로 내보내는 역할을 하는 것은?

① 수궐음 심포경
② 수양명 대장경
③ 수소양 삼초경
④ 수태양 소장경

16 위경을 다스리는 혈은 승읍, 사백, 거료, 지창, 두유이다. (○, ×)

① ○
② ×

17 족소양 담경을 다스리는 경락혈은?

① 현로, 곡빈, 천정, 천주혈이다.
② 항염, 승령, 현로, 곡빈, 천정혈이다.
③ 동자료, 항염, 승령, 현로, 곡빈혈이다.
④ 동자료, 항염, 승령, 사죽공이다.

18 방광경을 다스리는 경락혈은?

① 정명, 찬죽, 미충이다.
② 항염, 승령, 현로, 곡빈, 천주혈이다.
③ 동자료, 사죽공, 항염, 승령이다.
④ 정명, 동자료, 찬죽, 미충혈이다.

19 스트레스에 민감하고 뒷목이나 어깨통증을 유발하게 되는 혈은?

① 승모근, 견우, 견외유이다.
② 아문, 풍부, 승모근이다.
③ 아문, 풍부이다.
④ 승모근이다.

20 목의 기능에는 각 기능이 있다. 관계가 없는 것은?

① 물을 공급하는 기능은 뒷목이다.
② 진기의 길목이라 하는 기능은 옆목이다.
③ 물의 공급과 신장과 자궁에 관여하는 것은 뒷목이다.
④ 신장과 자궁에 관여하는 앞목이다.

B 유형

1 다음 중 스포츠 테크닉이 연부조직 치유에 기여하는 요인이 아닌 것은?

① 순환 테크닉 : 영양공급, 세포의 잔애제거

② 림프 배수 테크닉 : 이차 부상의 가능성 감소

③ 오일 테크닉 : 체지방 분해

④ 이완테크닉 : 건강한 면역계 기능증진

2 테크닉시 나타나는 효능 효과와 맞지 않는 것은?

① 혈액순환 촉진 및 호르몬의 작용

② 체내의 노폐물을 제거, 반사 신경작용, 혈액순환 촉진 및 호르몬의 작용

③ 온도를 상승, 집중력 향상 기능, 근육이완 기능

④ 반사 신경작용, 혈액순환 촉진 및 호르몬의 작용

3 테크닉의 기법 중 힐링요법으로 가장 많이 활용하는 지압법은?

① 압박법 ② 고타법

③ 경찰법, 강찰법 ④ 유념법, 고타법

4 힐링 테크닉은 경혈점을 작용하여 각 조직의 발란스를 위한 것은?

① 부종완화와 근육통증, 생리통 완화

② 혈액순환 활성화, 긴장완화, 혈액순환 활성화

③ 부종완화와 근육통증 완화, 혈액순환 활성화

④ 혈액순환 활성화, 근육통증, 통증감소

5 기와 혈의 순환을 위해 뼈, 근육, 힘줄, 피부를 포함한 그 외 장기, 팔다리 및 신체의 모든 부분을 질병예방과 건강, 신신 안정을 위한 치유효과라고 볼 수 없는 것은?

① 회복, 유지

② 피부미용

③ 자기 관리

④ 자아불안증, 우울증 해소

6 다음 중 테크닉의 수행 능력 요소들의 최적화 시킨 효과가 아닌 것은?

① 건강한 근육과 연결 조직

② 통, 불안

③ 정상적인 관절가동 및 높은 에너지 발휘

④ 정신적 안정, 각성, 집중

7 경락에 활용되는 4가지 기능이 있다. 적용 기능이 맞는 것은?

① 자동대응 기능, 통증, 불안 완화 기능, 림프배수 기능

② 생리적 작용 기능, 병리적 작용기능, 진단 능력 기능, 자동대응 기능

③ 생리적 작용 기능, 장부기능, 병리적 작용기능

④ 장부기능, 병리적 작용기능, 연부조직기능, 진단능력 기능

8 다음 중 스포츠 (힐링) 테크닉의 직접적인 효과에 의한 정신적 변화와 맞는 것은?

① 일반적인 휴식 및 불안 완화, 행복한 느낌 증가

② 긴장감을 유지하며 동기부여

③ 집중력 향상, 각성, 행복감

④ 에너지 증가, 운동능력 향상

9 다음 중 근육과 연부조직의 협착을 분리하기 위한 테크닉이 맞는 것은?

① 피부 굴리기, 주무르기, 깊은 가로 마찰과 넓히기

② 한 손가락 겹치기, 여러 손가락 놓기

③ 두드리기, 잡아 올리기

④ 진동법 사용하기

10 스트레스에 민감하고 뒷목이나 어깨통증을 유발하게 되는 혈은?

① 승모근, 견우, 견외유이다.

② 아문, 풍부, 승모근이다.

③ 아문, 풍부이다.

④ 승모근이다.

11 목의 기능에는 각 기능이 있다. 관계가 없는 것은?

① 물을 공급하는 기능은 뒷목이다.

② 진기의 길목이라 하는 기능은 옆목이다.

③ 물의 공급과 신장과 자궁에 관여하는 것은 뒷목이다.

④ 신장과 자궁에 관여하는 앞목이다.

12 몸의 영양분을 흡수하고 찌꺼기를 대장으로 내보내는 역할을 하는 것은?

① 수궐음 심포경

② 수양명 대장경

③ 수소양 삼초경

④ 수태양 소장경

13 다음 중 얼굴경락의 특징과 기능이 아닌 것은?

① 머리와 얼굴은 마음을 진정시키고 긴장을 풀어주는 효과가 없다.

② 머리와 얼굴에서 시작되는 경락은 방광, 담, 위이다.

③ 머리와 얼굴에서 끝나는 경락은 독맥, 임맥, 대장, 소장, 삼초경이다.

④ 얼굴 앞면의 태양혈은 청궁, 거료, 소장경으로 끝난다.

14 다음 보기 중 테크닉시 나타나는 효능 효과에 나타는 것이 아닌 것은?

① 체내의 노폐물을 제거하고 혈중 젖산 농도를 저하시키는 역할을 한다.

② 근육의 경련이나 강한 수축을 감소시킨다.

③ 혈액 순환 및 호르몬의 작용을 원활하게 한다.

④ 근육의 만성적 고질적인 장애를 치료하는데는 도움이 되지 않는다.

15 경락 테크닉 금기사항이 아닌 것은?

① 전염성, 심한 고혈압, 심한 당뇨질환, 궤양성 질환이 있는 경우

② 식사 1시간 이내는 전혀 무관하다

③ 생리기간 중

④ 임신한 경우와 정맥이 있었는 경우

16 목의 기능에는 각 기능이 있다. 관계가 없는 것은?

① 물을 공급하는 기능은 뒷목이다.

② 진기의 길목이라 하는 기능은 옆목이다.

③ 물의 공급과 신장과 자궁에 관여하는 것은 뒷목이다.

④ 신장과 자궁에 관여하는 앞목이다.

17 스트레스에 민감하고 뒷목이나 어깨통증을 유발하게 되는 혈은?

① 승모근, 견우, 견외유이다.

② 아문, 풍부, 승모근이다.

③ 아문, 풍부이다.

④ 승모근이다.

18 에너지를 순환시키는 기혈은?

① 합곡

② 중저

③ 극천

④ 소해

19 위경을 다스리는 혈이 <u>아닌</u> 것은?

① 승읍, 사백

② 거료, 지창

③ 승읍, 두유

④ 두유, 청령

20 화병과 갱년기장애를 예방 및 완화 시키는 혈이 <u>아닌</u> 것은?

① 풍지, 태양

② 방광경(독맥)

③ 중부, 전종, 격수

④ 대추 아문, 풍부

C 유형

1 힐링 테크닉에서 경혈요법은 자연 치유력을 이용하는 방법이다. 설명으로 옳은 것을 모두 고르세요.

① 손과 발끝을 사용한다.

② 느낌, 반응, 압의 강, 약은 문제가 되지 않는다.

③ 심신 안정을 위하여 긴장, 초조, 불안, 우울감 등 스트레스 억제, 감소된다.

④ 혈자리를 이용하여 신경을 안정시키고흥분과 억제조절기능을 한다.

2 스포츠 테크닉 역사와 3대 원리, 자극, 긴장, 이완의 설명 중 옳지 않는 것은?

① 자극의 원리는 테크닉에 따라 자극에서 말초 중추 신경까지의 경로를 통해 근 골격계의 반응으로 나타난다.

② 긴장의 원리는 혈액 순환의 촉진 및 노폐물의 제거 등으로 인하여 긴장감을 해소 할 수 있다.

③ 긴장의 원리는 혈액 순환의 촉진 및 노폐물의 제거 등으로 인하여 긴장감을 해소하는데 관계가 없다.

④ 이완의 원리는 만성의 경직된 조직이나 염증 등을 완화 시켜 부드럽고 유연한 형태로 유지 할 수 있다.

3 다음 중 스포츠(힐링) 테크닉의 주요적용이 맞는 것은?

① 노화방지, 피부미용, 근육의 긴장, 집중력 향상

② 부상방지, 잠재력 증가, 심리적 안정, 원만한 인간관계

③ 회복, 미용, 건강유지, 긴장완화

④ 회복, 치료, 재활, 유지, 경기

4 다음 중 스포츠 테크닉의 이차적인 효과가 아닌 것은?

① 에너지 증가, 관절가동범위의 증가

② 회복속도의 증가, 통증감소

③ 감정상태의 적정수준 유지, 긍정적인 견지와 동기부여

④ 휴식, 웰빙

5 다음 중 테크닉의 금기사항이 아닌 것은?

① 감염 가능성, 골절의심, 개방성 상처와 화상

② 종양부근, 정맥류성의 정맥, 핏덩어리의 의심스러운 부분

③ 피부발진 부위, 전염성 질병예상, 심한 피로

④ 운동전 후, 부상 후 재활, 시합 전

6 다음 중 회복 테크닉에 대한 설명이 아닌 것은?

① 회복의 촉진

② 근육이완

③ 손상예방

④ 심신의 이완

7 다음 중 스포츠 테크닉 차례를 계획하는데 사용되는 신체부위의 자세와 순서가 맞는 것은?

① 엎드린 자세 : 등, 고관절, 다리

② 바로 누운 자세 : 다리, 팔, 어께, 가슴, 등, 복부, 목

③ 옆으로 누운 자세 : 다리, 어께, 팔, 목

④ 앉은 자세 : 등, 어께, 팔, 허리

8 기(氣)의 종류에서 설명이 옳지 않는 것을 고르시오.

① 진기(眞氣)는 부모로부터 받은 선천적인 원기와 음식물로 얻어진 것이다.

② 탁기(濁氣)는 테크닉시 나타나며, 몸에서 악취, 얼굴색 검붉고 엉덩이에 종기나 트러블, 근육 경직, 얼굴 열이 많아 모공이 빨리 열리며 악취가 심하다

③ 원기(源氣)는 원음과 원양의 氣를 포괄하는 으뜸으로 신장에서 발생하는 水의 기운으로 선천적인 정기로 회생이지만 후천적으로 섭취된 영양에 의해 자양된다.

④ 사기(邪氣): 정풍의 역방향으로 불러오는 바람이므로 생장양육의 반대적 작용을 일으켜 몸을 손상 시켜 근육 경직되기는 하지만 피부는 좋아진다.

9 수 태양 소장경 (手 太陽 小腸經)의 혈액, 임파액 조절기능에 대하여 잘못 설명한 것은?

① 상지외측하연, 어께, 배, 항, 이, 눈, 안면 등을 유주하여 목내자로 종지부 된다.

② 소장은 영양분을 흡수하여 온몸에 보내고 찌꺼기는 대장으로 보내는 일을 한다.

③ 소장의 체온이 내려가면 설사를 하게 되고 장에서 소리가 나게 된다.

④ 소장경의 모혈인 관원 혈과 관계가 없다.

10 미용 테크닉의 주요 기법 7가지 중 해당되지 않는 것은?

① 강찰법, 고타법, 압박 법

② 강찰법, 절타법, 경찰법

③ 유념법, 무지추 법

④ 수장법, 후상장골법

11 목의 기능에는 각 기능이 있다. 관계가 없는 것은?

① 물을 공급하는 기능은 뒷목이다.

② 진기의 길목이라 하는 기능은 옆목이다.

③ 물의 공급과 신장과 자궁에 관여하는 것은 뒷목이다.

④ 신장과 자궁에 관여하는 앞목이다.

12 스트레스에 민감하고 뒷목이나 어깨통증을 유발하게 되는 혈은?

① 승모근, 견우, 견외유이다. ② 아문, 풍부, 승모근이다.
③ 아문, 풍부이다. ④ 승모근이다.

13 손 테크닉의 주요 목적으로서 촌수의 설명으로 틀린 것은?

① 모지복과 모지구의 역할은 엄지손가락의 지문과 도톰한 부위를 말한다.
② 이지두, 삼지두, 사지두는 검지를 제외한 부분을 말한다.
③ 수장은 손바닥 전체를 말한다.
④ 엄지손가락과 둘째손가락의 면을 사용한다.

14 어깨와 팔의 통증을 다스리는 경혈점인 거골의 설명으로 옳은 것은?

① 어깨결림, 어깨통증, 등과 팔의 통증을 말한다.
② 팔을 펴는 동작이나 움직임이 부자연스름은 연관 없다.
③ 갑상선염을 말한다.
④ 임파선염, 간질 등에는 관계가 없다.

15 다음 보기 중 테크닉시 나타나는 효능 효과에 나타는 것이 아닌 것은?

① 체내의 노폐물을 제거하고 혈중 젖산 농도를 저하시키는 역할을 한다.
② 근육의 경련이나 강한 수축을 감소시킨다.
③ 혈액 순환 및 호르몬의 작용을 원활하게 한다.
④ 근육의 만성적 고질적인 장애를 치료 하는데 도움이 되지 않는다.

16 두부에서 담경을 다스리는 혈 자리가 아닌 것을 모두 고르시오.

1. 동자료 2. 승령 3. 정영 4. 찬죽 5. 뇌공 6. 두규음 7. 완골
9. 풍지 10. 부맥 11. 본신 12. 솔곡 13. 미충

17 에너지를 순환시키는 기혈은?

① 합곡 ② 중저

③ 극천 ④ 소해

18 경추 혈위표에서 경추는 두 개의 영역으로 몸통과 척추고리 괴어 있으므로 골성의 파이프로 형성되어 있다. 목, 어깨, 편도선, 팔의 영향을 받는 경추는 몇 번인가?

① 경추 1번 ② 경추 2번

③ 경추 4번 ④ 경추 6번

19 머리로 혈액을 공급하는 신경다발에 위치하며, 두피와 얼굴뼈에 영향을 미치게 하는 경추는?

① 경추 1번 ② 경추 2번

③ 경추 4번 ④ 경추 6번

20 눈, 시신경, 청신경, 이마에 관여되는 경추는 몇 번인가?

① 경추 1번 ② 경추 2번

③ 경추 4번 ④ 경추 6번

정 답

A 유형

1 ④	2 ③	3 ②	4 ①	5 ③
6 ②	7 ②	8 ③	9 ①	10 ④
11 ②	12 ①	13 ③	14 ①	15 ④
16 ①	17 ③	18 ①	19 ④	20 ③

B 유형

1 ③	2 ②	3 ①	4 ③	5 ③
6 ②	7 ②	8 ①	9 ①	10 ④
11 ①	12 ④	13 ①	14 ④	15 ③
16 ③	17 ④	18 ③	19 ④	20 ①

C 유형

1 ③, ④	2 ③	3 ①	4 ④	5 ③
6 ③	7 ①	8 ④	9 ④	10 ④
11 ③	12 ④	13 ④	14 ①	15 ④
16 3, 4, 13	17 ③	18 ④	19 ①	20 ②

PART

06

실제 활동 자료

교육 과정

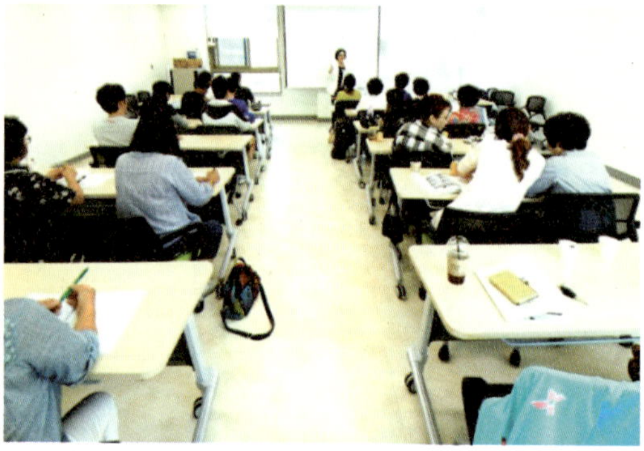

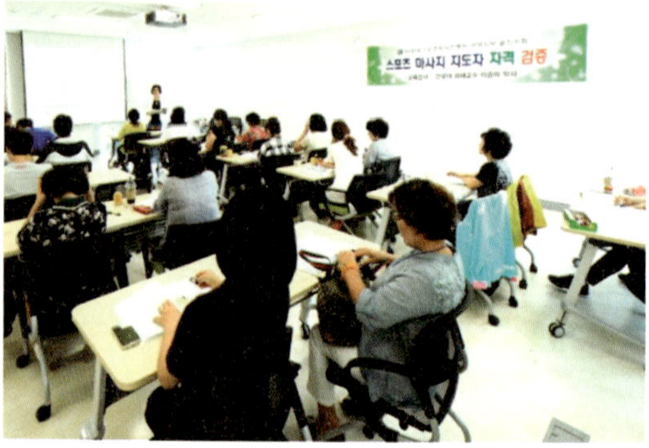

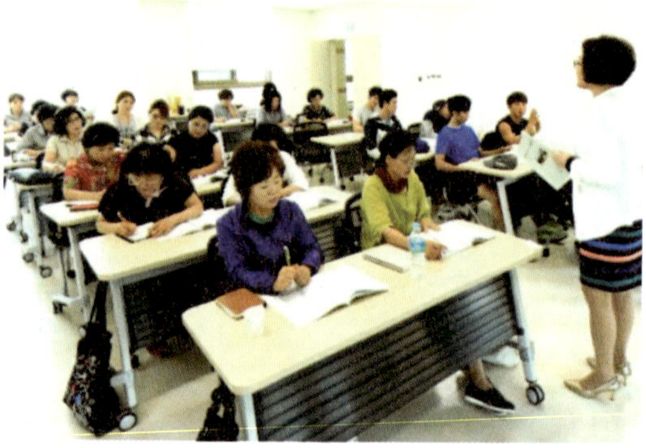

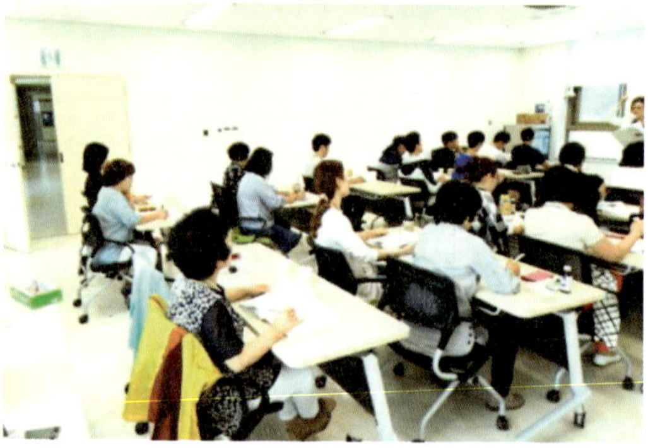

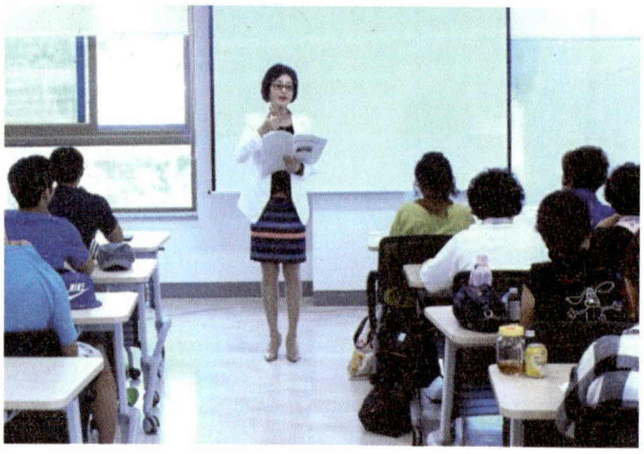

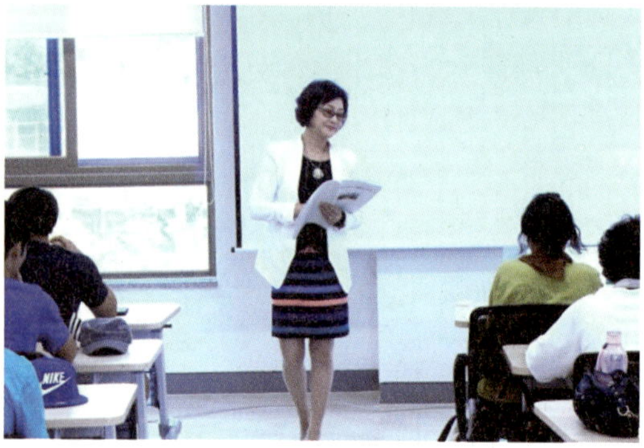

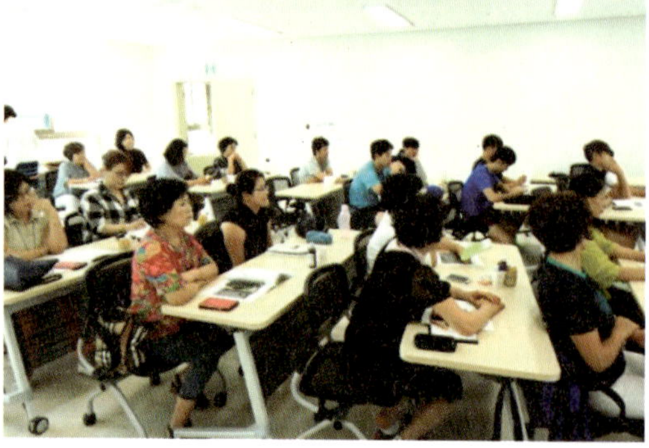

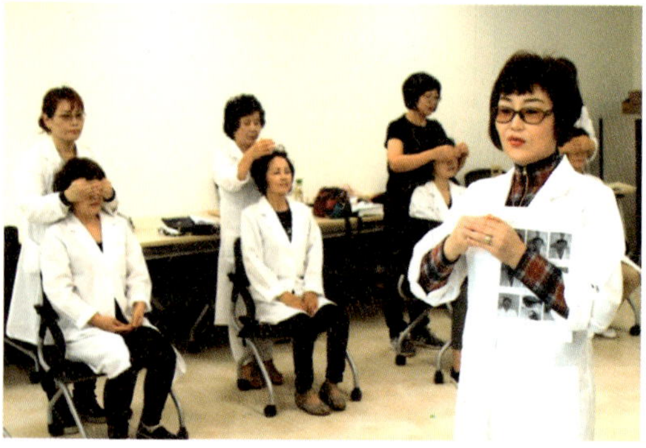

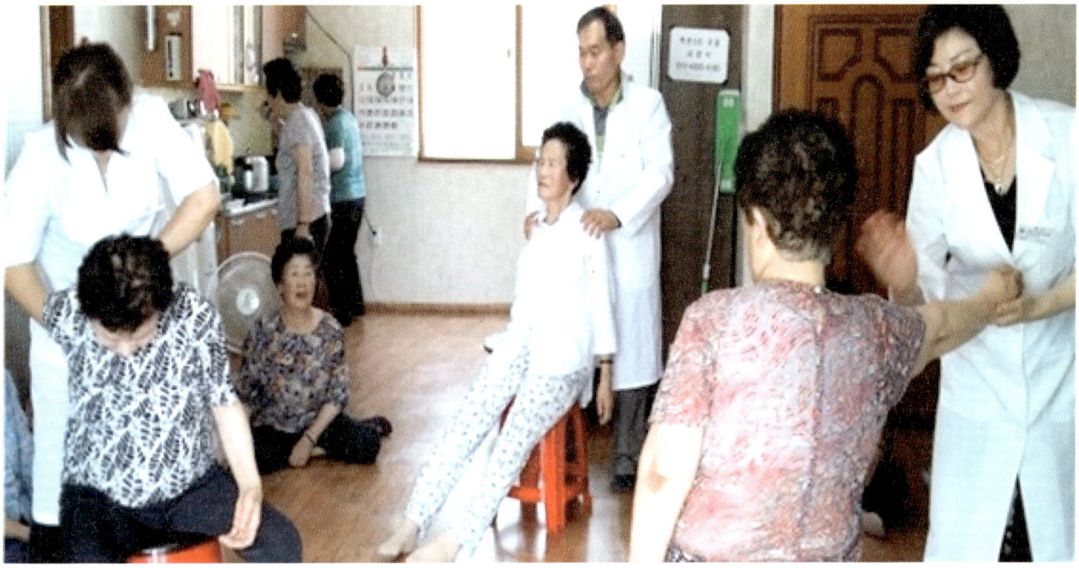

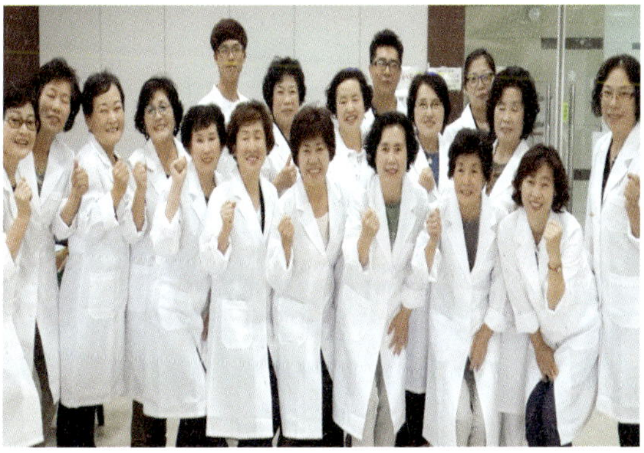

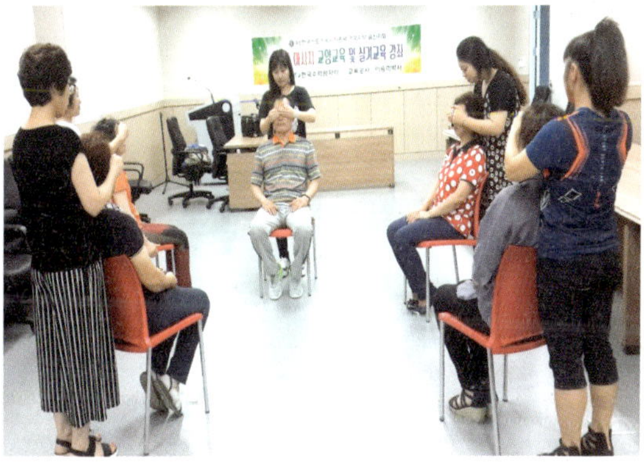

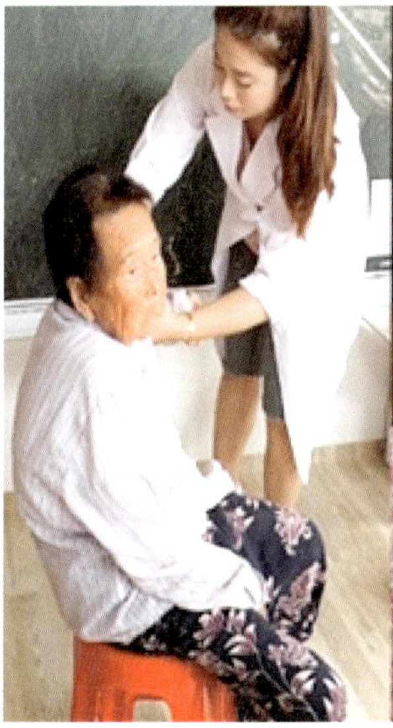

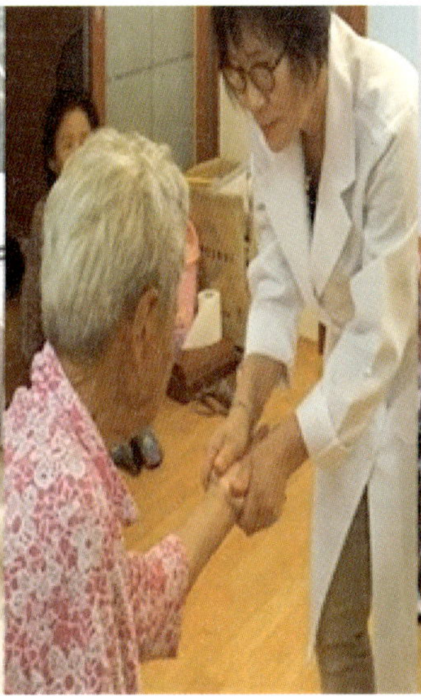

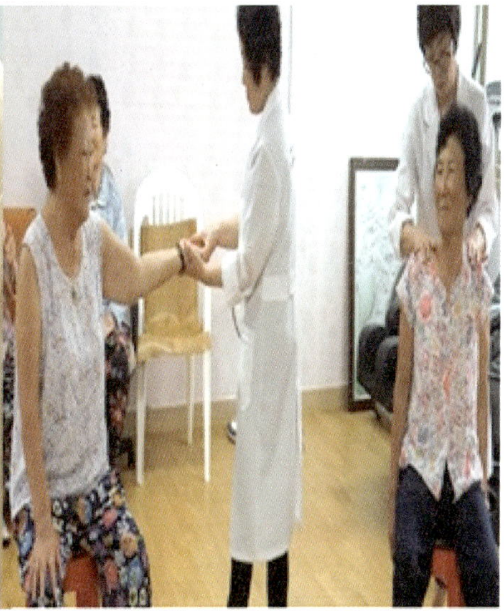

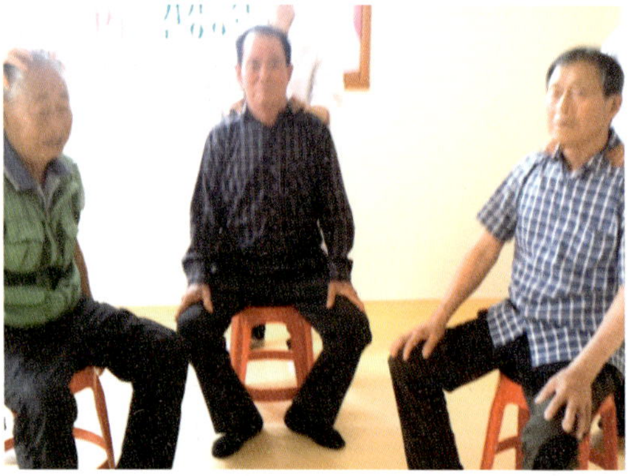

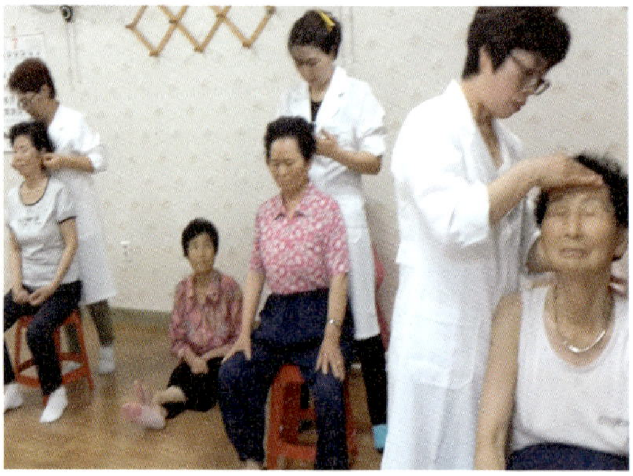

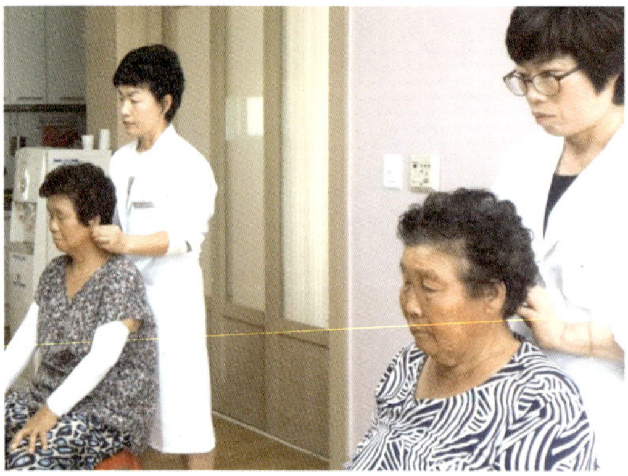

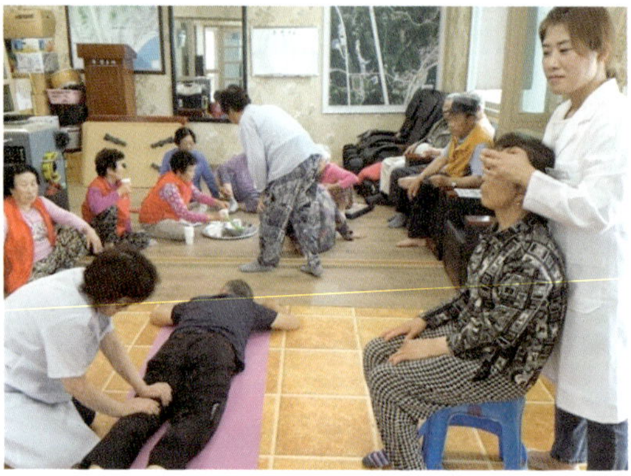

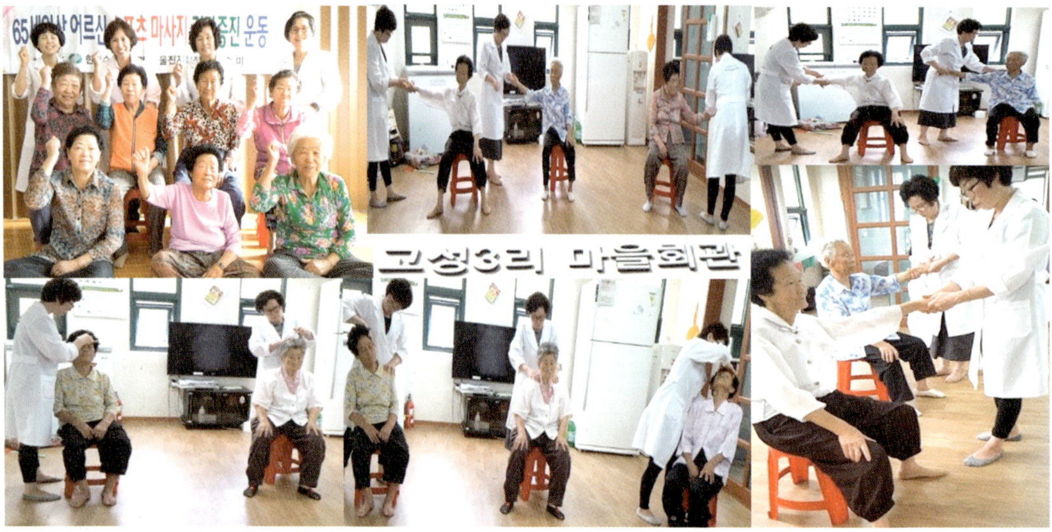
고성3리 마을회관

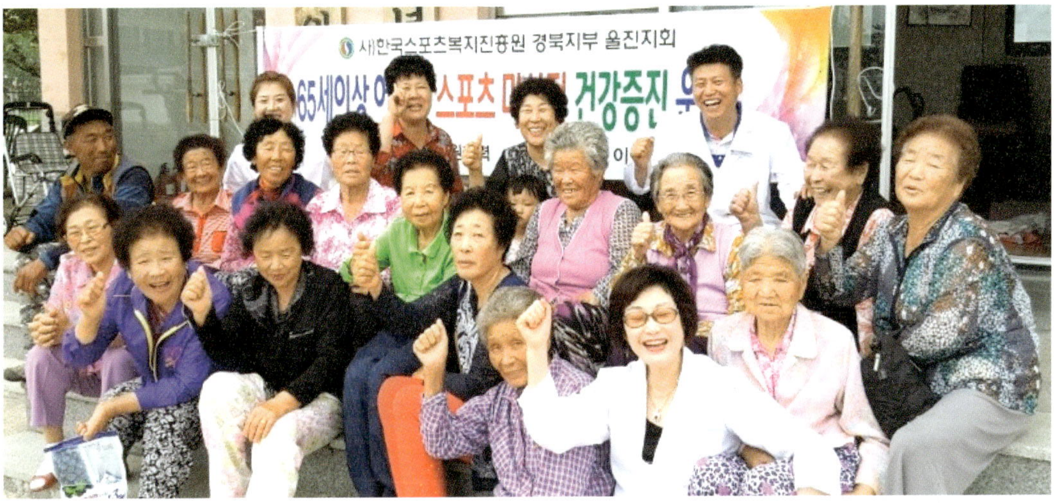

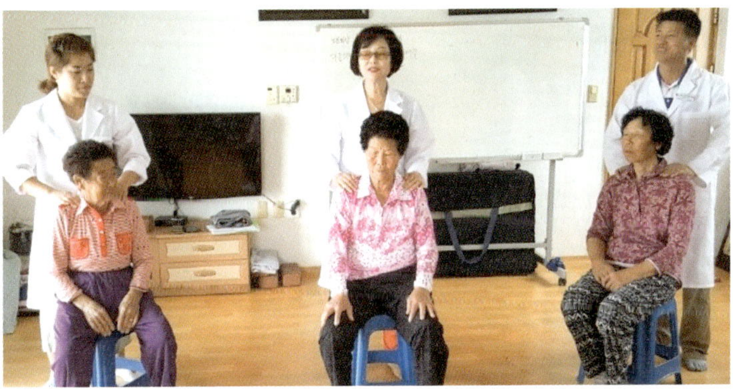

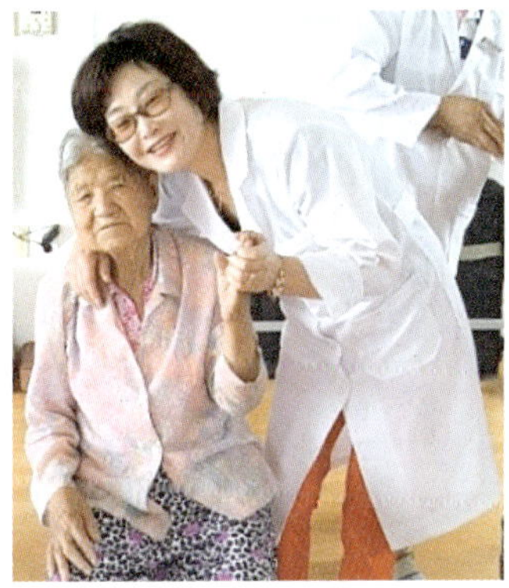

마을 어르신 20여분을 모시고 마사지를 시행하였다. 연령대는 80세 이상 어르신들 중 박 주하 할머니는 98세의 연세인데도 너무나 정정 하셨으며, 이 나이가 되도록 살면서 오늘 같은 호강은 처음 해 보신다며 몹시 흡족해 하셨다.

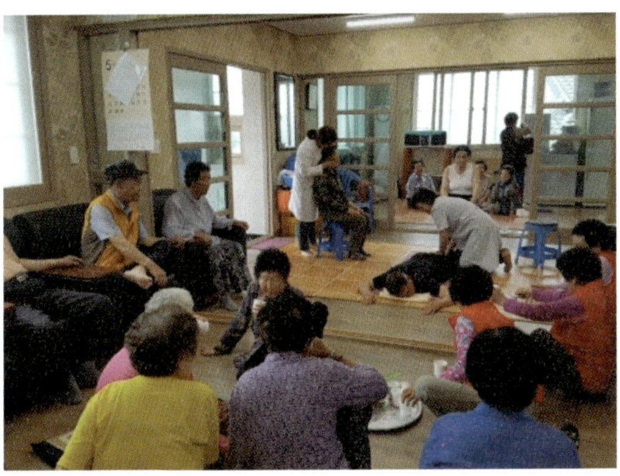

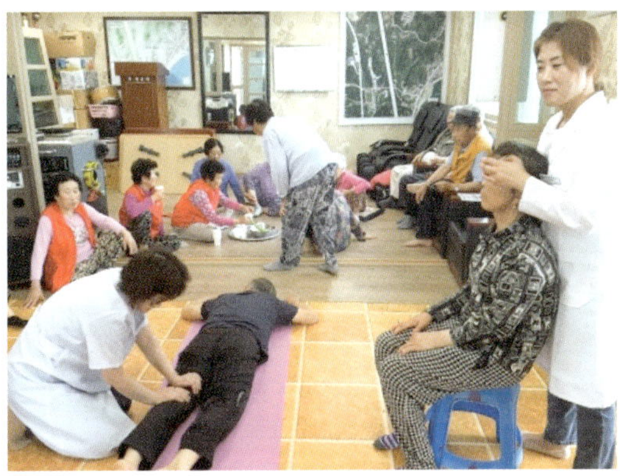

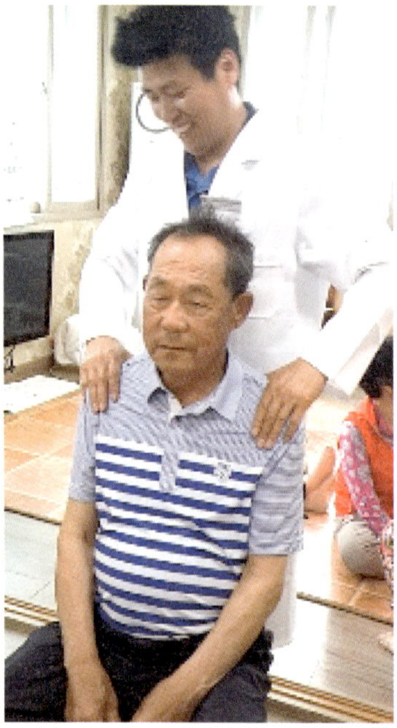

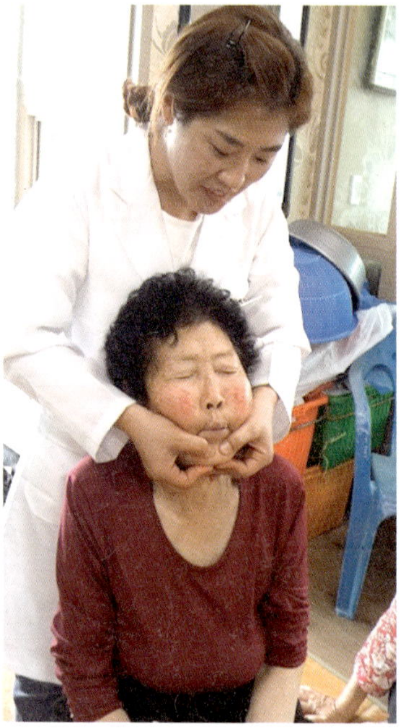

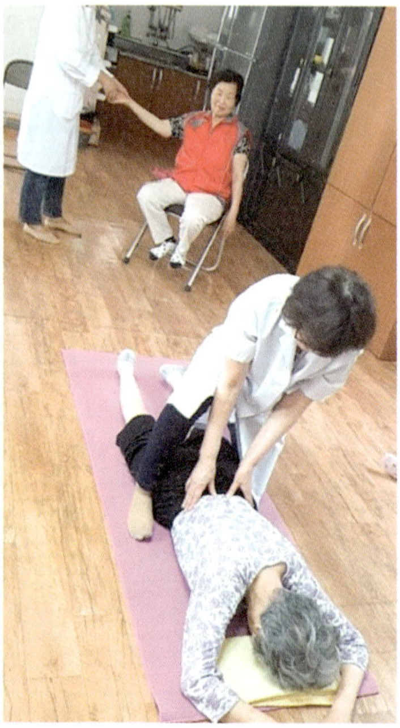

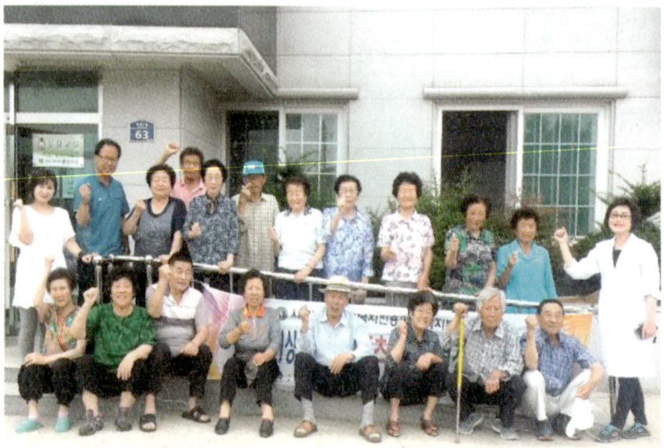

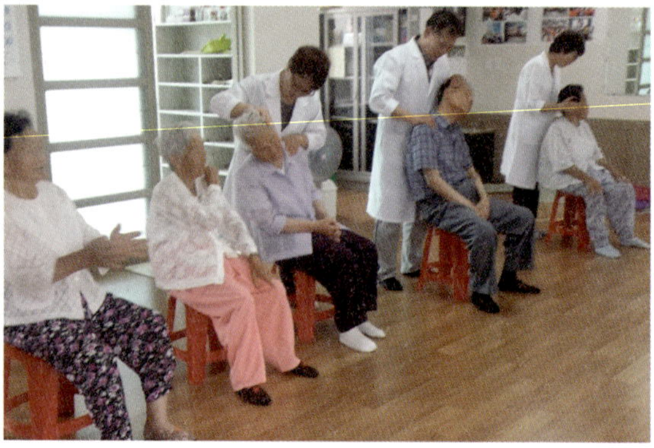

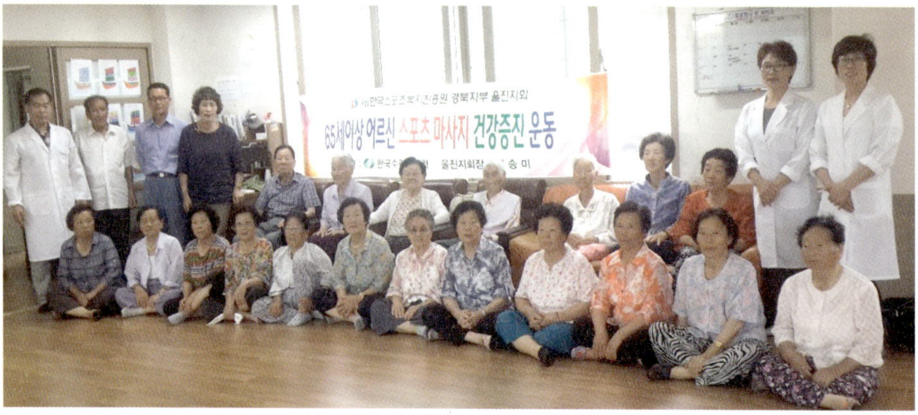
경북지부 울진지회
65세이상 어르신 스포츠 마사지 건강증진 운동
울진지회장

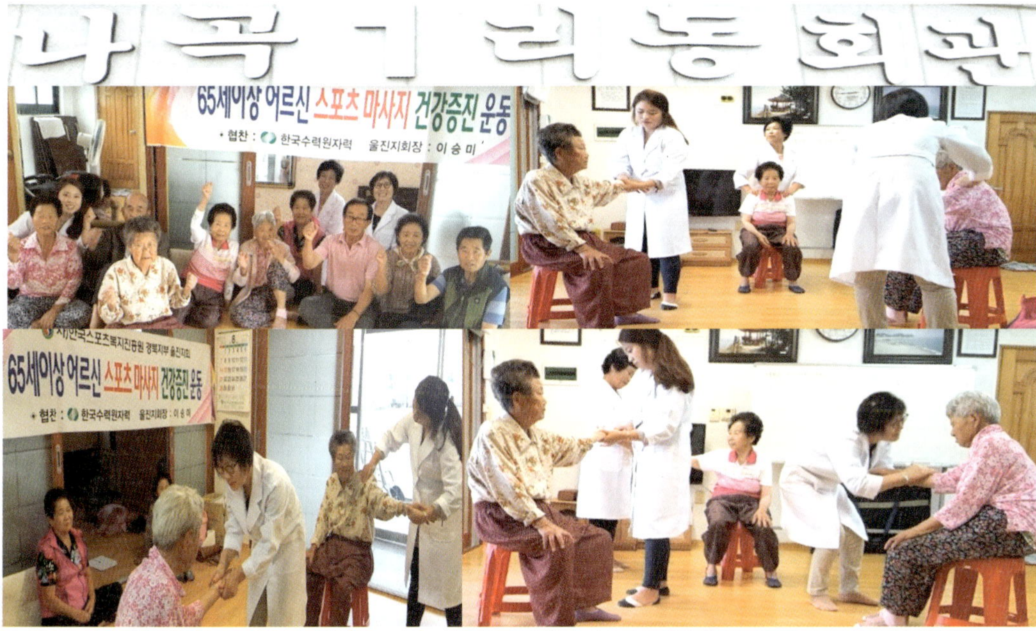
65세이상 어르신 스포츠 마사지 건강증진 운동
• 협찬 : 한국수력원자력 울진지회장 : 이승미

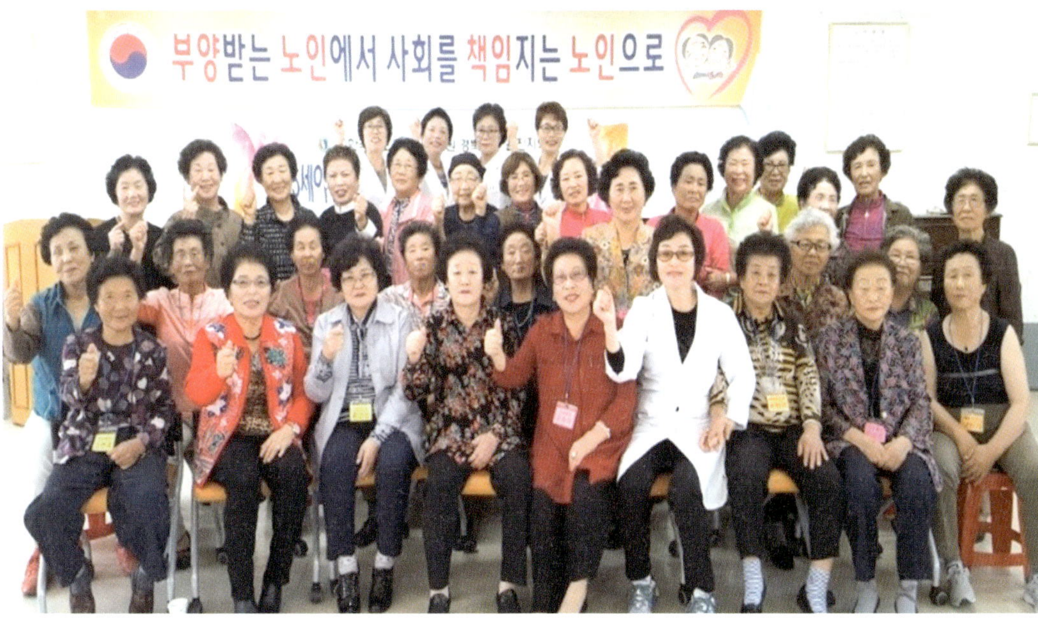
부양받는 노인에서 사회를 책임지는 노인으로

한국스포츠 복지 진흥원

경북 지부에서 65세 이상 남여 어르신들을 대상으로 힐링 마사지 기법 프로그램을 적용하고 한국 수력 원자력에서 후원하여 봉사해 온 자료 일부를 스크랩 하였습니다.
2016년 한해, 수고와 감사의 마음을 전하며 120세 건강을 기원해 드립니다.

– 저자 올림 –

참고문헌

강창근, 2007, 경락으로 본 딘진과 챠크라에 대한 연구, 경기대학교 대체의학 대학원.

고광인외, 2010, 한국스포츠진흥원, 스포츠복지론.

고선재, 2013, 스포츠 마사지와 체형교정이 추간판 탈출증에 미치는 효과, 한국체육대학교 대학원, 석사학위.

곽민수, 2014. 경락마사지가 대학생의 뇌파에 미치는 영향,남부대학교 보건 경영대학원,석사학위논문.

국민건강보험 일산 병원. 2012

김나경, 2014, 두피경락마사지가 혈압 및 타액 코스티솔 농도에 미치는 영향, 중앙대학교 의약식품대학원, 석사학위 논문.

김대옥, 2012, 동야의 수기 마사지 비교연구, 가천 대학교 경영대학원,석사학위논문.

김두미, 2015, 밸런스 테이핑 요법이 노인의 무릎 통증과 관절가동 범위에 미치는 효과, 중앙대학교 대학원.

김미정, 2014, 근막이완요법을 이용한 등마사지가 인체에 미치는 영향, 영상대학교 미용예술대학원, 석사학위논문.

김현숙,2008, 향요법 손마사지가 시설노인의 불안에 미치는 효과, 한양대학교 임상간호정보대학원, 석사학위논문.

명세호, 2015, 무릎 통증을 호소하는 65세이상 노인환자의 한방치료에 대한 만족도 조사 연구, 대구한의대학교대학원, 석사학위논문. P.8

문순주, 2014, 견갑골 안정화 운동이 수술방법이 다른 유방절제술 환자의 어깨관절가동력, 상지기능에 미치는 영향, 단국대학교 특수교육대학원. p.10~11

박신애, 2014, 스톤테라피가 지연성 근육통에 미치는 영향, 광주여자대학교 일반대학원 미용과학과 석사학위논문. p.4

박화길, 2016, 단태권도 임, 독맥 풀기 수련법 연구, 국제뇌교육종합대학원 대학교, 국문학석사학위논문.

서동열, 2015, 만성목통증에 대한 위 등뼈관절 가동술이 머리 척추각 및 자율신경계와 혈중세로토닌에 미치는 효과, 동신대학교 대학원 석사학위논문. p.8

성여원, 2013, 손마사지가 조기진통 임부의 상태불안.조기진통스트레스에 미치는 효과, 차의과 대학교 대학원.

손인현, 2012, 12주간의 탄성밴드운동과 스포츠마사지 요법이 동결견에 미치는 효과, 울산대학교 산업대학원 석사학위 논문.

염인현, 2008, 최대운동 후 회복기 발마사지가 적혈구와 피로산물 제거에 미치는 효과, 강원대학교 대학원 석사학위논문.

오승현, 2014, 스트레칭과 슬링 안정화 운동이 일자목 환자의 관절가동범위, 통증 및 척추 정렬에 미치는 영향남서울대학교복지경영대학원 석사학위논문.

왕자, 2012, 음양오행 사상을 바탕으로 한 페키지 디자인 연구,단국대학교 대학원, 석사학위논문.

유연서, 2013, 산욕기 후 경락마사지에 의한 산모의 체형 변화, 대구 한의대 대학원 석사학위 논문.

이경미, 2015, 슬링 운동과 스포츠 마사지가 중년여성만성요통에 미치는 영향, 한국체육대학교 사회체육대학원, 석사학위논문.

이경희, 2013, 스포츠 마사지가 경추질환에 미치는 영향, 한국체육대학교 사회체육대학원.

이민희, 2008, 전신마사지 시술이 성인여성의 혈압 및 심박수에 미치는 영향,경기대학교 대체의학대학원, 석사학의논문.

이병임, 2004, 흉부경락마사지가 충수돌기 절제술 환자의 마취후 회복에 미치는 영향, 동의대 대학원 석사학위논문.

이상규, 2002,Clinical spdrts massage & Taping, 백석대학교 출판부.

이상희, 2013, 아로마 테라피 및 경락마사지에 의한 뇌졸중 편마비 환자의 상지기능 개선효과, 대구 한의대 대학원 박사학위 논문.

이승미, 2012, 가모관리학,경춘사.

이주희,2007, 귀반사요법을 이용한 두통질환 개선에 대한 연구, 경기대학교 대체의학대학원.

이찬수, 2015, 족관절 회전테이핑 유무에 따른 노인의 자세균형변화, 신라대학교 일반대학원, 석사학위논문.

임인형, 2008, 최대운동후 회복기 발마사지가 백혈구 피로 산물 제거에 미치는 효과, 강운대학교 대학원.

장숙희, 2013, 온도에 따라 스톤테라피가 직장인의 스트레스 및 인체변화에 미치는 영향. 서경대학교예술대학원 석사학위논문. p.5.6

전지원, 2015, 운동요법을 병행한 스포츠 마사지가 스마트폰 과 사용시 목과 어깨통증 감소에 미치는 효과,한국체육대학교, 석사학위논문.

정가영, 2012, 스톤테라피를 이용한 등관리가 여대성의 근, 체형 변화에 미치는 영향, 광주대학교 교육대학원, 석사학위논문.

조민, 2014, 12주의 자가스트레칭과 스포츠마사지가 병원 근무자의 어깨통증과 유연성, 근육의 활성도에 미치는 영향, 울산대학교 산업대학원, 석사학위논문. p.11

최남영, 2014, 불안전한 지면에서 스미스머신 스쿼트 운동이 체간근육과 하지운동에 미치는 영향, 간국대학교 스포츠과학대학원,석사학위논문. P.6

최병훈, 2015, 스포츠마사지가 VDT증후근 환자에게 미치는 영향,한국체육대학교 사회체육대학원, 석사학위논문.

최수찬 외, 1990, 361 지압경혈백과, 도서출판 시식서관.

최수찬, 2015, 지압경혈백과, 도서출판 지식서관.

최수홍, 2012, 물리치료사의 환자이동 수행시 탄력, 비탄력 재질의 테이프 적용이 허리, 골반, 엉덩이 관절에 미치는 영향, 인제대학교 보건대학원.

최혜원,2005, 발반사 마사지가 위암환자의 수술전 정서상태와 수면에 미치는 효과, 충남대학교 대학원,석사학위논문.

한상호, 2013, 최대운동 후 경혈지압. 마사지. 동적회복 방법에 따른 혈중 젖산 및 암모니아 농도의 변화,인천대학교 체육대학원, 석사학위논문.

한준구, 2011, 허리의 어깨, 팔꿈치 굽힘의 조합이 주관적 불편도, 심박수, 근력, 근 피로에 미치는 효과, 성균관 대학교 대학원, 석사학위논문.

홍유미, 2011, 스톤테라피가 자율신경계와 말초 혈액순환에 미치는 영향, CHA 의과대학교 보건복지대학원 석사학위논문. P.6

요통환자를 위한 요통체조와 스포츠마사지가 건강에 미치는 효과, 2007

한의약융합연구정보센터 표준경혈, 한의약융합연구정보센터

휘는 척추, 스트레칭으로지켜라, 국민건강보험공단

[네이버 지식백과] 서울대학교병원 신체기관정보, 서울대학교병원

[네이버 지식백과] 손 [hand] (서울대학교병원 신체기관정보, 서울대학교병원)2016.11.8

[네이버 지식백과] 손에 땀을 쥐게 하는 손의 비밀 (KISTI의 과학향기 칼럼, KISTI) 2016.11.8

[네이버 지식백과] 폄석 [砭石] (두산백과)

http://cafe.naver.com/MyCafeIntro.nhn?clubid=25692241